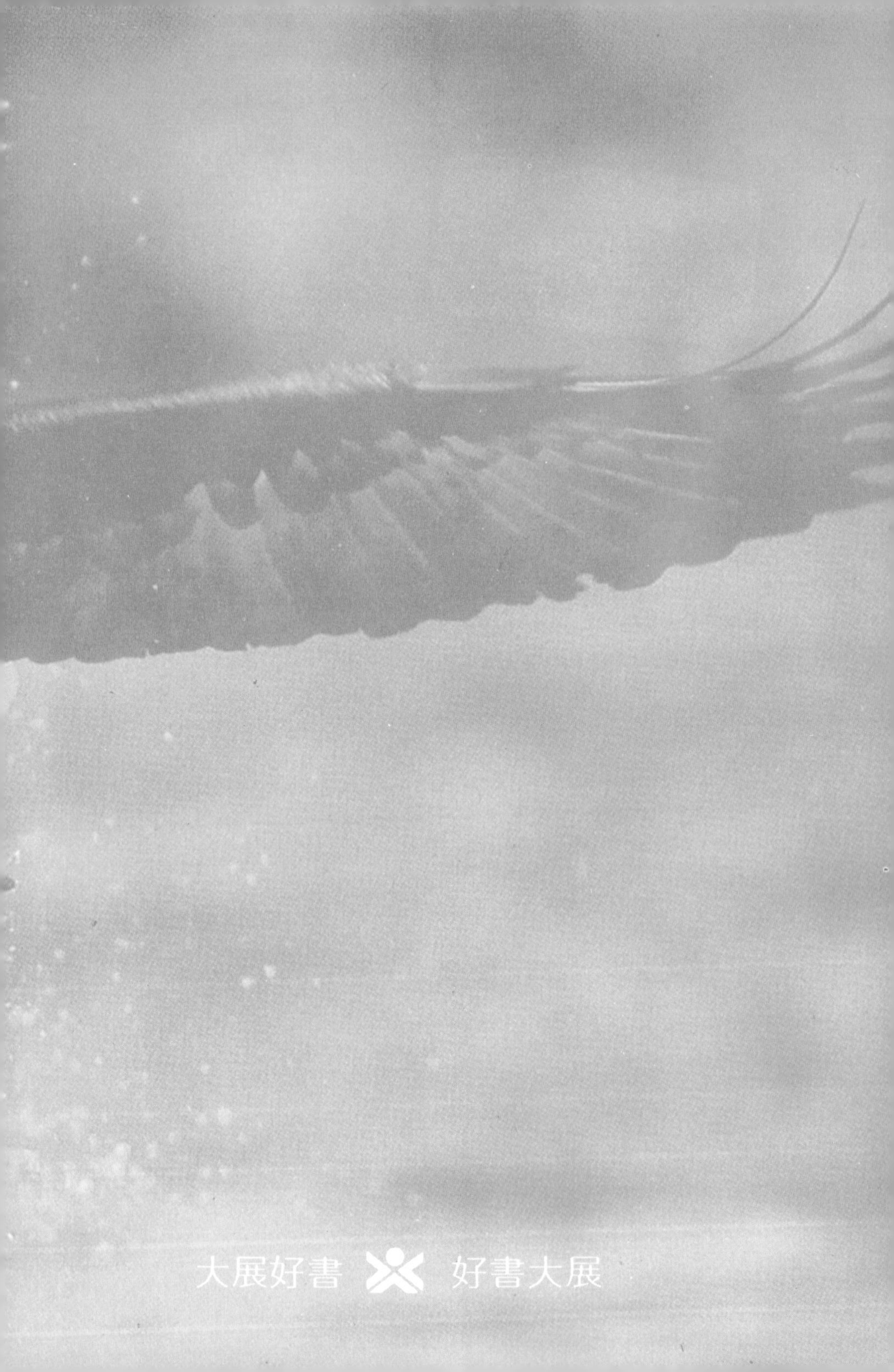
大展好書 好書大展

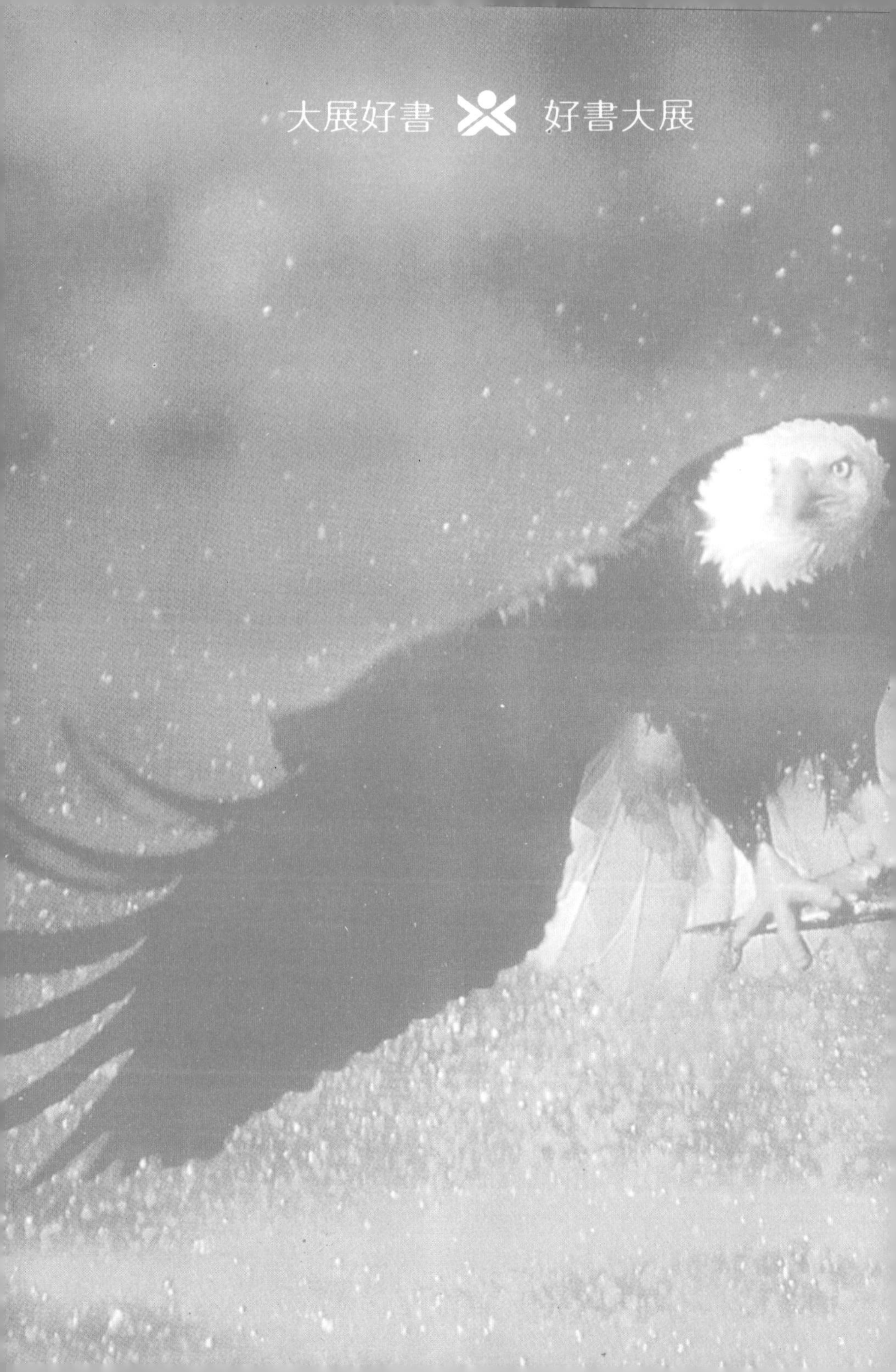
大展好書 好書大展

《飲食保健　17》

癌症的最新知識與每日的菜單

癌症有效的飲食

前國立癌症中心副所長
河內　卓
營養管理師
片桐初江　　共著
林 雅 倩　　譯

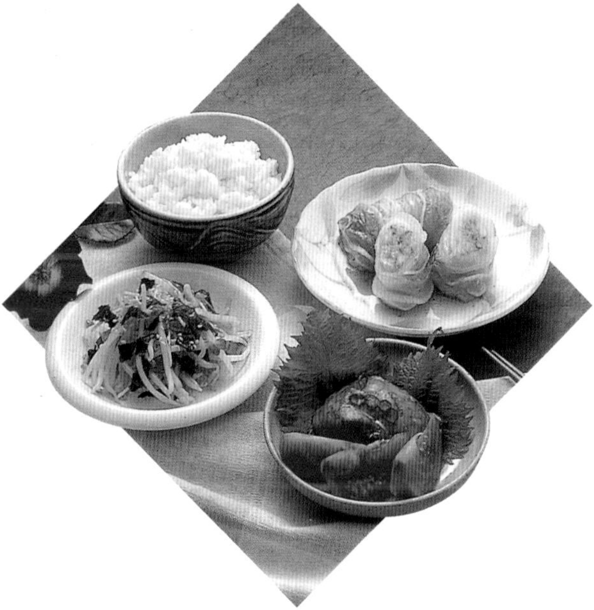

大展出版社有限公司

前言

近年來，罹患癌症的人急速增加，每年有將近30萬人因為癌症而死亡。原本日本人胃癌較多，胃癌的死亡率在世界上居於領先的地位，不過因為最近飲食生活歐美化的影響，連歐美人較多見的大腸癌或乳癌等也急速增加。

幾乎都是在中高年齡時發病的「普通癌」，每天的不適當飲食生活或是抽煙、喝酒等其他對身體不好的生活習慣等，都是重大要因。但是中高年齡之後，不會突然形成癌，而會在年輕的時候就形成「癌芽」的初期異常細胞，而受到不健康生活習慣等的影響，經年累月慢慢地變成真正的癌，這是近年的研究得知的事實。

「癌芽」形成的原因包括有害化學物質、紫外線及其他各種原因，最近也矚目到戴奧辛等致癌性等。在生活環境不斷惡化的現在，我們必須要在會發生「癌芽」的無數原因的環境中生活，這種說法絕不誇張。但是另外一方面，也知道了許多「能夠抑制癌症的有效食品」，在美國則盛行對這類食品的研究。

本書為各位介紹這些有效食品的特徵及高明的使用法，希望能改善每天的飲食生活，詳細地說明了防癌的「七大飲食對策」，同時也刊載了許多的典型菜單。希望藉此能夠改善為「對抗癌的強健體質」，即使在體內形成「癌芽」或初期的癌細胞，也能夠加以抑制或產生消滅的效果。

擔心癌的人，希望本書能對各位有所幫助，這是作者的榮幸。

共著者

目錄

第2章　不同對策的防癌料理

第3章　現在立刻有幫助的癌症最新資訊

第4章 對癌有效的飲食作法

●專欄

●MEMO

就從自己所需的飲食對策開始吧！

不論是誰，每天都會形成數萬個「癌芽」！

國人得癌症的人明顯增加，現在每年有將近30萬人因爲癌症而死亡。

這些癌幾乎都是因爲每天生活習慣等的影響，在中高年齡時會發病，也就是成爲一種「生活習慣病（成人病）」。

而這時象徵的「普通癌」，並不是到中高年齡才突然發生，通常會在很早的時候就在體內形成「癌的『根源』『癌芽』（初期的異常細胞）」，而經過長久的歲月，慢慢地成爲真正的癌，這是經由近年研究得知的事實。

「癌芽」發生的原因是各種的化學物質（致癌物質），或者是「包括飲食生活在內對身體不好生活習慣」等（參考一四二頁），事實上這些因素就存在於我們周遭。

因此，不論是誰每天都有可能在體內形成數萬個「癌芽」。

巧妙地改善飲食生活，就能夠消滅「癌芽」

即使形成「癌芽」或初期的癌細胞，只要能夠鞏固保護身體的作用（免疫系統的功能或細胞的自體防衛機能等），就不會成爲真正的癌，而會自然消滅。

但是如果過著對身體不好的生活，

則保護身體的功能持續降低，就會慢慢地癌化。

因此，「癌芽」會不會變成真正的癌，就要看平常的生活內容來決定。這時最重要的就是每天的飲食生活，如果能加以巧妙地改善，就能期待消滅「癌芽」或初期癌細胞的效果。

本書爲了有效改善飲食生活，因此舉出由國立癌症中心測定的「防癌十二條」（參考一七四頁），以及美國最近整理的「防癌十五條」的想法，提出了次表的「七大飲食對策」。詳細說明其秘訣，同時說明許多的典型菜單。

對癌有效的七大飲食對策

①營養不均衡者的菜單
②肥胖者的菜單
③脂肪攝取過多者的菜單
④對於喝酒者的肝臟有效的菜單
⑤維他命不足者的菜單
⑥食物纖維不足者的菜單
⑦鹽分攝取過多者的菜單

首先要檢查每天的飲食生活，選擇對自己必要的對策來進行

「七大飲食對策」一起搭配組合當然是最理想的，但是最初可能很難實行（要全部實行七大對策，必須以①的營養均衡對策及②的肥胖對策爲主，再搭配其他的對策）。

而這時首先要檢查「自己的飲食生活到底哪裡有問題？」從現在開始，就要進行對自己必要的飲食對策。

本書爲了讓各位簡單地實行這個方法，因此刊載了【飲食生活的《癌危險度》測驗】（一五九頁），希望各位能積極活動，選擇對自己而言必要的飲食對策，巧妙地改善飲食生活。

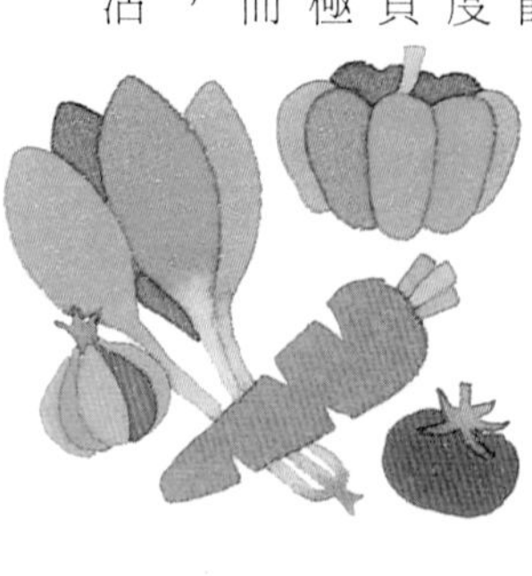

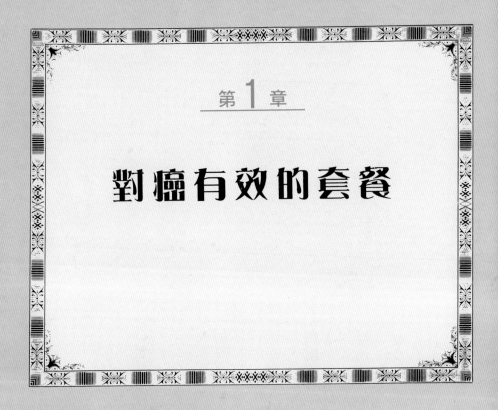

第1章

對癌有效的套餐

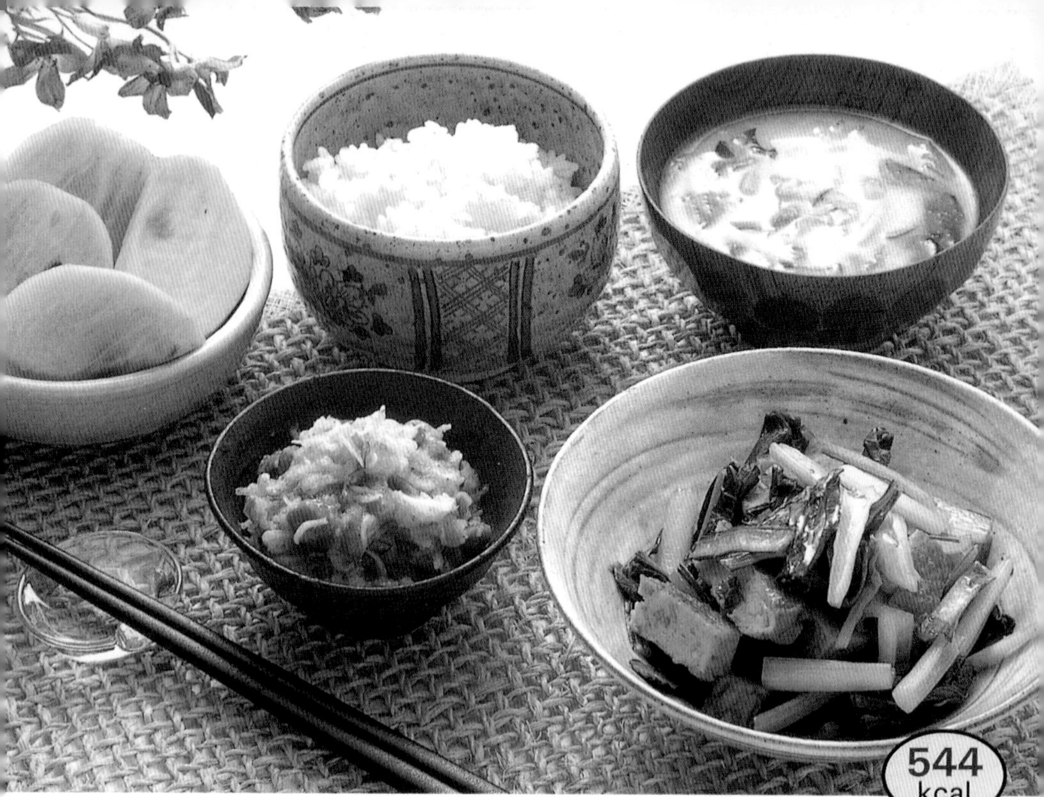

544 kcal

◆小油菜煮炸魚肉片
◆納豆拌白蘿蔔泥
◆白蘿蔔海帶芽味噌湯　◆飯
◆水果／柿子

醣類	87.6g
蛋白質	28.7g
脂肪	9.3g
維他命A效力	2062IU
維他命C	178mg
維他命E效力	3.6mg
食物纖維	9.8g

〔第1天・早餐〕

小油菜煮炸魚肉片

材料 小油菜…90g　炸魚肉片…50g　砂糖…1⅓小匙（4g）　醬油…1小匙弱（6g弱）　高湯…¼杯（50cc）

作法

❶小油菜用滾水略燙，切成4cm長度。
❷炸魚肉片用滾水燙過，切成1cm寬度。
❸高湯煮滾之後，加入調味料，再加入炸魚肉片。
❹❸煮一會兒之後，離火加入小油菜。

納豆拌白蘿蔔泥

材料 納豆…50g　魩仔魚…10g　白蘿蔔…50g　長蔥…5g　醬油…少許

作法

❶魩仔魚用滾水燙過。
❷長蔥切成碎屑，白蘿蔔擦碎成泥狀。
❸納豆、魩仔魚、白蘿蔔、長蔥混合吃的時候淋上醬油。

白蘿蔔海帶芽味噌湯

材料 白蘿蔔葉…30g　乾海帶芽…1g　味噌…1½小匙（9g）　高湯…½杯（100cc）

作法

❶白蘿蔔葉切成3cm長度，海帶芽用水浸泡還原。
❷高湯煮滾之後放入白蘿蔔葉。
❸❷煮熟之後，放入海帶芽及用高湯調溶的味噌，關火。

飯（165g）

水果（柿子100g）

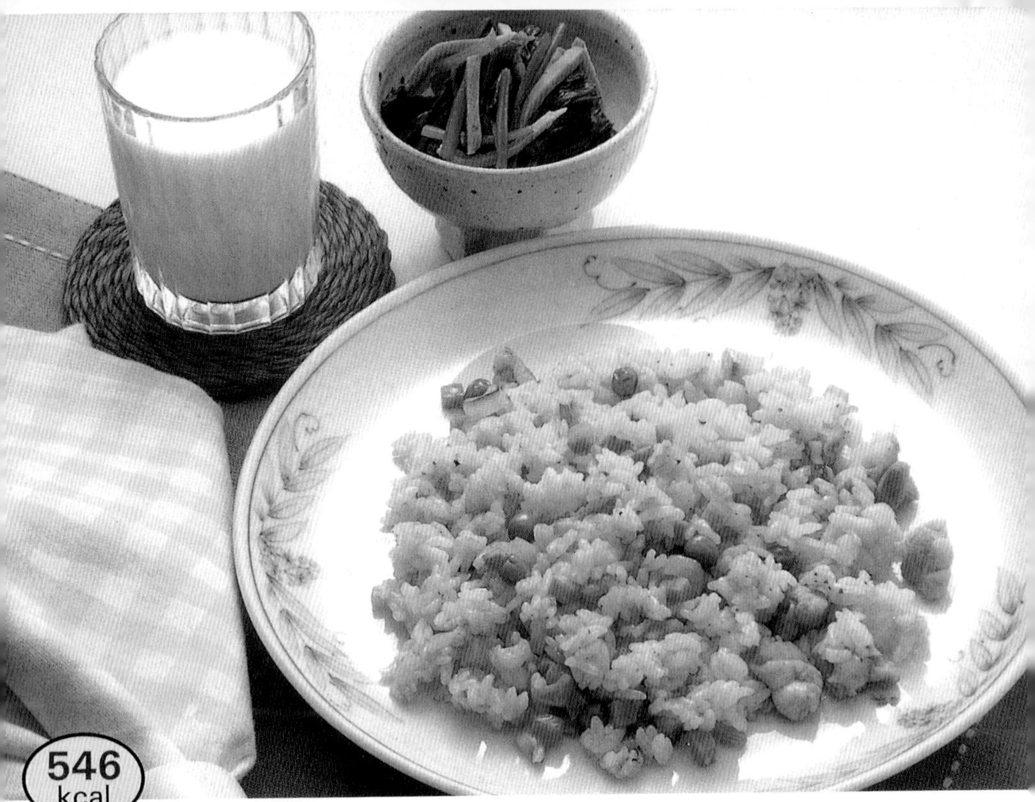

546 kcal

〔第1天・午餐〕

炒飯

材料 雞腿肉…30g 長蔥 20g 紅蘿蔔…20g 青豆…10g 沙拉油…1小匙（4g） 鹽…$\frac{1}{6}$小匙 胡椒…少許 飯…（200g）（使用七分白米）

作法

❶雞腿肉切成約1cm大小。

❷長蔥切成小段。

❸紅蘿蔔切成5mm的骰子狀，略煮。

❹青豆煮過。

❺炒菜鍋中熱油，炒❶的雞肉。

❻雞肉熟了之後，再放入❷的長蔥拌炒。

❼在❻中加入飯，好像切飯似地炒，加入青豆。

❽最後在❼中撒上鹽、胡椒調味。

❾❽盛盤。

涼拌菠菜

材料 菠菜…60g 烤火腿…5g 醬油…$\frac{2}{3}$小匙（4g） 砂糖…$\frac{1}{3}$小匙g（1g） 高湯…$\frac{4}{5}$小匙g（4cc）

作法

❶菠菜煮過，切成4cm長度。

❷烤火腿切成細絲。

❸混合調味料（醬油、砂糖、高湯）。

❹用❸涼拌❶的菠菜與❷的烤火腿。

牛乳

材料 普通牛乳…200cc

◆炒飯
◆涼拌菠菜
◆牛乳

醣類	79.7g
蛋白質	20.8g
脂肪	75.9g
維他命A效力	2839IU
維他命C	4.9mg
維他命E效力	2.6mg
食鹽相當量	2.3g
食物纖維	8.7g

◆油炸竹筴魚
◆蛋豆腐
◆飯（165ｇ）

醣類	65.5g
蛋白質	26.9g
脂肪	15.8g
維他命A效力	506IU
維他命C	29mg
維他命E效力	2.4mg
食鹽相當量	1.7g
食物纖維	20.1g

527 kcal

〔第1天・晚餐〕

油炸竹筴魚

材料 竹筴魚…中1尾　麵粉…1小匙（3ｇ）　沙拉油…½小匙（2ｇ）　鹽…少許　胡椒…少許　奶油…½小匙（2ｇ）　檸檬汁…少許　番茄…60ｇ　馬鈴薯…40ｇ　鹽、胡椒（蔬菜用）…少許

作法

❶竹筴魚事先處理過，瀝乾水分，撒上鹽、胡椒，擱置15分鐘，在炸之前沾上麵粉。

❷煎鍋中熱油，將竹筴魚的表面朝下放入，將兩面煎成美麗的金黃色，盛盤。

❸略擦拭煎鍋，在倒入奶油融化之後，加入檸檬汁，淋在❷上。

❹❸的竹筴魚切上梳形番茄，以及做成「粉吹芋」的馬鈴薯。

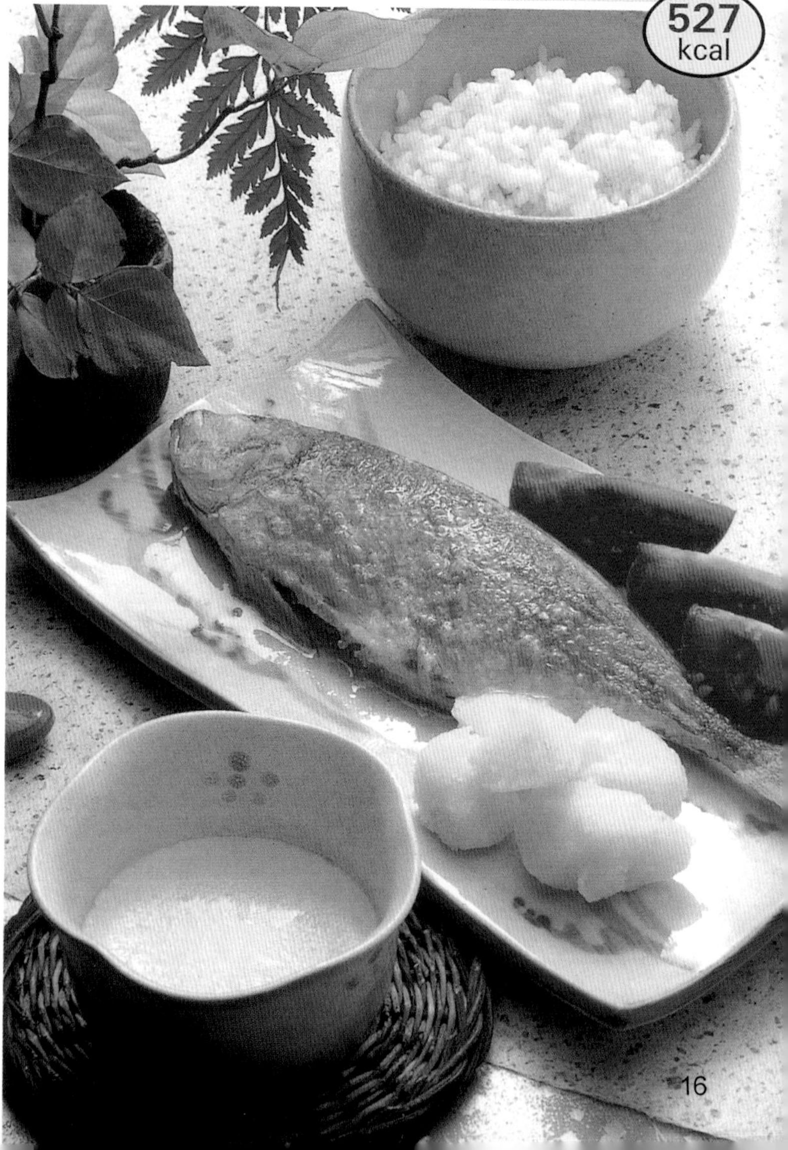

蛋豆腐

材料 蛋…50ｇ　高湯…2⅔大匙　鹽…⅙小匙

作法

❶蛋打散。

❷高湯中加入鹽和❶的蛋，混合之後倒入小碗中。

❸將❷放入上著蒸氣的蒸籠中，用中火蒸5～6分鐘。

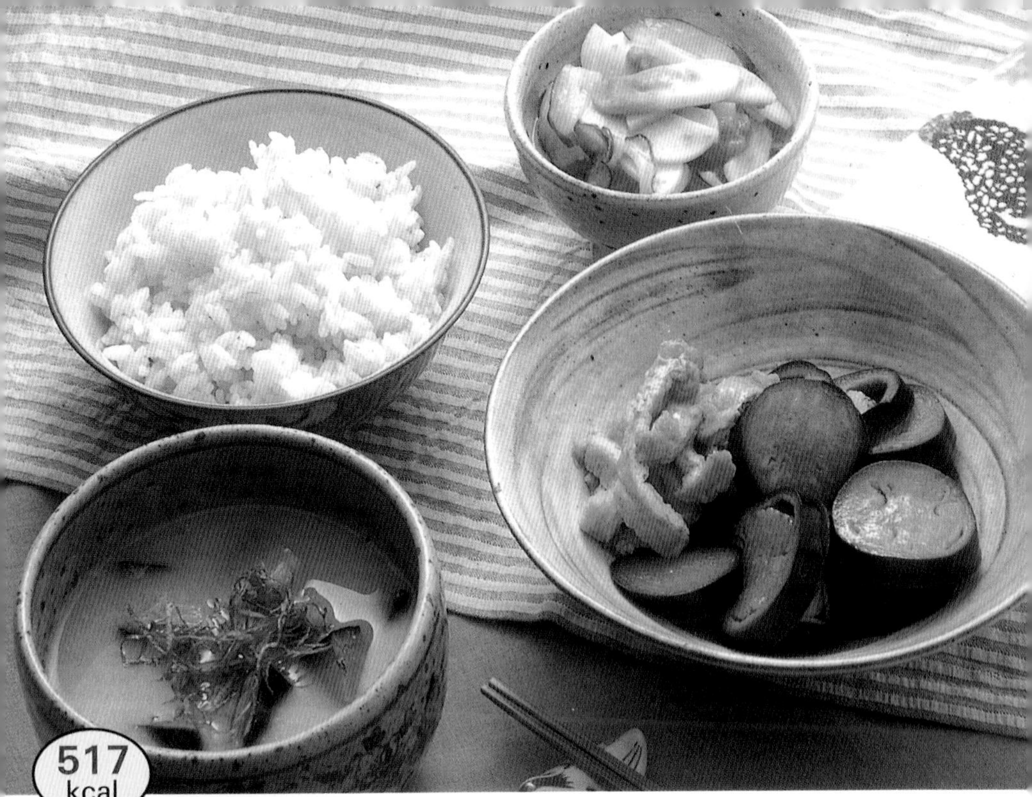

517 kcal

◆煮茄子油豆腐皮
◆小黃瓜魚板拌海膽
◆南瓜味噌湯
◆飯

醣類	78.6g
蛋白質	21.7g
脂肪	12.6g
維他命A效力	511IU
維他命C	32mg
維他命E效力	3.7mg
食鹽相當量	5.6g
食物纖維	4.3g

〔第2天・早餐〕

煮茄子油豆腐皮

材料 油豆腐皮…25g 茄子…80g 料理酒…1/3小匙（2g） 醬油…1小匙（6g） 砂糖…1小匙（3g） 高湯…1/4杯（50cc）

作法

❶茄子切成5～6mm厚的小段。
❷將❶的茄子浸泡在水中，去除澀液。
❸油豆腐皮用滾水燙過，切成短條狀。
❹高湯及調味料煮滾。
❺在❹中加入❷的茄子及❸的油豆腐皮煮。

小黃瓜魚板拌海膽

材料 魚板…40g 小黃瓜…60g 鹽…少許 海膽粒…30g

作法

❶小黃瓜對半縱剖，切成小段，再斜切成薄片，用鹽略為揉搓一下。
❷魚板切成薄短條狀。
❸❶的小黃瓜與❷的魚板、海膽涼拌。

南瓜味噌湯

材料 南瓜…50g 味噌…1小匙（9g） 高湯…1/3杯（65cc） 青紫蘇…1片

作法

❶南瓜切成銀杏形。
❷青紫蘇切絲。
❸用高湯煮❶的南瓜，煮軟之後再用高湯調溶味噌。
❹將❸盛入碗中，鋪上❷的青紫蘇。

飯（165g）

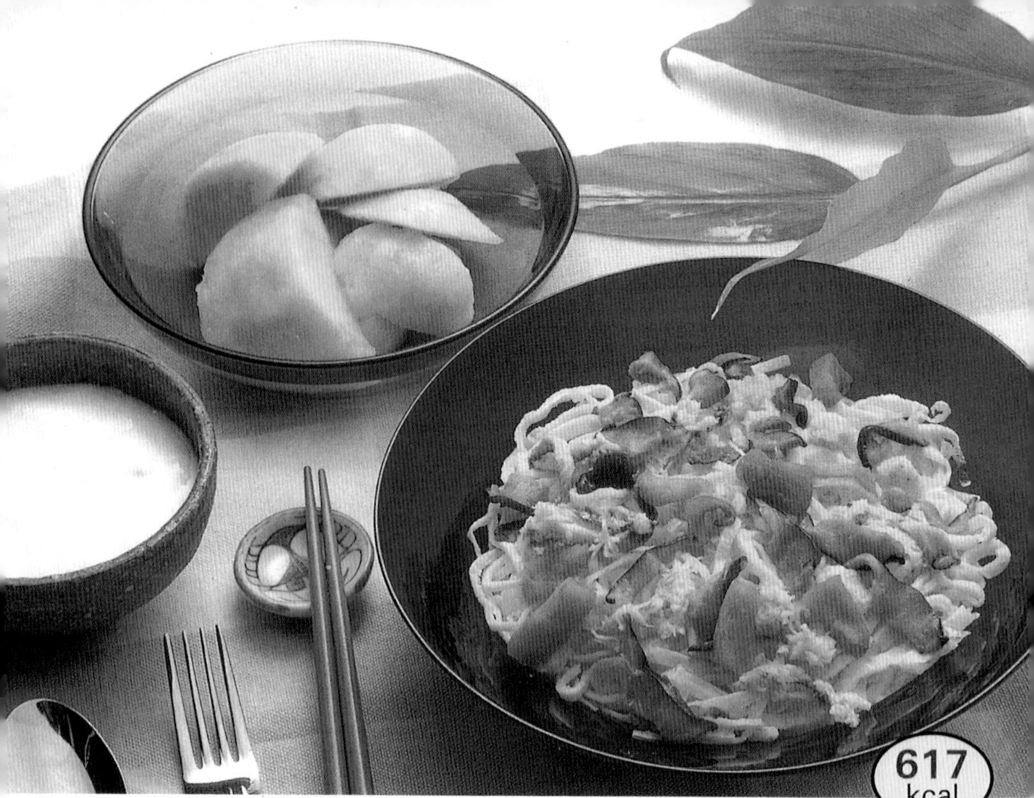

617 kcal

◆什錦壽司
◆酸乳酪
◆水果／桃子

醣類	103.0g
蛋白質	21.1g
脂肪	13.4g
維他命A效力	392IU
維他命C	15mg
維他命E效力	2.2mg
食鹽相當量	1.2g
食物纖維	8.8g

〔第2天・午餐〕

什錦壽司

材料

葫蘆乾…3g
乾香菇…3g
螃蟹（罐頭）…20g
蛋…30g
砂糖…2小匙（6g）
醬油…½小匙（3g）
高湯…2大匙（30cc）
沙拉油…½小匙
醋…少許
砂糖…1⅔小匙（5g）
七分白米飯…200g

作法

❶用七分白米來煮飯。
❷將❶的飯中加入醋和砂糖，充分混合，做成壽司飯，盛入器皿中。
❸葫蘆乾浸泡還原，切成易吃的大小。
❹乾香菇浸泡還原，切絲。
❺煎鍋中熱沙拉油，將蛋攤成蛋皮，然後切絲做成錦絲蛋。
❻❸的葫蘆乾與❹的香菇用調味料（2小匙的砂糖、½小匙醬油、2大匙的高湯）煮。
❼❷的「壽司飯」上用❺的錦絲蛋、❻的調味料、葫蘆乾及香菇，以及螃蟹（罐頭）裝飾。

酸乳酪

材料

酸乳酪…200g

水果

材料

桃子…1個（150g）

〔第2天・晚餐〕

立田炸豬肉

材料
豬腿肉（去除脂肪部分）…80g　薑汁…5g　醬油…1小匙（6g）　太白粉…1小匙弱（8g）　炸油…適量　白蘿蔔…60g　檸檬…1/8個

作法
❶薑汁和1小匙的醬油混合。
❷將豬肉放入❶中，醃15分鐘調味。
❸將❷的豬肉瀝乾汁液，沾一層薄薄的太白粉。
❹❸的豬肉用沙拉油炸好之後盛盤。
❺白蘿蔔擦碎成泥狀。
❻白蘿蔔泥和檸檬一起和❹的炸豬肉盛盤。

燙菠菜

材料
燙菠菜…80g　柴魚片…少許　醬油…1/2小匙（3g）　高湯…1/2小匙

作法
❶菠菜煮過之後，泡在冷水中。
❷將❶的菠菜擠乾水分，切成2～3cm的長度。
❸❷盛盤，上面撒上柴魚片。
❹醬油與高湯混合，淋在❸上再吃。

飯（七分白米165g）

營養不均衡者的菜單

◆立田炸豬肉
◆燙菠菜
◆飯

醣類	65.9g
蛋白質	26.5g
脂肪	11.6g
維他命A效力	2320IU
維他命C	65mg
維他命E效力	3.0mg
食鹽相當量	1.4g
食物纖維	7.6g

481 kcal

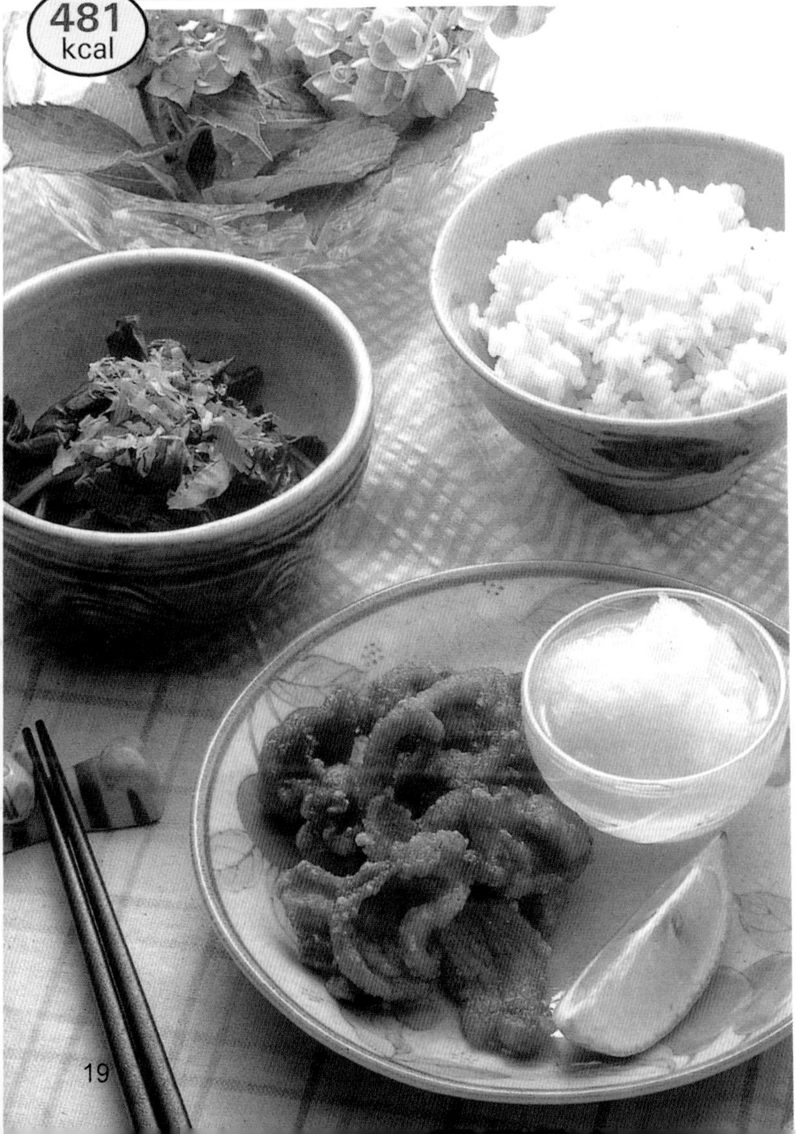

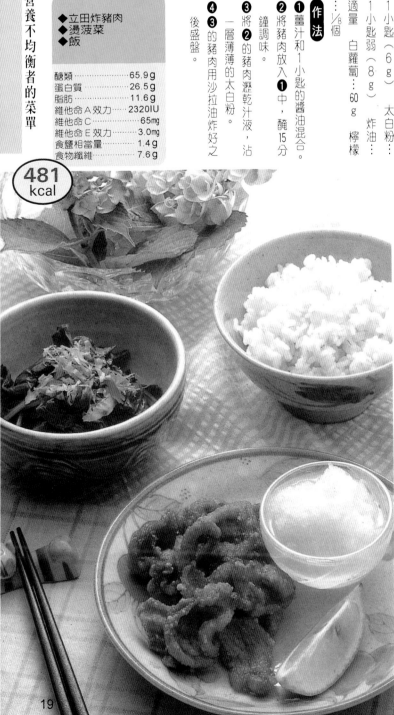

◆熱狗麵包
◆磯卷蛋
◆綠色沙拉
◆熱牛奶

醣類	64.0g
脂肪	24.3g
維他命A效力	1000IU
維他命C	102mg
維他命E效力	3.1mg
食鹽相當量	2.8g
食物纖維	4.9g

600 kcal

〔第3天・早餐〕

熱狗麵包

材料 熱狗麵包…90g 乳酪…25g 芥末醬…少許 美乃滋…1/2大匙（7g）

作法
❶熱狗麵包上塗美奶滋、芥末醬夾乳酪。
❷將❶放入烤箱中烤。

磯卷蛋

材料 蛋…1個 海苔…1g 沙拉油…1/2小匙 鹽…少許

作法
❶蛋加入少許鹽，打散。
❷熱煎鍋中的沙拉油，將❶一半的蛋倒入其中。
❸用筷子將❷煎鍋中的蛋整理好之後擺在面前，空出來的地方倒入剩下的蛋，然後再鋪上海苔捲起。

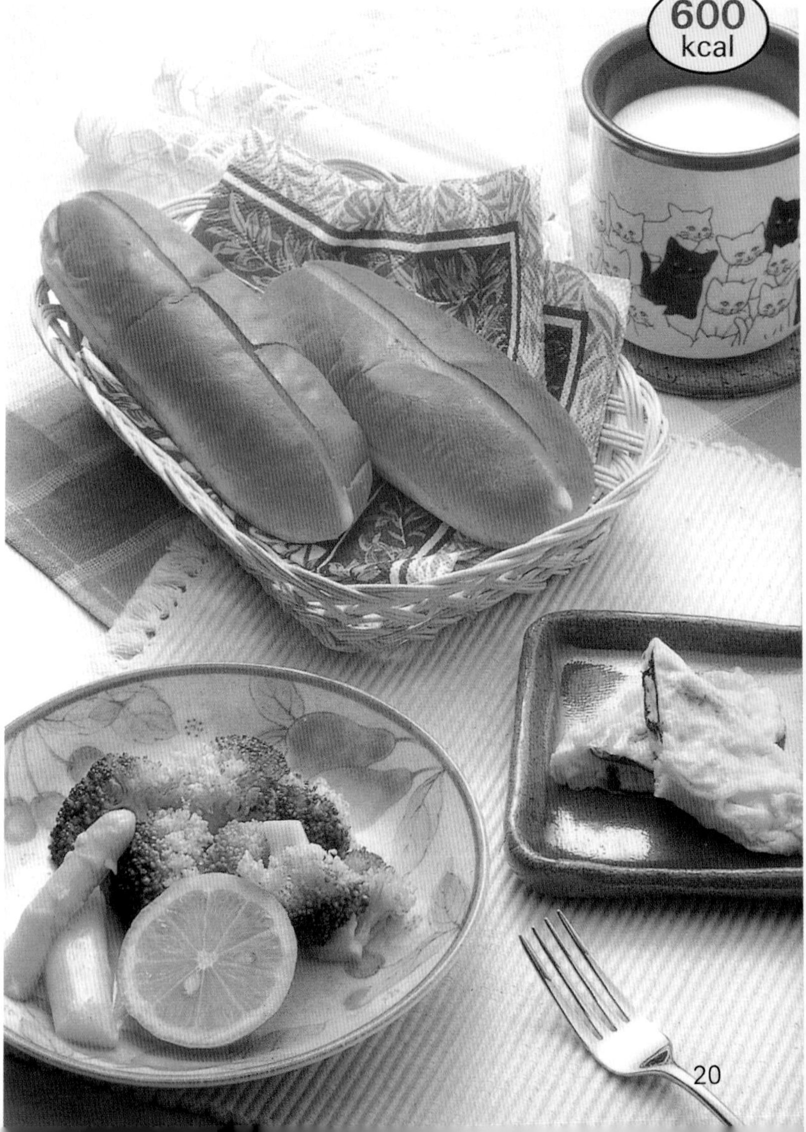

綠色沙拉

材料 花椰菜…60g 綠蘆筍（罐頭）20g 薄片檸檬…1片（10g） 鹽…少許

作法
❶花椰菜煮過，分為小株。綠蘆筍對半切開。
❷❶盛盤，撒上少許鹽，添上薄片檸檬。

熱牛奶

材料 脫脂奶…23g 滾水…200cc

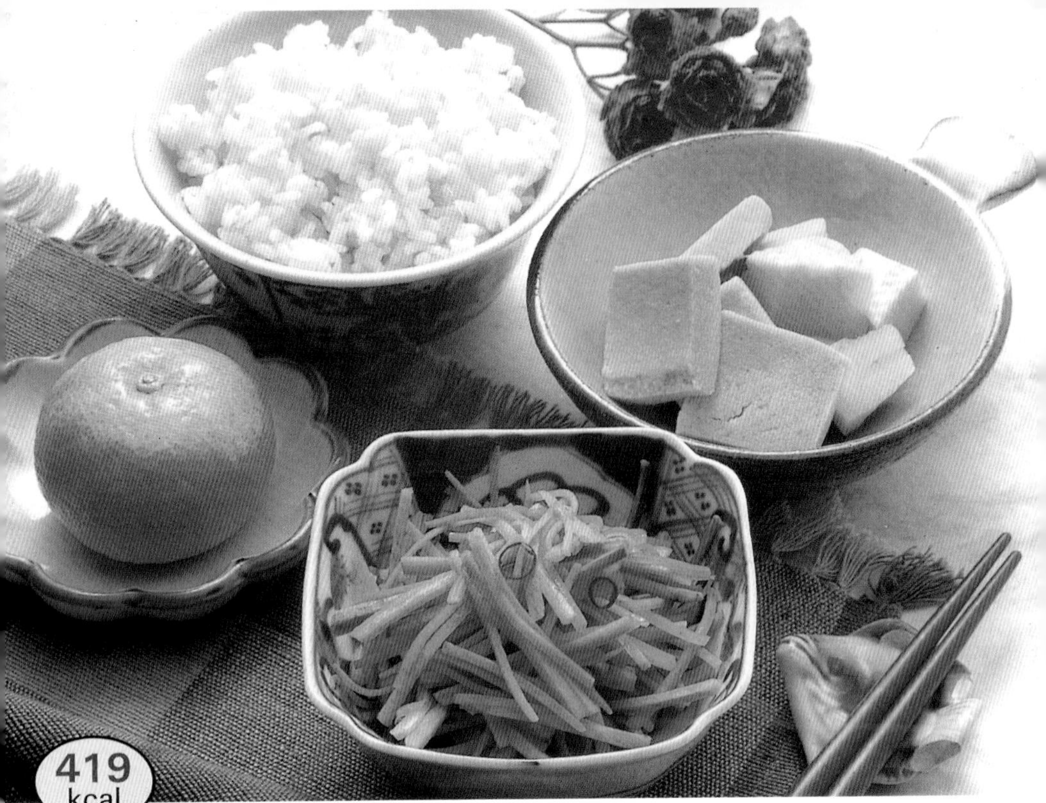

419 kcal

〔第3天・午餐〕

燉煮竹筍凍豆腐

材料

凍豆腐…10g
竹筍…40g
砂糖…⅔小匙（2g）
醬油…⅔小匙（4g）
高湯…¼杯（50cc）

作法

❶凍豆腐用水浸泡還原，擠乾水分，切成約3cm正方型。
❷竹筍切塊。
❸鍋中加入高湯及調味料（砂糖、醬油）加熱。
❹❸的鍋中放入❶的凍豆腐和切塊的竹筍，充分燉煮。

金平牛蒡

材料

牛蒡…50g
紅蘿蔔…20g
砂糖…⅔小匙（2g）
醬油⅔小匙（4g）
沙拉油…¼小匙（1g）
紅辣椒…少許

作法

❶牛蒡切成細絲，泡在水中。
❷紅蘿蔔切成細絲。
❸紅辣椒剁碎。
❹鍋中熱沙拉油，用小火炒紅辣椒。
❺在❹中加入牛蒡和紅蘿蔔再炒。
❻❺中加入調味料（砂糖、醬油）拌炒，即可盛盤。

飯（165g）

水果

材料

橘子…1個

◆燉煮竹筍凍豆腐
◆金平牛蒡
◆飯
◆水果／橘子

醣類	79.9g
蛋白質	13.5g
脂肪	5.3g
維他命A效力	872IU
維他命C	34mg
維他命E效力	1.5mg
食鹽相當量	1.2g
食物纖維	8.4g

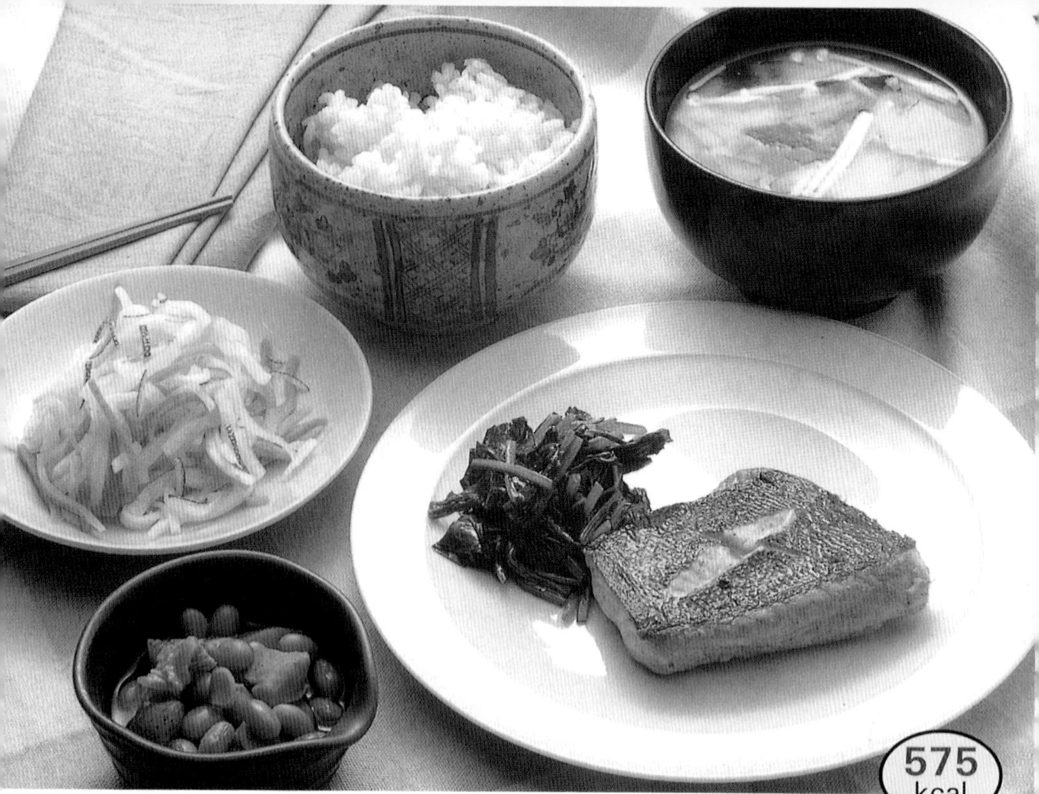

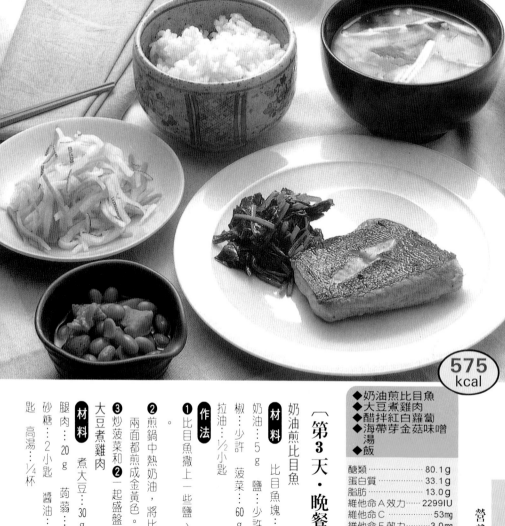

575 kcal

◆奶油煎比目魚
◆大豆煮雞肉
◆醋拌紅白蘿蔔
◆海帶芽金菇味噌湯
◆飯

醣類	80.1g
蛋白質	33.1g
脂肪	13.0g
維他命A效力	2299IU
維他命C	53mg
維他命E效力	3.0mg
食鹽相當量	3.1g
食物纖維	7.1g

〔第3天・晚餐〕

奶油煎比目魚

材料 比目魚
比目魚塊…80g
奶油…5g　鹽…少許　胡椒…少許　菠菜…60g　沙拉油…½小匙

作法
❶比目魚撒上一些鹽、胡椒。
❷煎鍋中熱奶油，將比目魚兩面都煎成金黃色。
❸炒菠菜和❷一起盛盤。

大豆煮雞肉

材料 煮大豆…30g　雞腿肉…20g　蒟蒻…20g　砂糖…2小匙　醬油…1小匙　高湯…¼杯

作法
❶雞肉去除脂肪，切成一口的大小。蒟蒻用手撕開，先煮過。
❷煮滾高湯，將煮大豆、雞肉、蒟蒻放入，約煮十分鐘後，加入砂糖再煮。
❸在❷中加入醬油，煮到入味為止。

醋拌紅白蘿蔔

材料 白蘿蔔…60g　胡蘿蔔…10g　砂糖…1小匙　醋…1小匙強　鹽…少許　柚子皮…適量

作法
❶白蘿蔔與胡蘿蔔切絲，略撒上鹽，擠乾水分。
❷用砂糖和醋拌❶，添上柚子皮。

海帶芽金菇味噌湯

材料 新鮮海帶芽…5g　金菇…10g　味噌…1½小匙　高湯…½杯

飯（185g）

肥胖者的菜單

- ◆牛肉蘆筍捲
- ◆涼拌豆腐配新鮮蔬菜
- ◆燙鴨兒芹
- ◆飯

醣類	66.3g
蛋白質	29.1g
脂肪	11.5g
維他命A效力	1062IU
維他命C	49mg
維他命E效力	2.4mg
食鹽相當量	2.3g
食物纖維	4.6g

495 kcal

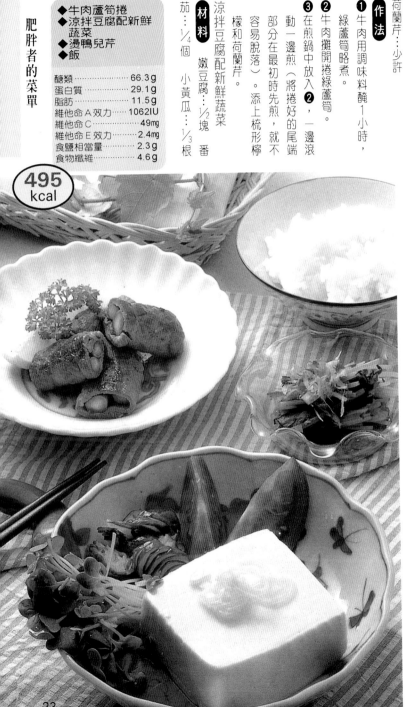

牛肉蘆筍捲

材料 薄片牛腿肉…60g 料理酒…3/4小匙 醬油…1小匙 綠蘆筍…2根 沙拉油…1/2小匙 檸檬…1/8個 荷蘭芹…少許

作法

❶牛肉用調味料醃1小時，綠蘆筍略煮。

❷牛肉攤開捲綠蘆筍。

❸在煎鍋中放入❷，一邊滾動一邊煎（將捲好的尾端部分在最初時先煎，就不容易脫落）。添上梳形檸檬和荷蘭芹。

涼拌豆腐配新鮮蔬菜

材料 嫩豆腐…1/2塊 番茄…1/4個 小黃瓜…1/3根 豌豆嬰…1/3包 長蔥、薑…各少許 鹽…少許

作法

❶豆腐切塊。

❷番茄切成梳形，小黃瓜切成水平凸線，用鹽揉搓。

❸長蔥切成薄小段，薑擦碎成泥狀。

❹器皿中放入❶❷與豌豆嬰，添上❸。

燙鴨兒芹

材料 根鴨兒芹…60g 高湯…2小匙 醬油…1小匙 柴魚片…適量

飯（165g）

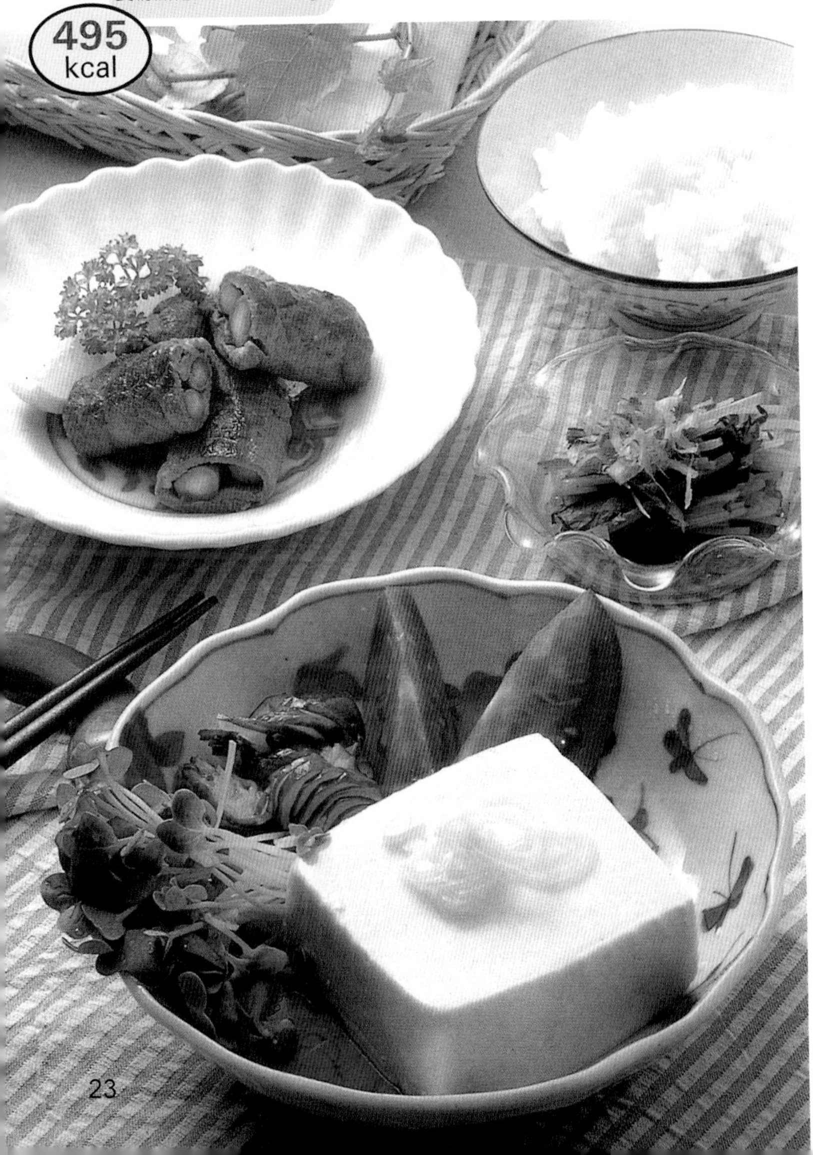

◆七色掛麵
◆水果／西瓜

醣類	62.6g
蛋白質	23.7g
脂肪	5.5g
維他命A效力	1870IU
維他命C	19mg
維他命E效力	1.3mg
食鹽相當量	2.3g
食物纖維	5.0g

405 kcal

七色掛麵

材料

掛麵…60g
新鮮香菇…1朵
紅蘿蔔、四季豆…各30g
蛋…1/3個
沙拉油、鹽、薑…各少許
小黃瓜…20g
雞胸肉…50g
酒…1/2小匙（2.5g）
新鮮海帶芽…20g
青紫蘇、長蔥…各適量
高湯…40cc
料理酒、醬油…各2小匙

作法

❶香菇切成薄片，高湯＋料理酒＋一部分醬油煮。紅蘿蔔切絲略煮，四季豆略煮，斜切成薄片。
❷蛋煎成蛋皮，做成錦絲蛋。
❸小黃瓜切絲。
❹雞肉撒上酒和鹽，醃十分鐘之後蒸，撕成細絲。新鮮海帶芽用滾水燙過，切成一口大小。
❺青紫蘇及長蔥切成藥味用的大小，薑擦碎成泥狀。
❻高湯、料理酒、醬油煮滾，擱置冷卻。
❼煮好掛麵，和❶～❹一起盛盤，添上❺與❻。
水果（切成3cm正方形的西瓜80g）

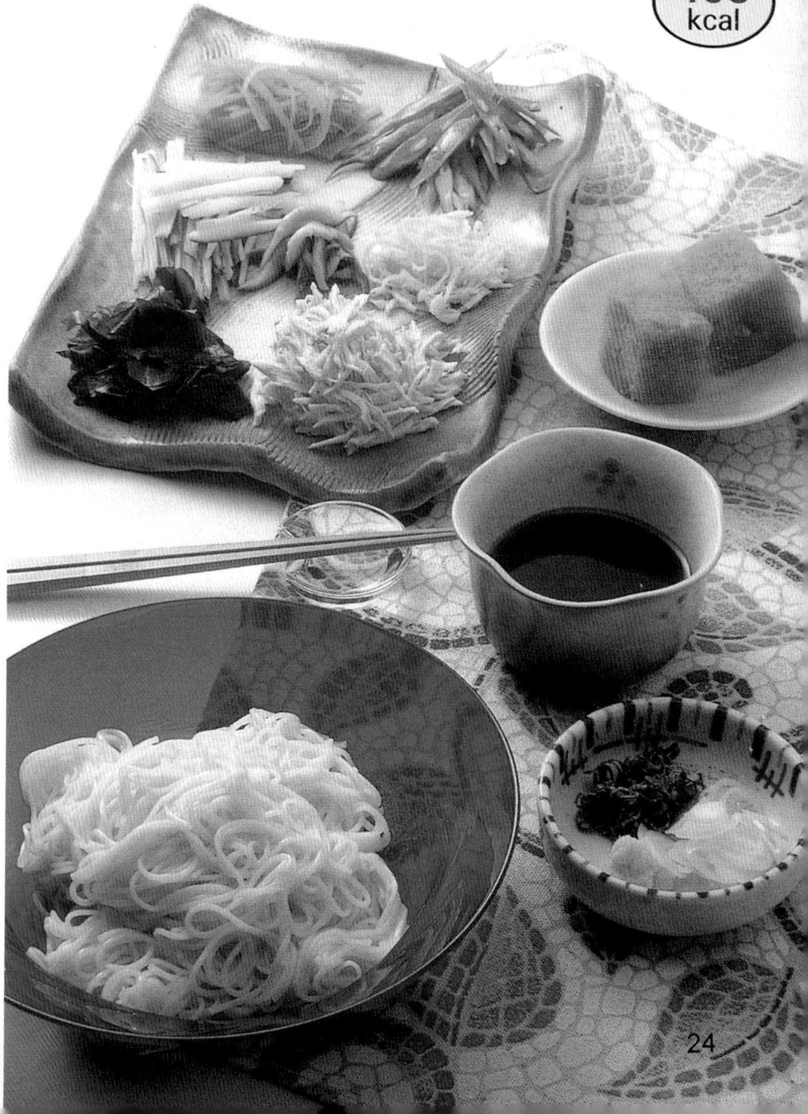

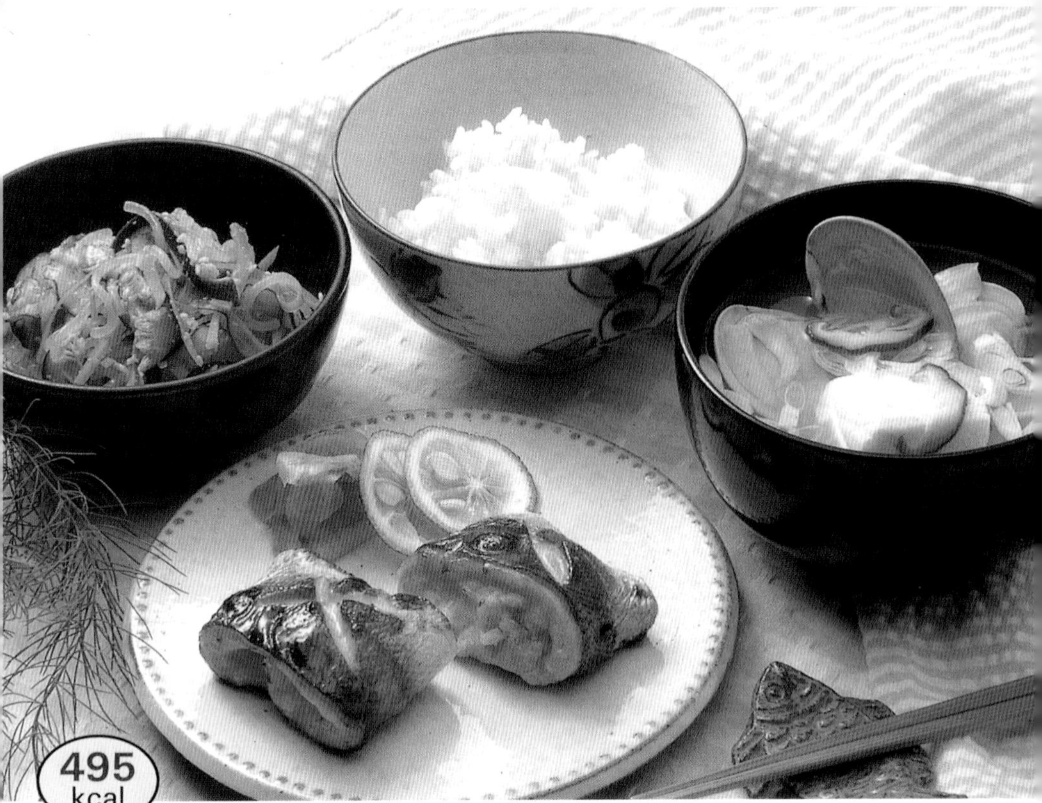

495 kcal

◆幽庵燒梭子魚
◆芝麻醋拌蔬菜
◆文蛤湯
◆飯

醣類	64.1g
蛋白質	29.2g
脂肪	11.8g
維他命A效力	897IU
維他命C	15mg
維他命E效力	2.1mg
食鹽相當量	3.3g
食物纖維	4.7g

幽庵燒梭子魚

材料 梭子魚…1尾　醬油…1/5大匙　酒…1/4大匙　料理酒…1小匙　圓片柚子…2~3片　糖醋薑…2~3片

作法

❶梭子魚切成3塊，皮切花，放入調味料（醬油、酒、料理酒、柚子）中醃1小時。

❷用竹籤穿刺梭子魚，表面先煎。

❸盛盤添上薑。

芝麻醋拌蔬菜

材料 紅蘿蔔…20g　小黃瓜…30g　鹽…少許　乾香菇…1朵　蒟蒻粉絲…1/4個　高湯…1/2杯　砂糖…1/2小匙　醬油…1/4小匙　芝麻醋（炒白芝麻…1大匙　砂糖…1/2大匙　醋…1大匙弱　酒…1/4大匙　鹽…1/6小匙）

作法

❶紅蘿蔔切絲，小黃瓜切成小段，再切成薄片，用鹽揉搓。

❷香菇浸泡還原，切絲。

❸蒟蒻粉絲煮過，略切。

❹紅蘿蔔、香菇、蒟蒻粉絲用調味料（高湯、砂糖、醬油）煮過之後，去除汁液。

❺芝麻充分磨碎之後做成芝麻醋，涼拌菜碼。

文蛤湯

材料 嫩豆腐…30g　文蛤…2個　長蔥…10g　新鮮香菇…5g　昆布…2~3cm　酒…1/4大匙　鹽…1/5小匙　水…3/4杯

飯（140g）

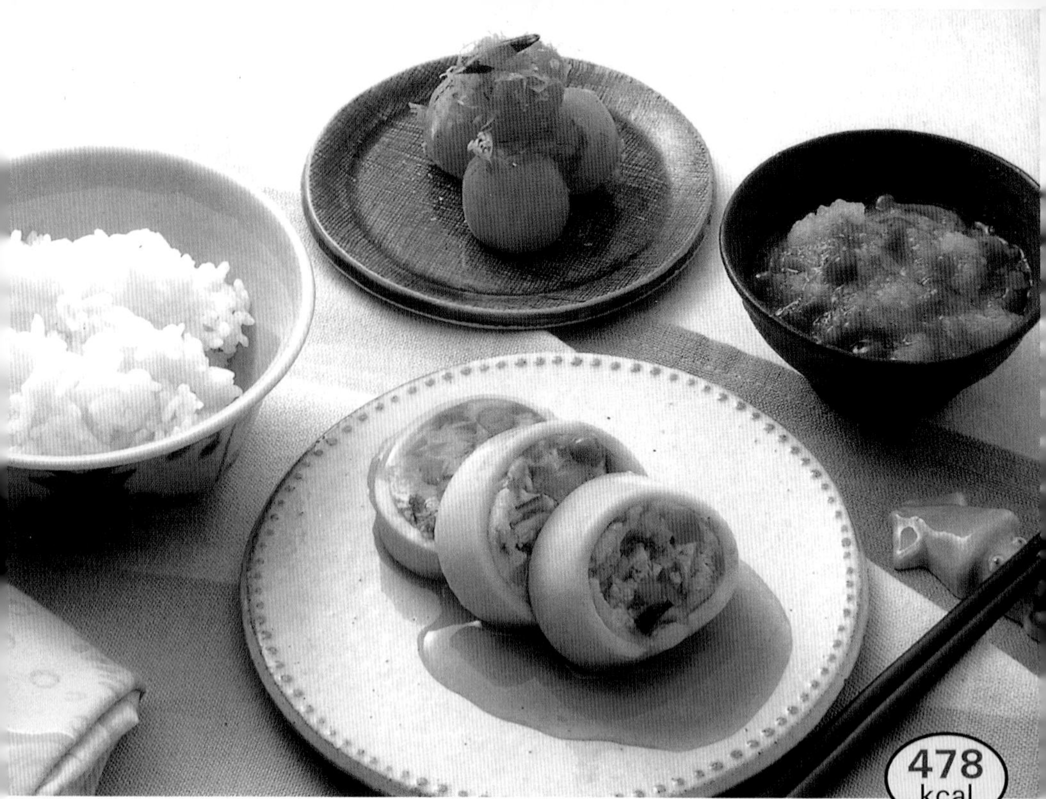

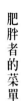

478 kcal

◆蒸花枝
◆南蠻煮蒟蒻丸
◆白蘿蔔泥拌滑子蕈
◆飯（140g）

醣類	60.9g
蛋白質	42.3g
脂肪	5.4g
維他命A效力	728IU
維他命C	11mg
維他命E效力	4.8mg
食鹽相當量	3.6g
食物纖維	4.6g

蒸花枝（2人份）

材料 花枝…1大條 嫩豆腐…1/5個 乾香菇…2朵 胡蘿蔔…30g 青豆…1大匙 蛋…1/2個 調味料A（鹽…少許 醬油…1/2小匙 砂糖、料理酒…各3/4小匙） 調味料B（高湯…1/2杯弱 醬油…1小匙 料理酒1/2大匙） 太白粉(1)…1/2大匙 太白粉(2)…1小匙

作法

❶花枝切成幾段，去皮。腳切成小顆粒狀。香菇浸泡還原，剁碎。胡蘿蔔剁碎，略煮。

❷青豆用滾水燙過。

❸蛋打散。

❹豆腐用布包住，擠成一半的量。加入除了花枝以外的❶❷❸，用A調味。

❺花枝撒上一層薄薄的太白粉(1)，塞入菜碼，用牙籤固定。

❻在冒著蒸氣的蒸籠中放入❺，用中火約蒸20分鐘。

❼用小鍋煮滾調味料B，將太白粉(2)放入❻。

南蠻煮蒟蒻丸

材料 蒟蒻丸…60g 高湯…1/2杯 醬油…1小匙 辣椒…1/3根 柴魚片…1/4包

作法

❶蒟蒻丸煮過，瀝乾水分，用調味料燉煮。

❷盛盤之前撒上柴魚片。

白蘿蔔泥拌滑子蕈

材料 滑子蕈…1/4包 白蘿蔔…40g 醬油…1小匙 酒…1小匙

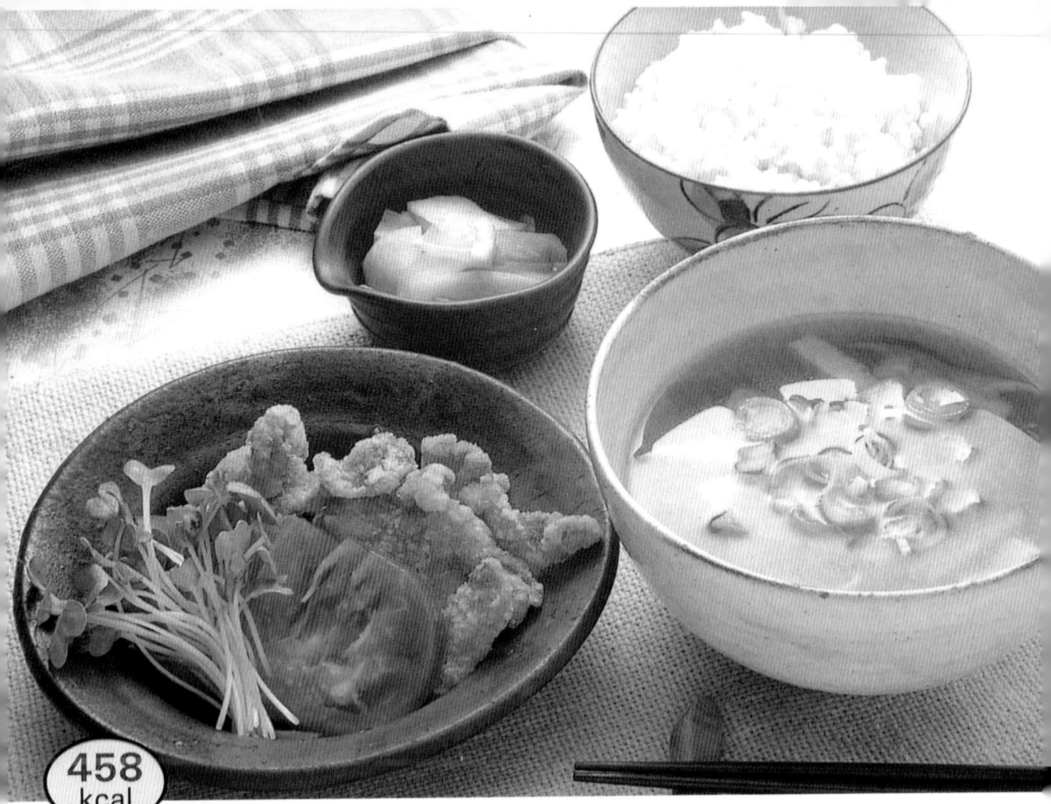

458 kcal

◆芥末炸豬肉
◆檸檬漬蔬菜
◆什錦湯
◆飯

醣類	66.9g
蛋白質	23.7g
脂肪	12.5g
維他命A效力	1857IU
維他命C	41mg
維他命E效力	2.4mg
食鹽相當量	1.9g
食物纖維	4.4g

芥末炸豬肉

材料 薄片豬腿肉…60g A（芥末醬、酒…各½小匙 鹽…⅛小匙） 太白粉…1小匙 炸油…適量 番茄…80g 豌豆嬰…20g

作法

❶A混合，撒在豬肉上擱置一會兒。
❷太白粉薄薄地撒在❶上，用170℃的油炸。
❸番茄切成薄薄的半月形。
❹❸與豌豆嬰添在❶旁。

檸檬漬蔬菜

材料 紅蘿蔔…25g 白蘿蔔…25g 小黃瓜…10g 西洋芹…5g A（砂糖…¼大匙 鹽…1/10小匙 檸檬汁…1小匙） 薄片檸檬…少許

作法

❶蔬菜切成薄的短條狀。
❷A與❶充分混合，放在冰箱裡擱置一會兒，直到入味為止。
❸盛盤，上面用檸檬裝飾。

什錦湯

材料 傳統豆腐…60g 白蘿蔔…20g 新鮮香菇…1朵 紅蘿蔔 10g 長蔥…10g 油豆腐皮…5g 高湯…½杯 醬油…¼小匙 鹽…少許

作法

❶豆腐用布包住，擠乾水分。
❷白蘿蔔和紅蘿蔔切成銀杏形，香菇切成4瓣。
❸油豆腐用滾水燙過去除油分，切絲。長蔥切成小段。
❹用高湯煮除了長蔥以外的❷❸。蔬菜軟了之後再用杓子將豆腐放入湯中，煮熟之後再放入調味料與長蔥，關火。

飯（140g）

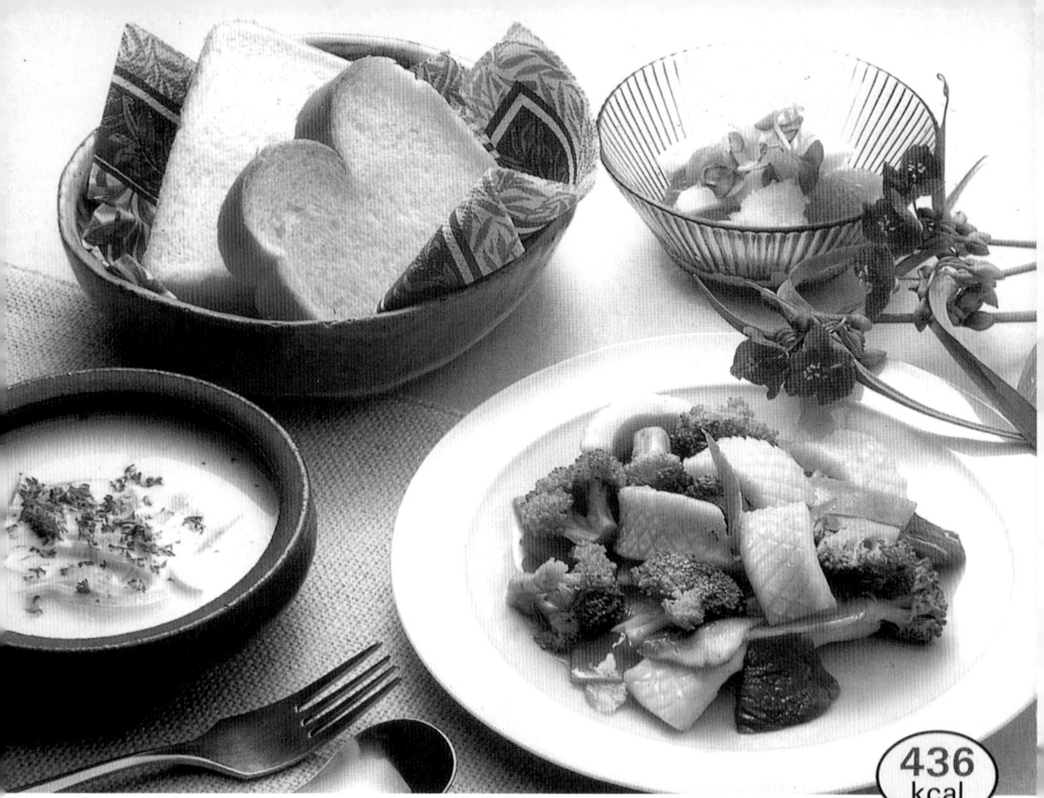

436 kcal

- ◆花枝煮花椰菜
- ◆魚板橘子拌白蘿蔔泥
- ◆牛乳湯
- ◆土司麵包

醣類	62.9g
蛋白質	26.5g
脂肪	9.7g
維他命A效力	2138IU
維他命C	155mg
維他命E效力	3.8mg
食鹽相當量	4.3g
食物纖維	9.4g

花枝煮花椰菜

材料 花枝…60g 花椰菜…80g 酒、薑汁、太白粉…各少許 新鮮香菇、紅蘿蔔…各30g A（薑、蒜…各少許） B（水…1/4杯 湯塊…1/6個 醬油、砂糖、酒…各1/4小匙 鹽…少許） 沙拉油…1小匙

作法

❶花枝切花，切成短條狀，用酒、薑汁醃過，略煮。花椰菜略煮，分為小株。

❷香菇切成4瓣，紅蘿蔔切成短條狀。A（薑、蒜）切成薄片。

❸用炒菜鍋用小火炒A，爆香之後加入紅蘿蔔，炒到熟為止，再加入B，用太白粉勾芡，加入①略為混合。

魚板橘子拌白蘿蔔泥

材料 魚板…20g 橘子…30g 白蘿蔔泥…40g 豌豆嬰…少許 A（醋…1/2大匙 醬油…3/4小匙 砂糖…1/2小匙）

作法

❶魚板用滾水燙過，切成短條狀。橘子從袋子裡取出。

❷豌豆嬰切成1cm長度。

❸❶和白蘿蔔泥用A涼拌，撒上❷。

牛乳湯

材料 洋蔥…30g 紅蘿蔔…10g 牛乳…1/4杯 脫脂奶粉…1大匙 湯…1/2杯 湯塊、鹽、胡椒、荷蘭芹…各少許

土司麵包（1個）

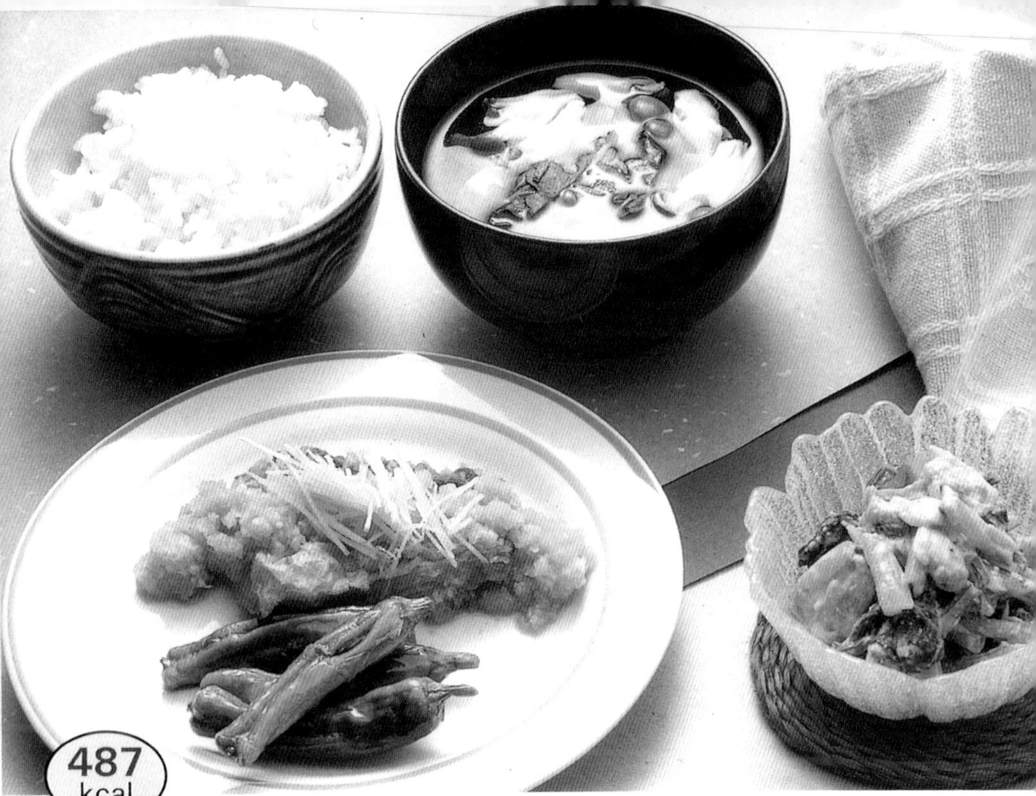

487 kcal

◆炸煮鯖魚
◆小油菜蛤仔拌山葵
◆玉蕈豆腐湯
◆飯

醣類	59.4g
蛋白質	22.9g
脂肪	16.6g
維他命A效力	1582IU
維他命C	88mg
維他命E效力	3.4mg
食鹽相當量	2.4g
食物纖維	5.4g

炸煮鯖魚

材料 鯖魚塊…60g 白蘿蔔…80g 小青椒…12g 麵粉…$\frac{1}{3}$大匙 炸油…適量 A（醬油…1小匙弱 砂糖…$\frac{2}{3}$小匙弱 酒…1小匙 高湯…30cc） 薑絲…少許

作法

❶鯖魚瀝乾水分，撒上一層麵粉，放入170℃的油炸。
❷小青椒直接炸。
❸白蘿蔔擦碎成泥狀，瀝乾水分。
❹鍋中煮滾A，放入①，用小火煮5～6分鐘。
❺將❸加入❹中，煮滾之後，連同煮汁一起盛入碗中，鋪上薑絲，添上❷。

小油菜蛤仔拌山葵

材料 小油菜…80g 蛤仔肉…10g A（醬油…$\frac{1}{3}$小匙） B（山葵菜…$\frac{3}{4}$大匙 醬油…$\frac{1}{4}$小匙）

作法

❶小油菜煮過，切成1.5cm長度。
❷大碗中放入❶，撒上A，醃好之後擠乾汁液。
❸蛤仔洗淨略煮，去除水分，和B與❷一起涼拌。

玉蕈豆腐湯

材料 玉蕈、嫩豆腐…各30g 茼蒿…3g 高湯…$\frac{1}{3}$杯 A（醬油…$\frac{1}{4}$小匙 鹽…少許） 柚子皮…少許

作法

❶玉蕈分為小株，豆腐切成條狀，茼蒿用滾水燙過。
❷煮滾高湯，放入玉蕈和豆腐，用A調味。盛入碗中，加上茼蒿和柚子。

飯（140g）

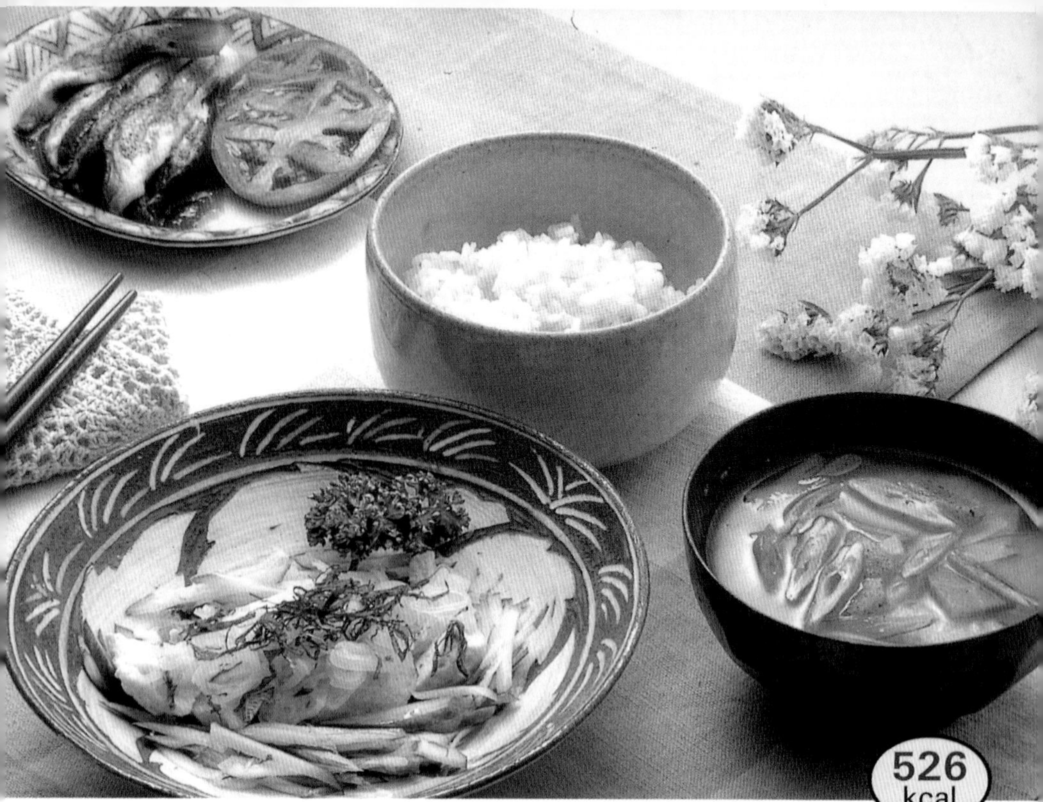

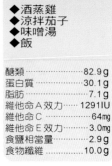

526 kcal

脂肪攝取過多者的菜單

◆酒蒸雞
◆涼拌茄子
◆味噌湯
◆飯

醣類	82.9g
蛋白質	30.1g
脂肪	7.1g
維他命A效力	1291IU
維他命C	64mg
維他命E效力	3.0mg
食鹽相當量	2.9g
食物纖維	10.0g

酒蒸雞

材料 去皮及脂肪的雞胸肉…80g　A（酒…1大匙弱　鹽…少許）　小黃瓜…½中根（60g）　青紫蘇…2片　長蔥…½根弱　B（醬油…¼大匙　高湯…1¼大匙）　荷蘭芹…少許

作法
❶雞肉撒上A，擱置30分鐘。
❷小黃瓜和青紫蘇切絲，小黃瓜切成小段或切成薄片，一部分當成藥味用，擱置一旁。
❸在❶鋪上長蔥，放入冒著蒸氣的蒸籠中蒸15分鐘，冷卻。
❹❸斜切，在鋪著小黃瓜的盤中鋪上長蔥與❸，再撒上青紫蘇與藥味用長蔥，添上荷蘭芹。
❺B混合之後淋在❹上。

涼拌茄子

材料 茄子、番茄…各100g　A（醬油…1小匙　砂糖…1小匙　醋…¼大匙　鹽、豆瓣醬…各少許　薑汁、蒜泥…各¼小匙　芝麻油…¼大匙）

作法
❶茄子去蒂，用大火蒸15～20分鐘，冷卻之後，縱切成易吃的大小。
❷番茄切成薄圓片。
❸將❶瀝乾水分之後，和❷一起盛盤，淋上A。

味噌湯

材料 紅蘿蔔…15g　白蘿蔔…20g　牛蒡…20g　蒟蒻…20g　四季豆…10g　高湯…¾杯　味噌…1½小匙

飯（165g）

◆考霸魚
◆款冬煮玉蕈
◆燙菠菜
◆飯（便當）

醣類	83.5g
蛋白質	29.4g
脂肪	13.4g
維他命A效力	2439IU
維他命C	82mg
維他命E效力	5.0mg
食鹽相當量	2.5g
食物纖維	9.0g

578 kcal

考霸魚

材料 霸魚1塊…80g 鹽、胡椒、白葡萄酒…各少許 新鮮香菇…1朵 玉蕈、長蔥…各30g 圓片檸檬…1片 馬鈴薯…½個 荷蘭芹…少許

作法

❶霸魚撒上鹽、胡椒、白葡萄酒，擱置15分鐘。

❷蔬菜類做適當的處理。

❸鋁箔紙上擺上❶，然後再鋪上❷與檸檬包起來，用180℃的烤箱烤7～8分鐘。

❹馬鈴薯蒸過，做成粉吹芋，撒上荷蘭芹碎屑，與❸一起盛盤。

款冬煮玉蕈

材料 款冬1根…80g 玉蕈…¼包 沙拉油…1小匙 A（高湯…80cc 醬油…少許 料理酒…½大匙 鹽…少許）

作法

❶款冬撒上鹽，用板子摩擦之後煮過，泡在水中冷卻之後剝皮。

❷玉蕈分為小株。

❸鍋中炒玉蕈，放入A中煮，再加入款冬略煮。擱置冷卻，使汁入味。

燙菠菜

材料 菠菜…80g 醬油…½小匙 高湯…1小匙 柴魚片…1g

飯（165g）

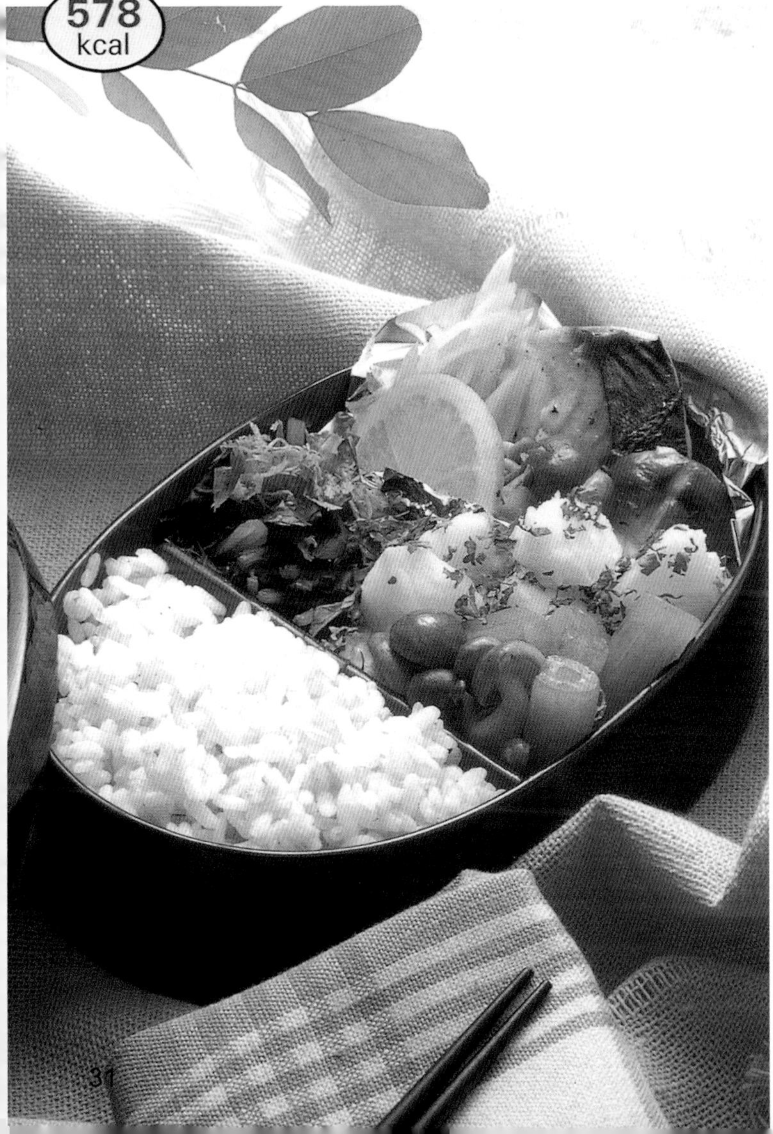

脂肪攝取過多者的菜單

◆煮豬肉
◆南瓜淋肉醬
◆芥末醬油拌秋葵
◆飯（100g）

醣類	95.4g
蛋白質	34.3g
脂肪	7.2g
維他命A效力	831IU
維他命C	87mg
維他命E效力	7.4mg
食鹽相當量	3.0g
食物纖維	9.0g

585 kcal

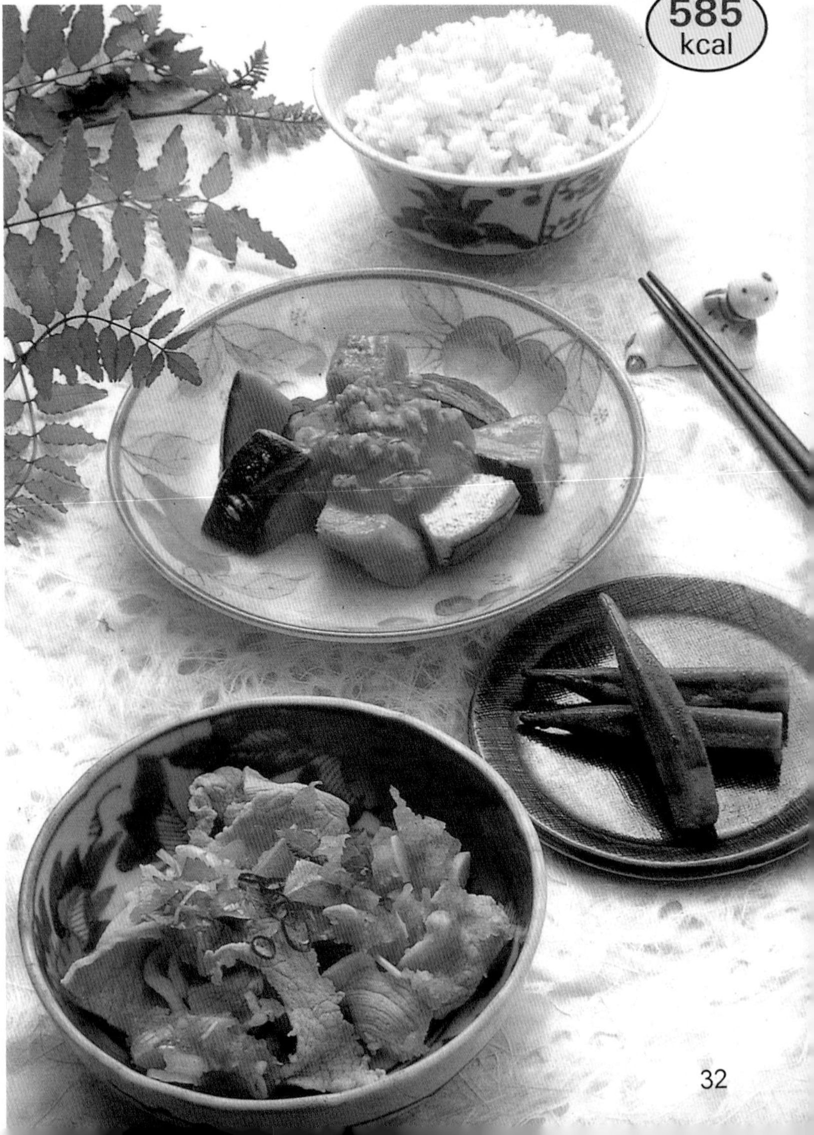

煮豬肉

材料 薄片豬腿肉…80g 白蘿蔔…100g 長蔥…10g 根薑…3g 白芝麻…1/2大匙 鴨兒芹…少許 A（紅辣椒…少許 檸檬…1/4個 醬油…1/2大匙）

作法

❶豬肉切成3～4cm長度，煮過，瀝乾水分（不可以煮太久）。

❷長蔥切成藥味用的大小，薑擦碎成泥，再用白芝麻炒過。

❸鴨兒芹切成1cm長度，紅辣椒切成小段。做檸檬汁。

❹A與白蘿蔔泥及❷涼拌之後，淋上❶，撒上鴨兒芹。

南瓜淋肉醬

材料 南瓜…150g 雞胸絞肉…30g 高湯…120cc 砂糖…1/2大匙 醬油…1小匙 料理酒…1 1/2小匙弱 太白粉…1小匙

作法

❶南瓜切成適當大小，放入鍋中，加入高湯煮。煮滾之後加入肉，撈除澀液。

❷❶中加入調味料，用中火煮。南瓜盛盤，剩下的汁勾芡之後，淋在上面。

芥末醬油拌秋葵

材料 秋葵…3根 醬油…3/4小匙 芥末醬…少許

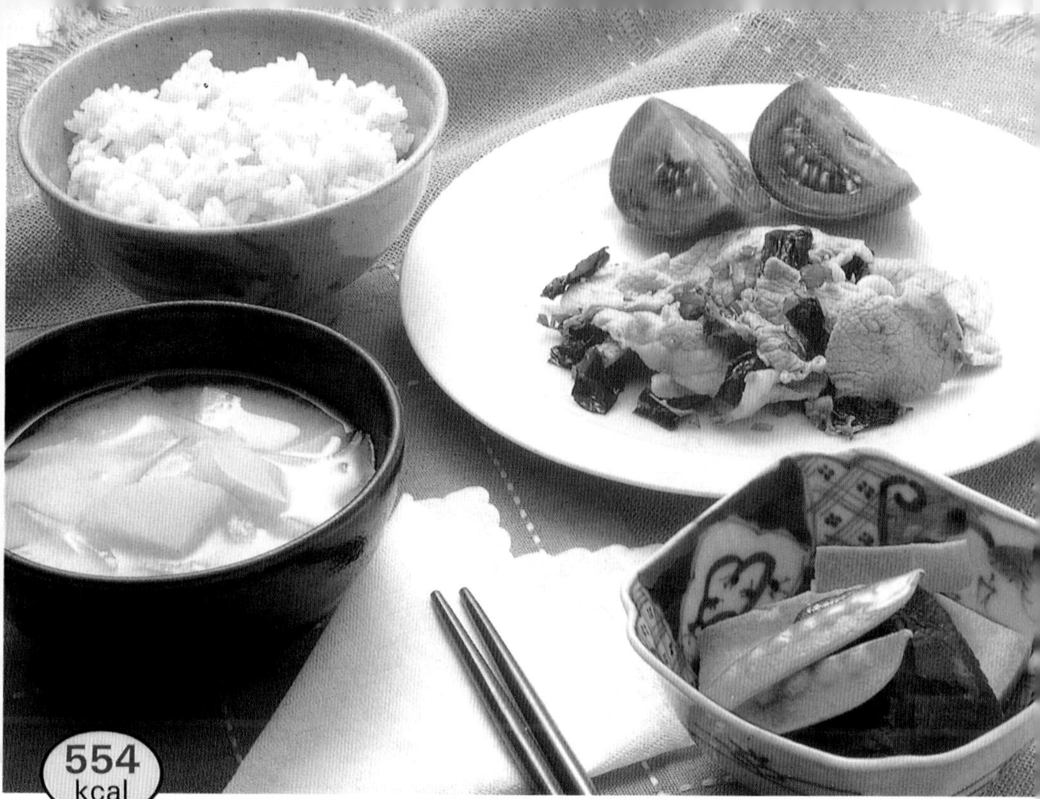

554 kcal

◆涼拌豬肉
◆凍豆腐燉煮香菇
◆馬鈴薯洋蔥味噌湯飯
◆飯

醣類	81.1g
蛋白質	33.7g
脂肪	9.9g
維他命A效力	288IU
維他命C	35mg
維他命E效力	1.4mg
食鹽相當量	3.4g
食物纖維	6.1g

脂肪攝取過多者的菜單

涼拌豬肉

材料 非常薄的豬肉瘦肉：80g　新鮮海帶芽：15g　番茄：50g　水田芥：3g　A（長蔥：5g　蒜：少許　薑：少許　醬油：1小匙　醋：$\frac{1}{2}$小匙　砂糖：$\frac{1}{3}$小匙）

作法

❶豬肉去除脂肪，用滾水燙過，瀝乾水分。新鮮海帶芽用滾水燙過，切成易吃的大小。
❷番茄切成梳形。
❸長蔥切成小段，蒜和薑擦碎成泥狀。
❹A的材料全部混合。
❺與❶混合後盛盤，添上❷，淋上❹，最後撒上水田芥。

凍豆腐燉煮香菇

材料 凍豆腐：$\frac{1}{2}$個　乾香菇：1朵　高湯：$\frac{1}{2}$杯　A（砂糖：1大匙　料理酒：1小匙　鹽：少許　醬油：1小匙強）　豌豆片：10g

作法

❶凍豆腐浸泡還原之後去除水分，切成一口的大小。
❷乾香菇浸泡還原，表面切花。
❸鍋中放入高湯和浸泡香菇的汁，煮滾之後加入A，再加入❶與❷。蓋上小鍋蓋，用中火～小火充分燉煮。
❹將❸盛盤，添上煮過的豌豆片。

馬鈴薯洋蔥味噌湯飯

材料 馬鈴薯：60g　洋蔥：20g　高湯：$\frac{3}{4}$杯　味噌：1小匙

飯（140g）

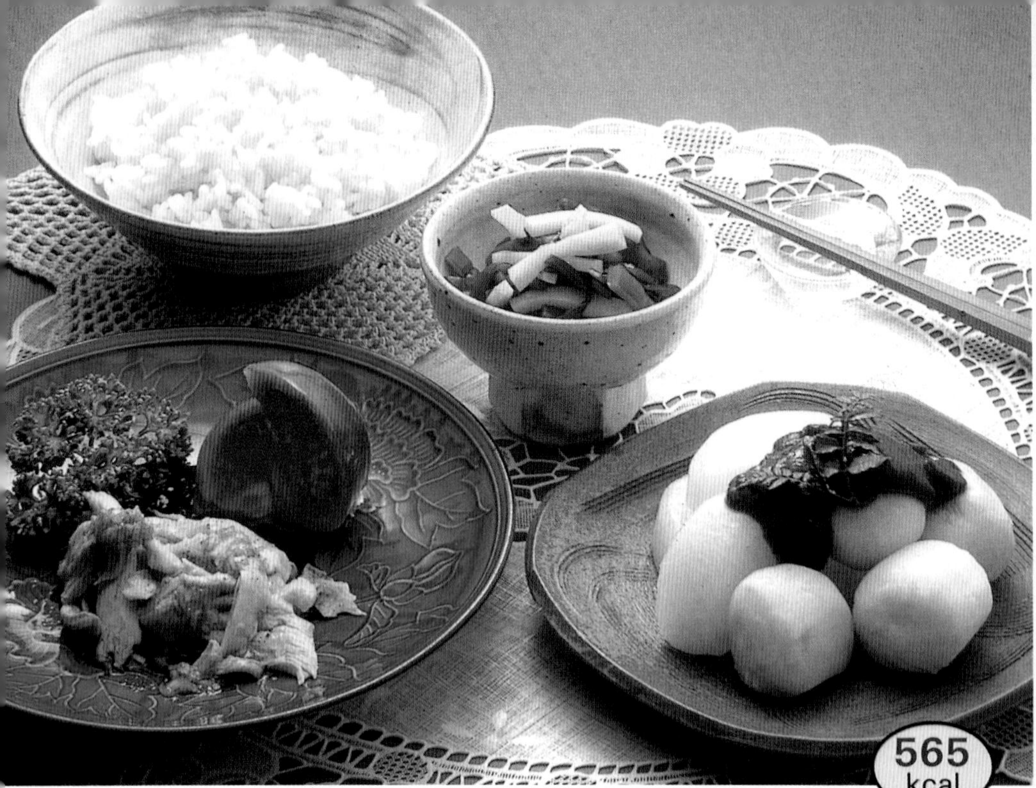

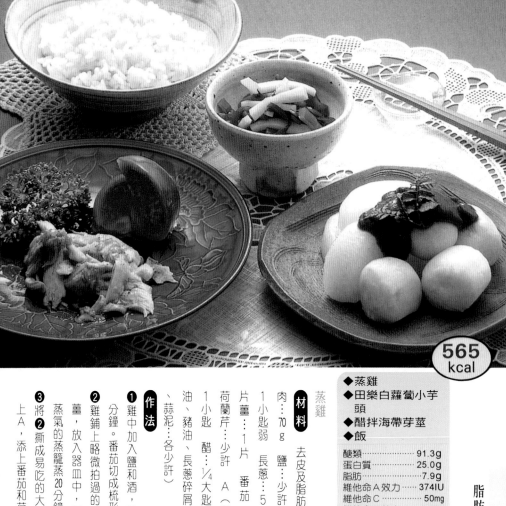

565 kcal

脂肪攝取過多者的菜單

◆蒸雞
◆田樂白蘿蔔小芋頭
◆醋拌海帶芽莖
◆飯

醣類	91.3g
蛋白質	25.0g
脂肪	7.9g
維他命A效力	374IU
維他命C	50mg
維他命E效力	1.8mg
食鹽相當量	3.5g
食物纖維	6.8g

蒸雞

材料 去皮及脂肪的雞腿肉…70g 鹽…少許 酒…1小匙弱 長蔥…5cm 薄片薑…1片 番茄 60g 荷蘭芹…少許 A（醬油…1小匙 醋…1/4大匙 芝麻油、豬油、長蔥碎屑、薑泥、蒜泥…各少許）

作法

❶雞中加入鹽和酒，擱置10分鐘。番茄切成梳形。

❷雞鋪上略微拍過的長蔥和薑，放入器皿中，用冒著蒸氣的蒸籠蒸20分鐘。

❸將❷撕成易吃的大小，淋上A，添上番茄和荷蘭芹。

田樂白蘿蔔小芋頭

材料 小芋頭…90g 白蘿蔔…100g 高湯…1/4杯 A（醬油…1/2小匙 酒…1小匙 砂糖…1/4小匙） B（味噌、料理酒、砂糖…各1小匙 酒…1/2小匙 高湯…1小匙） 秦椒芽…適量

作法

❶小芋頭煮過，去除黏液，白蘿蔔切成適量的圓片。

❷用能蓋滿白蘿蔔的高湯煮白蘿蔔，再加入小芋頭和A，用小火煮30分鐘。淋上調拌的B，用秦椒芽裝飾。

醋拌海帶芽莖

材料 海帶芽莖 35g 調味料（酒…1/2大匙 高湯…少許） 魚板…15g 調味料（醋…1大匙 醬油…1/2小匙 高湯…4/5大匙 砂糖…1小匙 薑…少許）

飯（165g）

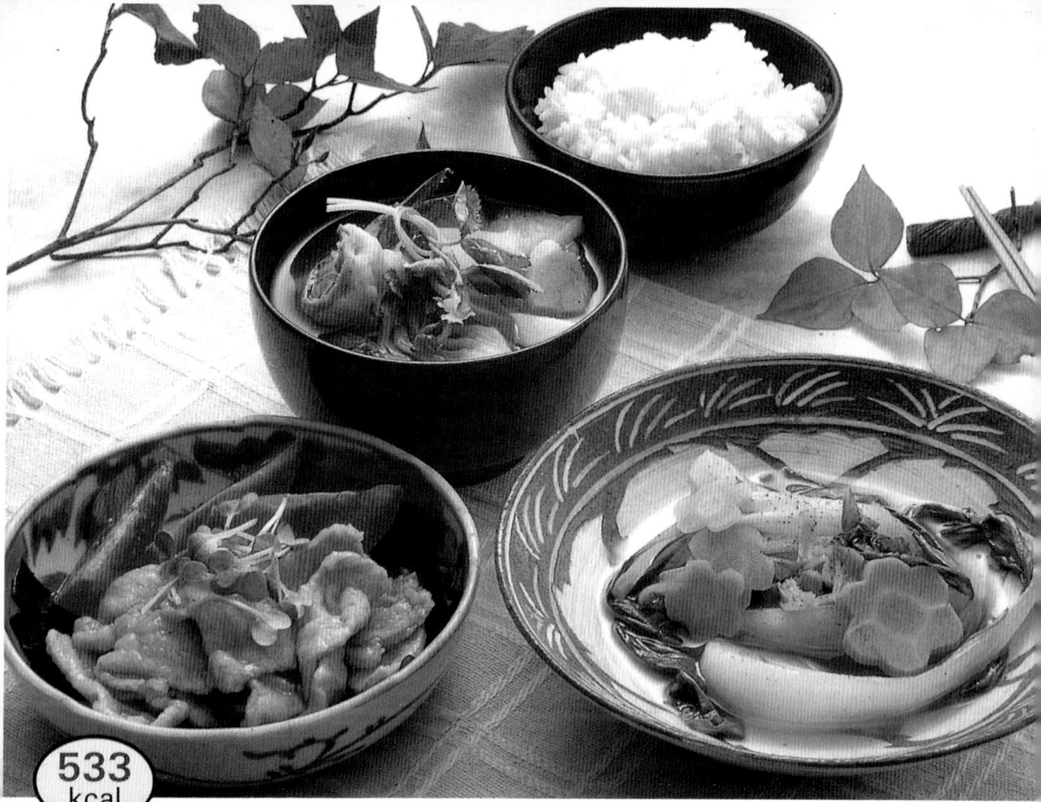

533
kcal

脂肪攝取過多者的菜單

◆南蠻漬煮豬肉
◆炒煮青江菜
◆什錦湯
◆飯

醣類	78.9g
蛋白質	50.7g
脂肪	7.0g
維他命A效力	2146IU
維他命C	64mg
維他命E效力	2.5mg
食鹽相當量	3.2g
食物纖維	5.7g

南蠻漬煮豬肉

材料 去除脂肪部分的豬腿肉…70g　A（酒…1/2小匙　鹽…少許）　太白粉…少許　洋蔥…15g　紅辣椒…1/4根　豌豆嬰…1/4包　新鮮海帶芽…15g　番茄…60g　B（高湯…1/8杯　醋…1 1/2小匙　醬油…1小匙　砂糖…1/4杯）

作法

❶豬肉用A醃過，擱置20分鐘，沾一層薄薄的太白粉，用滾水煮過，瀝乾水分。

❷洋蔥切成薄片，紅辣椒切成小段。新鮮海帶芽用滾水澆淋，切成一口的大小。

❸將❶❷放入B中醃漬，擱置約1小時。

❹鋪上海帶芽，放入❸，添上番茄，撒上豌豆嬰。

炒煮青江菜

材料 青江菜…110g　紅蘿蔔、乾的干貝…各10g　沙拉油…1/2小匙　鹽、胡椒…各少許　太白粉…1小匙

作法

❶青江菜縱剖為4瓣。

❷紅蘿蔔切成薄片，取花型，煮過。乾的干貝用1/2杯的水浸泡還原，略微掰開。

❸在鍋中炒❶，加入❷煮5～6分鐘，用鹽、胡椒調味，用太白粉勾芡。

什錦湯

材料 斑節蝦1尾…30g　白蘿蔔…30g　紅蘿蔔…10g　小芋頭…40g　多瓣奇果蕈…10g　鴨兒芹…2根　高湯…3/4杯　調味料（醬油…1/2小匙　鹽…1/8小匙）　太白粉…1/3小匙

飯（165g）

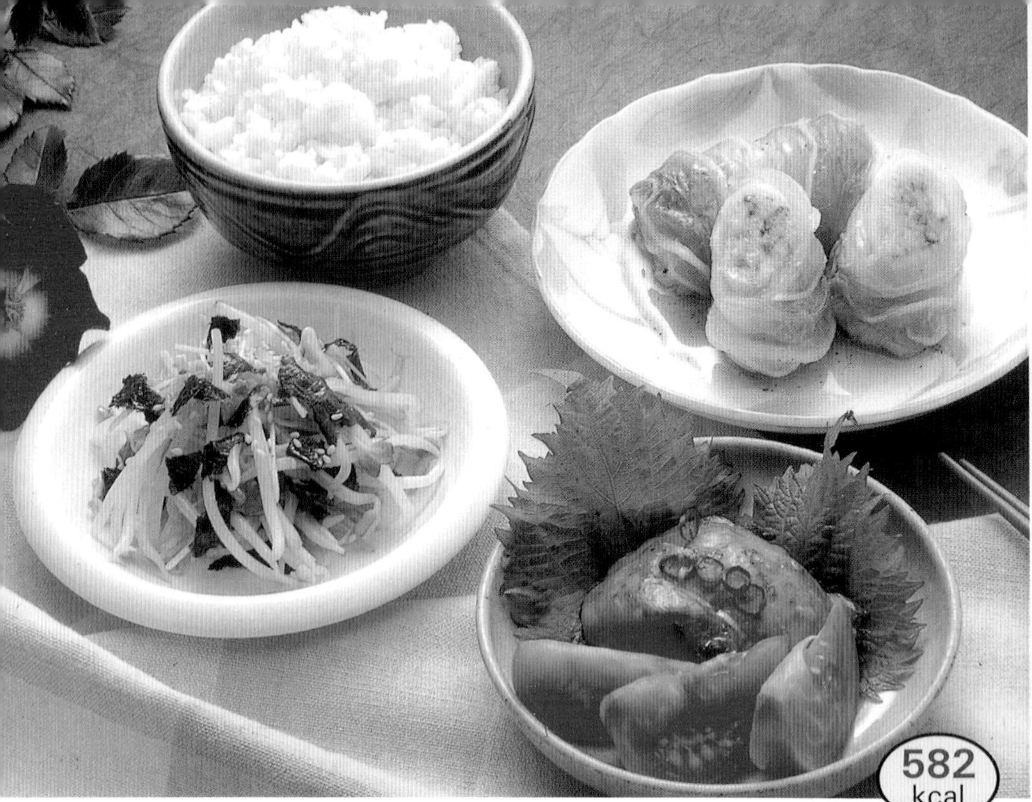

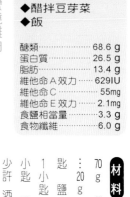

582 kcal

脂肪攝取過多者的菜單

◆南蠻燒雞肉
◆蒸白菜
◆醋拌豆芽菜
◆飯

醣類	68.6 g
蛋白質	26.5 g
脂肪	13.4 g
維他命A效力	629IU
維他命C	55mg
維他命E效力	2.1mg
食鹽相當量	3.3 g
食物纖維	6.0 g

南蠻燒雞肉

材料 去皮及脂肪的雞腿肉…70g　長蔥…15g　紅辣椒…1/3根　A（醬油…1小匙　酒、料理酒…各1/2小匙）　青紫蘇…2片　番茄…50g

作法

❶長蔥、紅辣椒剁碎，與A混合。

❷雞肉表面用叉子叉洞，放入❶中醃漬15分鐘。

❸鐵絲網加熱，將❷放在上面烤，同時刷上醃汁。然後切成1.5cm寬度，鋪在青紫蘇上，添上番茄。

蒸白菜

材料 白菜…130g　蟹…70g　長蔥…8g　A（蛋…20g　酒、砂糖…各1/4小匙　鹽…少許　…太白粉…1小匙）　B（中華湯…2 1/4小匙　湯塊、鹽、胡椒…各少許　酒…1/4大匙　醬油…1/8小匙）

作法

❶白菜煮過，瀝乾水分，軸較厚的部分切開。

❷長蔥剁碎。

❸A與❷和蟹混合，用❶的白菜包住，盛盤，淋上B，用蒸籠蒸15分鐘。

❹❸切成2～3段盛盤。

醋拌豆芽菜

材料 豆芽菜…60g　豌豆嬰…10g　烤海苔…1/4片　調味料（醋…1小匙　醬油…1/2小匙　中華湯…1/2小匙　湯塊…少許　芝麻油…1/2小匙）　炒過芝麻…1/3大匙

飯（165g）

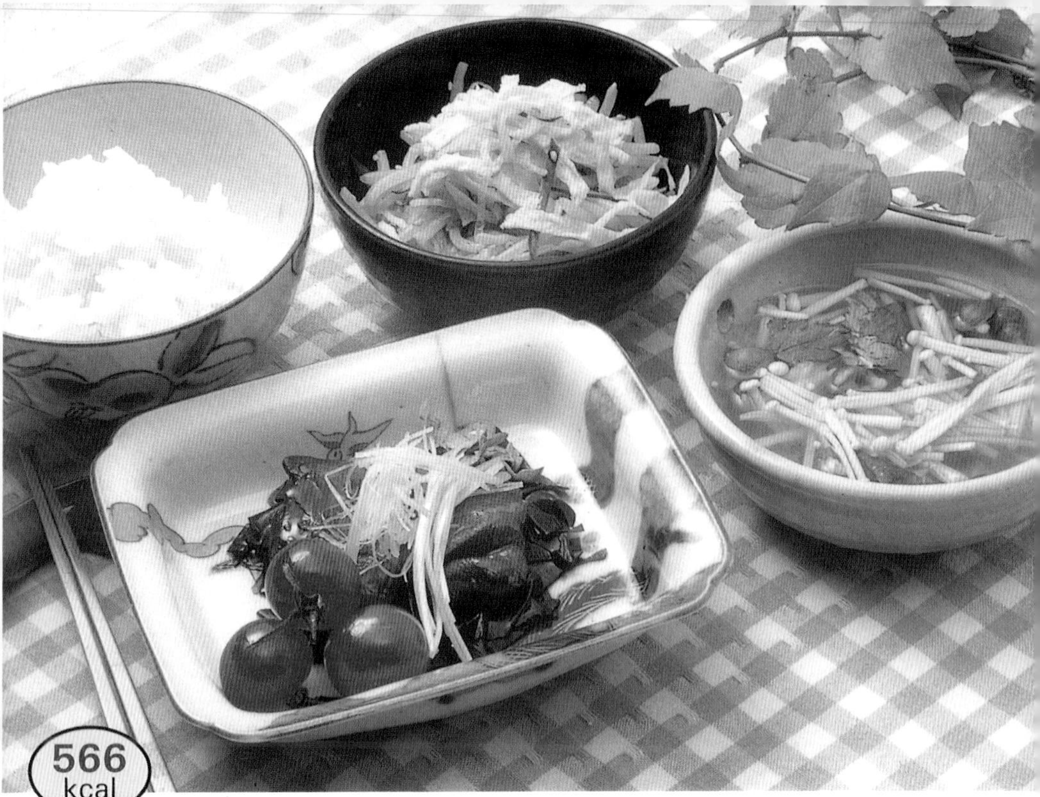

566 kcal

◆紅茶煮雞
◆日式豆芽菜沙拉
◆玉蕈金菇湯
◆飯（140g）

醣類	64.0g
蛋白質	34.5g
脂肪	16.9g
維他命A效力	1596IU
維他命C	38mg
維他命E效力	2.7mg
食鹽相當量	3.5g
食物纖維	8.3g

紅茶煮雞

材料 去皮及脂肪的雞腿肉…90g 茶包…1包 新鮮海帶芽…10g 長蔥…20g 豌豆嬰…¼包 小番茄…3個 A（醬油…½大匙 酒、醋、料理酒…各¼大匙）

作法

❶使用濃紅茶，煮雞肉15分鐘。

❷趁❶的雞肉還熱著的時候，混合A一起醃漬，擱置冷卻。

❸長蔥切成細絲。

❹鋪上用滾水燙過的海帶芽，將❷切成1cm，鋪在海帶芽上。然後再添上豌豆嬰與番茄，淋上❷的汁與❸。

日式豆芽菜沙拉

材料 豆芽菜…70g 紅蘿蔔…20g 小黃瓜…35g 蛋…¼個 沙拉油…少許 A（砂糖…2小匙 白芝麻…¼大匙 醬油…1小匙 醋…1小匙弱 芝麻油…¼小匙）

作法

❶豆芽菜煮過，其他蔬菜切絲，蛋做成錦絲蛋。

❷炒白芝麻，混合A，拌❶的蔬菜，用錦絲蛋裝飾。

玉蕈金菇湯

材料 玉蕈、金菇…各¼包 高湯…½杯 醬油、鹽、鴨兒芹…各少許

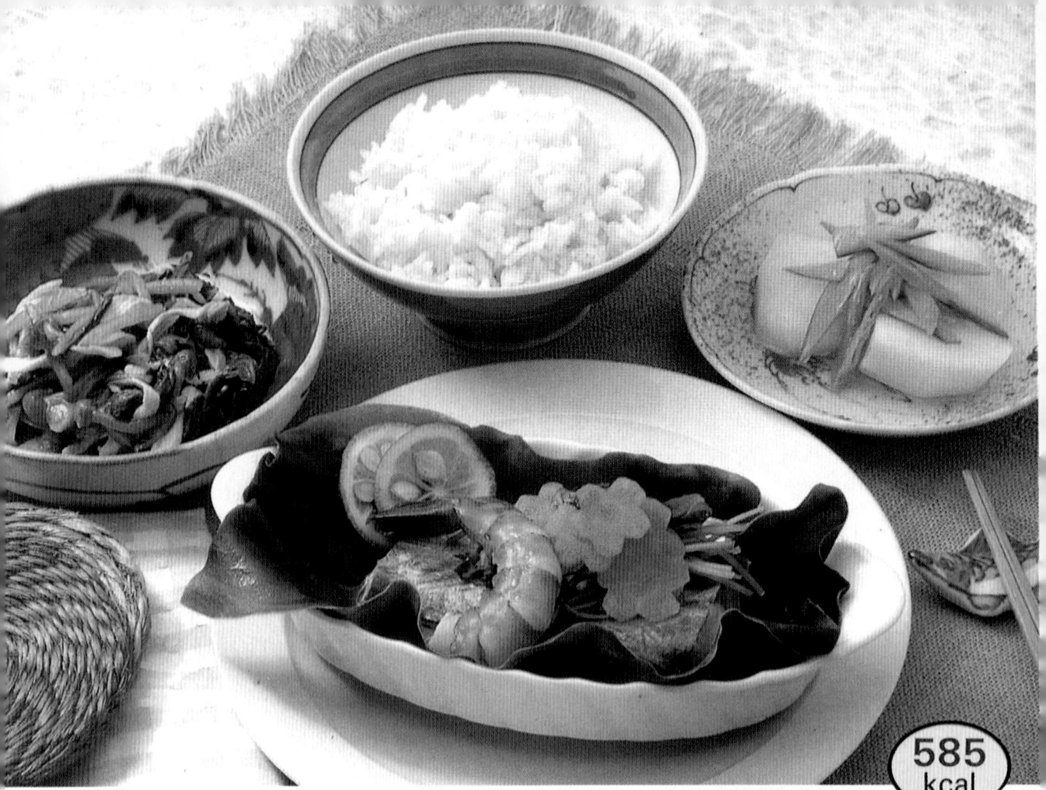

585 kcal

對於喝酒者的肝臟有效的菜單

- ◆酒蒸霸魚
- ◆白煮馬鈴薯
- ◆雞胸肉菠菜沙拉
- ◆飯

醣類	76.1g
蛋白質	41.0g
脂肪	9.5g
維他命A效力	4197IU
維他命C	91mg
維他命E效力	3.7mg
食鹽相當量	2.8g
食物纖維	6.7g

酒蒸霸魚

材料 霸魚…80g　斑節蝦…35g　鴨兒芹、紅蘿蔔…各30g　鹽、柚子…各少許　酒…1大匙　寬昆布…20cm

作法

❶昆布洗淨，浸泡。

❷蝦去除殼和泥腸，切花。鴨兒芹切成3～4cm長度，紅蘿蔔切成薄片，取型略煮。

❸鋪上❶，依序擺上霸魚、蝦、鴨兒芹、紅蘿蔔，用鹽和酒調味。放入冒著蒸氣的蒸籠中蒸7～8分鐘，添上柚子。

白煮馬鈴薯

材料 馬鈴薯…80g　豌豆片…20g　高湯…$\frac{1}{2}$杯　鹽…$\frac{1}{5}$小匙

作法

❶馬鈴薯去皮，切成2～3塊，豌豆片去莖，略煮，斜切。

❷用高湯煮馬鈴薯10分鐘，加入鹽煮軟之後盛盤，撒上豌豆片。

雞胸肉菠菜沙拉

材料 雞胸肉…30g　菠菜…80g　滑子蕈…25g　A（醬油…$\frac{2}{3}$小匙　醋…$\frac{1}{2}$大匙　芝麻油…$\frac{1}{4}$小匙）　芥末醬…少許

飯（165g）

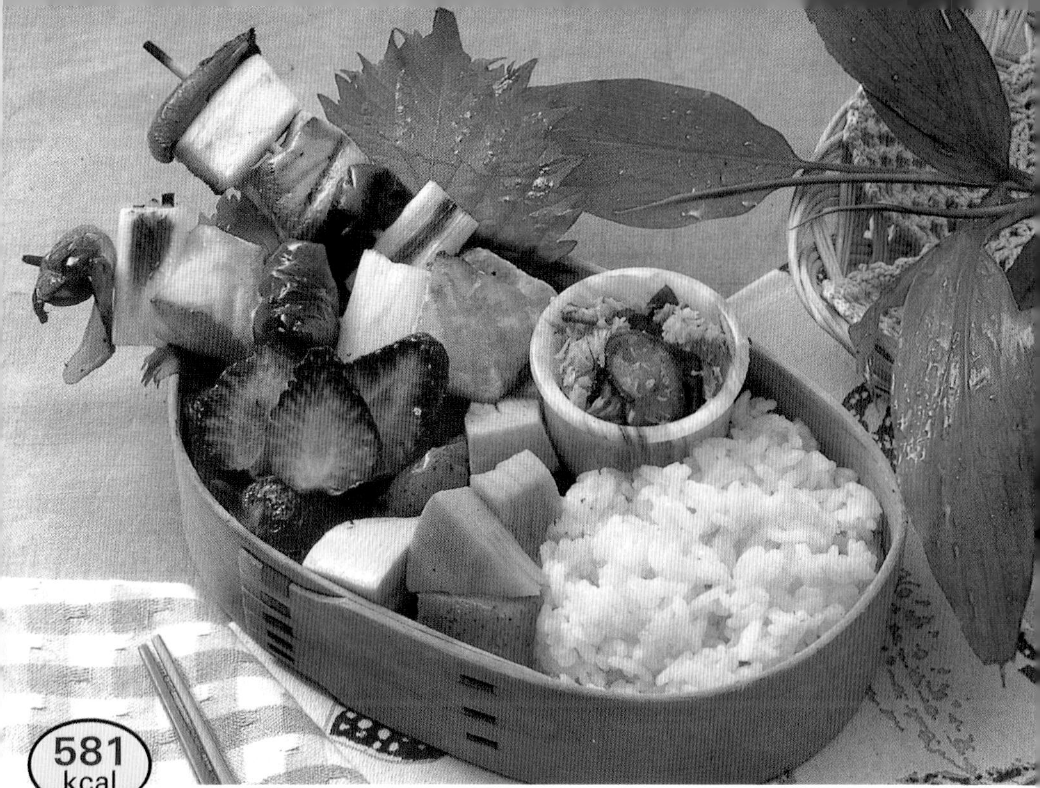

581 kcal

◆鮪魚串燒
◆土佐煮竹筍蒟蒻
◆蟹小黃瓜拌檸檬
◆水果
◆飯（165g）

醣類	89.3g
蛋白質	40.0g
脂肪	5.6g
維他命A效力	257IU
維他命C	114mg
維他命E效力	1.6mg
食鹽相當量	3.2g
食物纖維	8.7g

對於喝酒者的肝臟有效的菜單

鮪魚串燒

材料 鮪魚…90g A（料理酒…½小匙 酒…2小匙強 醬油…1小匙） 青椒…40g 細的長蔥…30cm 炒過的白芝麻…2小匙 青紫蘇…2片

作法

❶鮪魚分成4等分，醃漬在A中30分鐘。

❷青椒去籽和蒂，縱剖為4瓣。

❸長蔥也切成4等分。

❹竹籤上交互穿刺❶、❷與❸，用刷子塗上A，以鐵絲網烤到產生焦色為止。

❺器皿中鋪上青紫蘇，放上❹，撒上芝麻。

土佐煮竹筍蒟蒻

材料 竹筍…75g 蒟蒻…70g 高湯…½杯 砂糖…1小匙 酒…½大匙 醬油…½大匙 柴魚片…適量

作法

❶竹筍切成一口的大小。

❷蒟蒻煮過，去除澀液，用手撕開。

❸用高湯以小火煮❶、❷，放入砂糖及酒再煮，加入醬油。等到煮汁減少之後，放入柴魚片混合。

蟹小黃瓜拌檸檬

材料 蟹罐頭…30g 小黃瓜…30g 新鮮海帶芽…8g 調味料（醋、醬油…各少許） 調味料（檸檬汁、高湯…各1½小匙 砂糖…½大匙 醬油…½小匙 鹽、薑絲…各少許）

水果

材料 草莓…5粒

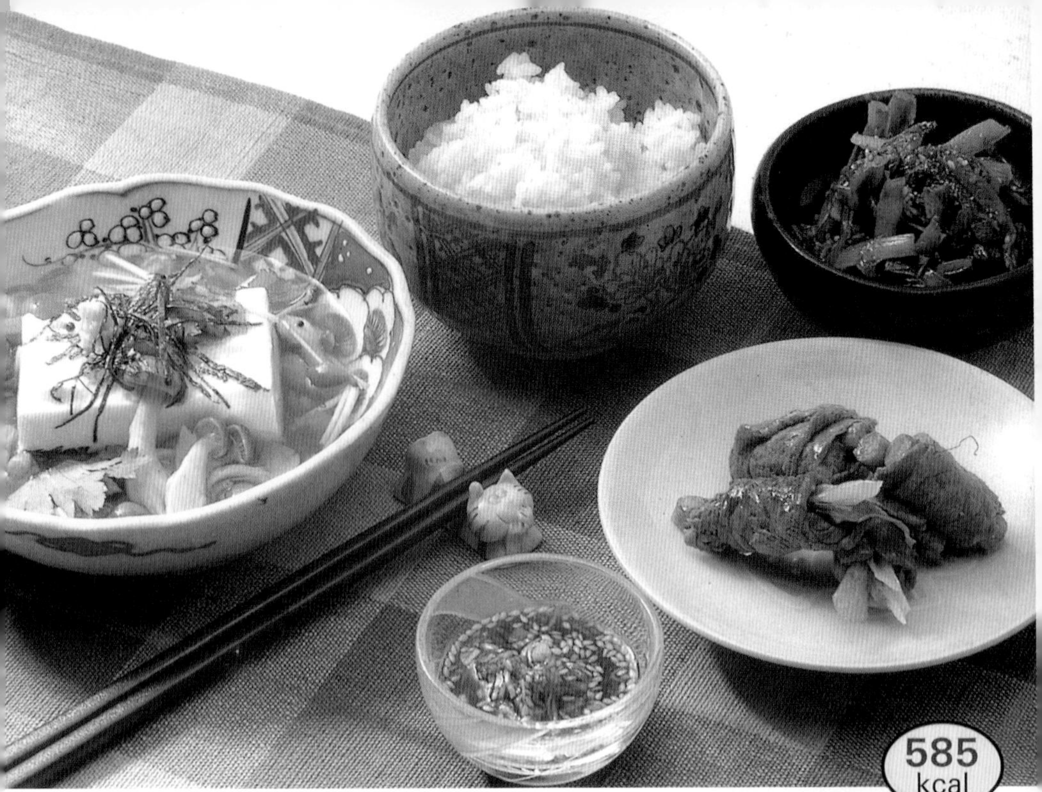

585
kcal

對於喝酒者的肝臟有效的菜單

◆蒸牛肉捲
◆嫩豆腐淋汁
◆涼拌韮菜
◆飯（165ｇ）

醣類	73.1g
蛋白質	34.8g
脂肪	16.4g
維他命A效力	1479IU
維他命C	33mg
維他命E效力	2.8mg
食鹽相當量	3.4g
食物纖維	7.2g

蒸牛肉捲

材料 脂肪較少的薄片牛肉…80g　A（醬油…少許　酒…1小匙強）　細長蔥…1/3根　綠蘆筍…3根　B（長蔥碎屑、高湯…各1/4大匙　炒過的白芝麻…1/4小匙　薑屑…1/4大匙　醬油…1/2大匙）

作法

❶牛肉撒上A混合。
❷長蔥斜切成1cm寬度，綠蘆筍也切成與牛肉同樣的寬度。
❸將❶一片片地攤開，長蔥切成2～3段，用牛肉捲起，或者是用牛肉捲切成2、3段的綠蘆筍。
❹將❸直立放入盤中，放入冒著蒸氣的蒸籠中蒸4～5分鐘，沾B食用。

嫩豆腐淋汁

材料 嫩豆腐…120g　滑子蕈、玉蕈…各30g　絲鴨兒芹…10g　薑…少許　高湯…1/4杯　A（醬油…1小匙　料理酒…1/2小匙　酒…1/3小匙弱）太白粉…1/4大匙　烤海苔…少許

作法

❶豆腐瀝乾水分之後，切成塊狀。
❷用略微煮滾的高湯和A煮❶5分鐘，然後盛入碗中。
❸❷的鍋中放入滑子蕈及玉蕈，加入太白粉，放入鴨兒芹，關火，淋在❶上。鋪上薑泥，撒上烤海苔。

涼拌韮菜

材料 韮菜…60g　調味料（芝麻油…1小匙　醬油…1 1/5小匙　長蔥…5g　薑…3g　砂糖…1/2小匙　辣椒粉…少許　白芝麻屑…1/2大匙）

◆煮豬肉淋酸乳酪醬
◆白蘿蔔淋汁
◆澤煮菜
◆飯（165g）

醣類	74.5g
蛋白質	34.9g
脂肪	14.6g
維他命A效力	1357IU
維他命C	46mg
維他命E效力	4.4mg
食鹽相當量	2.9g
食物纖維	5.8g

597 kcal

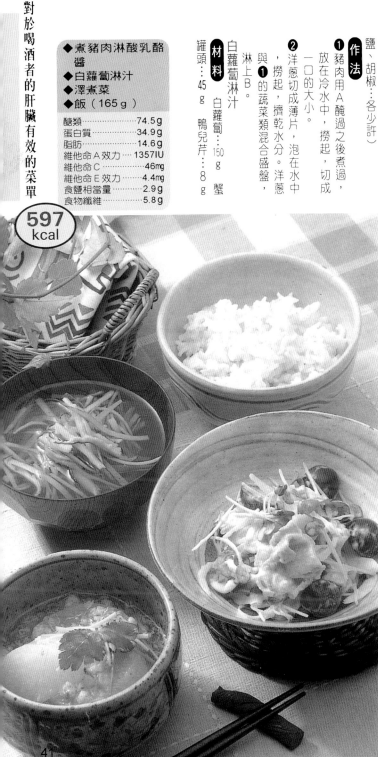

煮豬肉淋酸乳酪醬

材料 薄片豬瘦肉…80g A（鹽、胡椒、白葡萄酒…各少許） 洋蔥…30g 小番茄…20g 豌豆嬰…20g B（原味酸乳酪…60g 檸檬汁…1/4大匙 白葡萄酒…1大匙 美乃滋…2小匙 鹽、胡椒…各少許）

作法

❶豬肉用A醃過之後煮過，放在冷水中，撈起，切成一口的大小。

❷洋蔥切成薄片，泡在水中，撈起，擠乾水分。洋蔥與❶的蔬菜類混合盛盤，淋上B。

白蘿蔔淋汁

材料 白蘿蔔…150g 蟹罐頭…45g 鴨兒芹…8g A（高湯…半杯 醬油…1/4小匙 鹽、砂糖…少許）太白粉…1/2小匙

作法

❶白蘿蔔切成3～4cm厚的圓片，劃一刀煮過，瀝乾水分。

❷鴨兒芹切成3～4cm長度。

❸A與❶的白蘿蔔一起煮，直到白蘿蔔軟的時候取出。

❹用❸的煮汁將蟹肉略煮，用太白粉勾芡，放入❷，蓋上蓋子，然後淋在❸上。

澤煮菜

材料 牛蒡、竹筍…各10g 紅蘿蔔…20g 新鮮香菇…5g 高湯…1/2杯 酒…1/2小匙 A（醬油…1/6小匙 鹽…1/6小匙弱）

作法

❶蔬菜類切絲（牛蒡浸泡在水中）。

❷用高湯煮❶，用A調味。

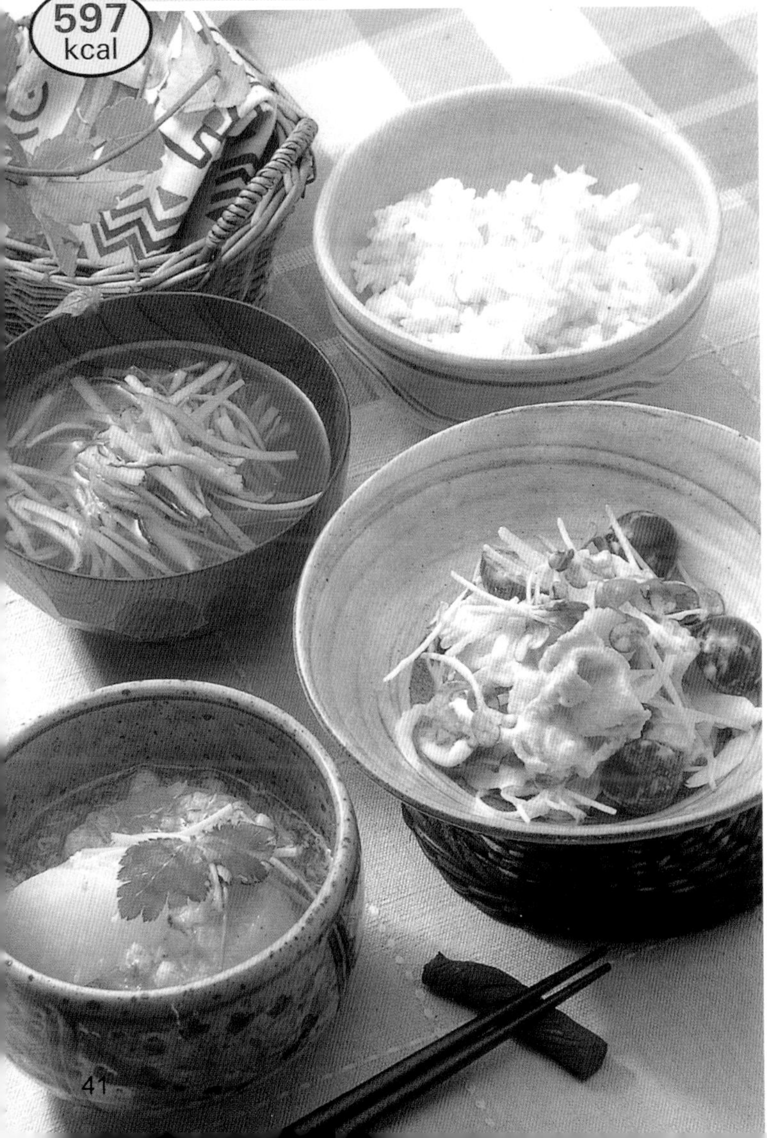

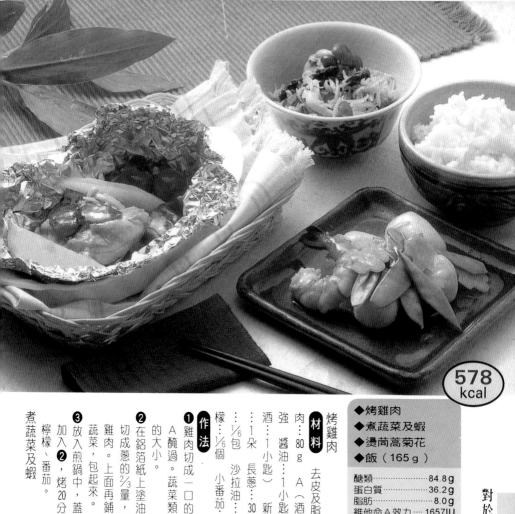

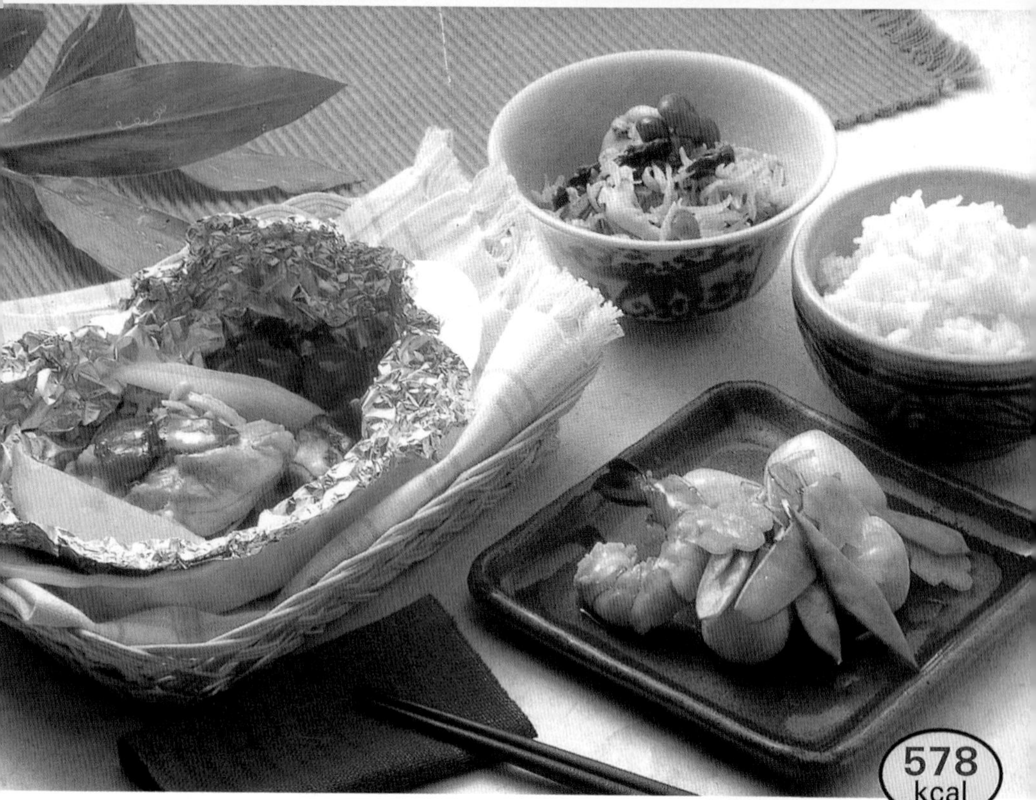

578 kcal

對於喝酒者的肝臟有效的菜單

◆烤雞肉
◆煮蔬菜及蝦
◆燙茼蒿菊花
◆飯（165g）

醣類	84.8g
蛋白質	36.2g
脂肪	8.0g
維他命A效力	1657IU
維他命C	34mg
維他命E效力	2.2mg
食鹽相當量	2.9g
食物纖維	7.6g

烤雞肉

材料 去皮及脂肪的雞腿肉…80g　A（酒…2小匙強　醬油…1小匙弱　料理酒…1小匙）　新鮮香菇大…1朵　長蔥…30g　金菇…1/6包　沙拉油…少許　檸檬…1/6個　小番茄…3個

作法

❶雞肉切成一口的大小，用A醃過。蔬菜類切成適當的大小。

❷在鋁箔紙上塗油，鋪上斜切成蔥的2/3量，然後放入雞肉。上面再鋪上剩下的蔬菜，包起來。

❸放入煎鍋中，蓋上蓋子，加入❷，烤20分鐘，添上檸檬、番茄。

煮蔬菜及蝦

材料 斑節蝦…2尾　A（酒…1/4大匙　鹽…少許）　B（高湯…15cc　酒…20g　鹽…少許）　小芋頭…100g　C（高湯…50cc　料理酒…1小匙　醬油…1g　鹽…少許）　紅蘿蔔…20g　D（高湯…15cc　鹽…少許　砂糖…1g）　柚子皮…少許　豌豆片…5g

作法

❶蝦子事先處理過之後，用A加滾水煮過，瀝乾水分，留下尾部，剝殼，用B略煮之後冷卻。

❷小芋頭略煮，然後用C充分煮好之後冷卻。紅蘿蔔切成7～8㎜厚的花形，用D煮。

❸豌豆片煮過，斜切成3段。與柚子皮一起添在蝦和小芋頭旁。

燙茼蒿菊花

材料 茼蒿…30g　玉蕈…25g　食用菊…2個　醋…少許　高湯…1 2/3大匙　醬油…3/4小匙

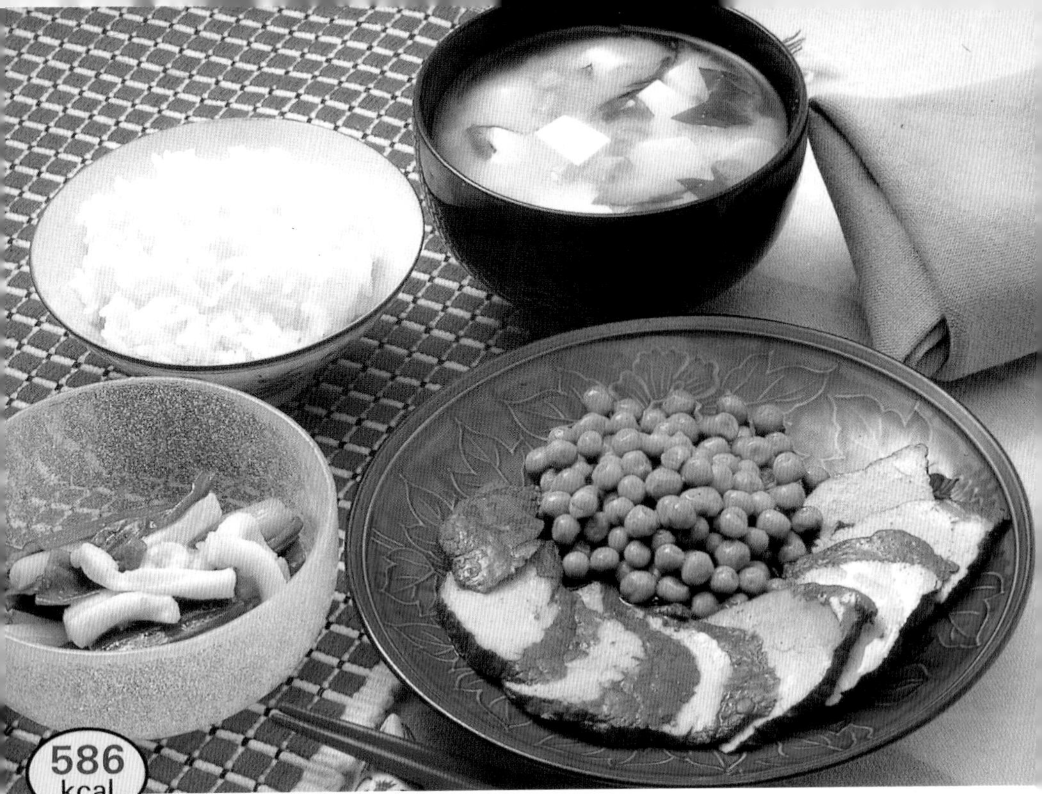

586 kcal

對於喝酒者的肝臟有效的菜單

◆酒蒸豬肉
◆拌冬蔥花枝
◆豆腐味噌湯
◆飯

醣類	68.7g
蛋白質	38.9g
脂肪	7.9g
維他命A效力	328IU
維他命C	33mg
維他命E效力	5.0mg
食鹽相當量	3.4g
食物纖維	7.6g

酒蒸豬肉

材料 豬里肌肉塊…100g 紅葡萄酒…½杯 蒜…⅙片 醬油…½大匙 砂糖…⅙小匙 青豆…50g

作法

❶用風箏線綁住豬里肌肉，調整形狀。
❷蒜用刀背拍碎。
❸在可以放入肉的小厚鍋中放入❶的肉，淋上醬油，加入葡萄酒和砂糖與❷，開火煮。
❹為了避免❸煮焦，要時時翻轉，約煮40分鐘。
❺將❹的肉切成薄片後，盛盤。淋上❹的煮汁，添上煮過的青豆。

拌冬蔥花枝

材料 冬蔥…35g 花枝…20g A（味噌…½大匙 砂糖…¼小匙 料理酒…1¼小匙） 醋…1小匙 芥末醬…少許

作法

❶冬蔥煮過，切成3～4cm。
❷花枝煮過，切細。
❸A用火煮到濃稠之後加入醋，調拌一下，然後涼拌❶、❷，添上芥末醬。

豆腐味噌湯

材料 傳統豆腐…50g 新鮮海帶芽…5g 長蔥…20g 高湯…½杯 味噌…1小匙

作法

❶豆腐切成骰子狀。
❷長蔥切成小段。
❸煮滾高湯，倒入味噌調拌，加入❶與❷略煮。

飯（140g）

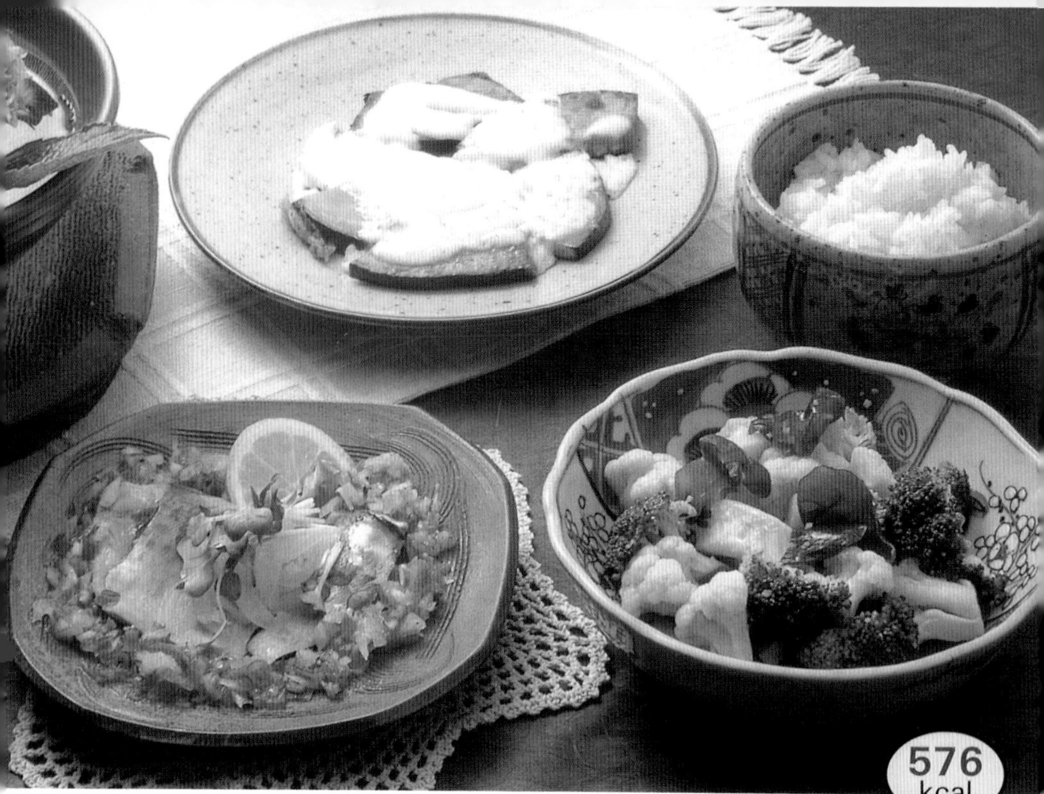

576 kcal

維他命不足者的菜單

◆酸辣鯖魚
◆花椰菜拌花枝
◆乳酪燒南瓜
◆飯（110ｇ）

醣類	60.2g
蛋白質	30.9g
脂肪	24.2g
維他命A效力	1101IU
維他命C	157mg
維他命E效力	6.8mg
食鹽相當量	2.3g
食物纖維	6.0g

酸辣鯖魚

材料 鯖魚…60g　A（鹽、胡椒…各少許　檸檬汁…1/4大匙）　酸辣調味汁（橄欖油…1/2大匙　鹽…1/8小匙　胡椒…少許　檸檬汁…1小匙強　青椒…1/4個　洋蔥…1/8個　荷蘭芹…少許　番茄…中1/4個）　肉桂…1/2片　圓片檸檬…1/2片　豌豆嬰…1/4包

作法

❶去骨的鯖魚斜切成3cm寬度，淋上A，醃15分鐘。青椒、番茄、荷蘭芹剁碎，洋蔥切成3～4片的薄片，剩下的剁碎。

❷除了薄片洋蔥之外，將酸辣調味汁的材料混合。

❸盤中鋪上鯖魚，再擺上薄片洋蔥及肉桂，放入冒著蒸氣的蒸籠中，用大火蒸10分鐘之後冷卻。

❹❷淋在❸上，擱置30分鐘，用檸檬和豌豆嬰裝飾。

花椰菜拌花枝

材料 花椰菜…40g　花菜50g　花枝25g　木耳…2片　A（薑汁、高湯…各…1/4大匙　醬油…1小匙強　醋…1/2大匙　芝麻油…少許）

作法

❶花椰菜和花菜分為小株，煮過。

❷花枝煮過，切成短條狀。木耳浸泡還原，用滾水燙過。

❸用A拌❶與❷。

乳酪燒南瓜

材料 南瓜…60g　披薩用乳酪…20g　沙拉油…少許　荷蘭芹…少許

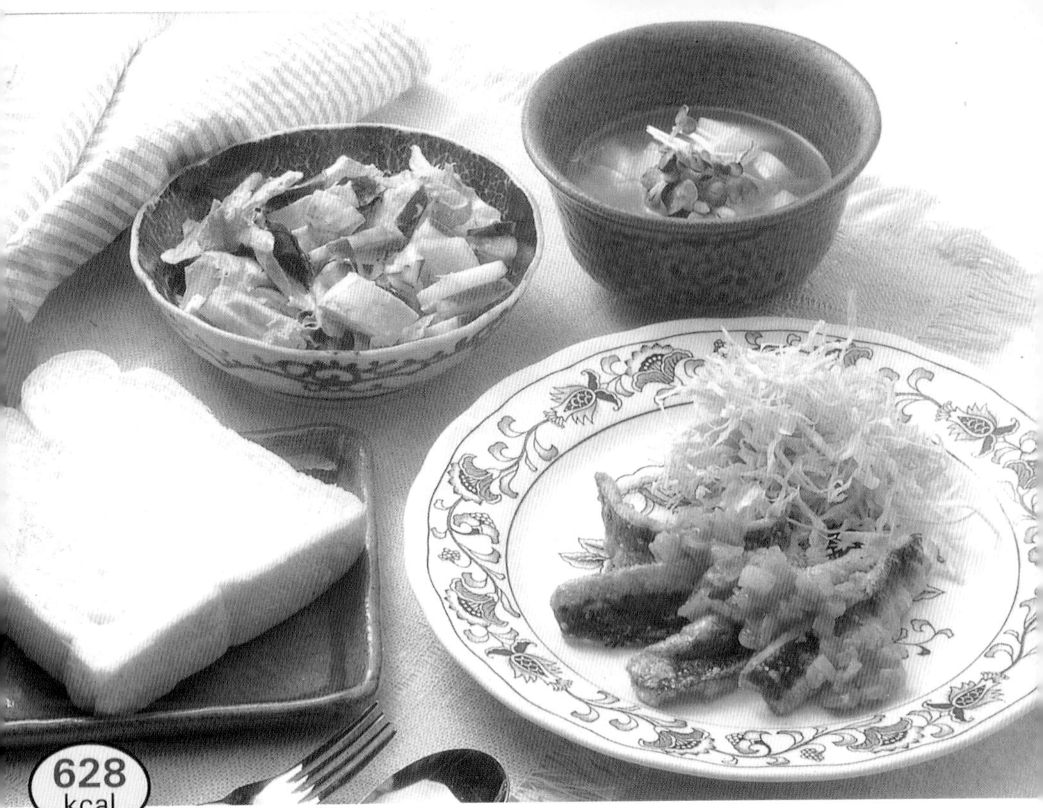

628 kcal

◆番茄醬淋沙丁魚
◆極光沙拉
◆馬鈴薯湯
◆土司麵包（切成6片裝的1片）

醣類	67.9g
蛋白質	27.4g
脂肪	27.6g
維他命A效力	350IU
維他命C	75mg
維他命E效力	6.0mg
食鹽相當量	2.8g
食物纖維	6.7g

維他命不足者的菜單

番茄醬淋沙丁魚

材料 沙丁魚…2尾 A（鹽、胡椒…各少許） 麵粉…1小匙 炸油…適量 洋蔥…1/4個 蒜、薑…各少許 奶油…3g強 B（番茄醬…2/3大匙 水…50cc 湯塊…少許） 高麗菜…30g

作法

❶沙丁魚用手掰開，切成3片，撒上A。

❷洋蔥、蒜、薑剁碎之後，用奶油炒，加入B再煮。

❸❶沾薄薄的麵粉，放入180℃的油中炸，盛盤，淋上❷，添上切絲的高麗菜。

極光沙拉

材料 罐頭金槍魚…20g 新鮮海帶芽…10g 萵苣、洋蔥…各15g 蘋果、奇異果…各40g 檸檬…1/4個 荷蘭芹…少許 A（美乃滋、番茄醬…各1小匙）

作法

❶金槍魚瀝乾油分，略微掰開。新鮮海帶芽用滾水燙過，切成一口的大小。萵苣用手撕開。

❷蘋果切成銀杏形。

❸用檸檬汁淋❶、❷。

❹奇異果切成半月形，洋蔥切成薄片，泡在水中，撈起擠乾水分。

❺❶～❹與剁碎的荷蘭芹和檸檬汁混合，上面再淋上混合的A。

馬鈴薯湯

材料 馬鈴薯…50g 洋蔥…20g 雞架子湯…1/2杯 鹽、胡椒、豌豆嬰…各少許

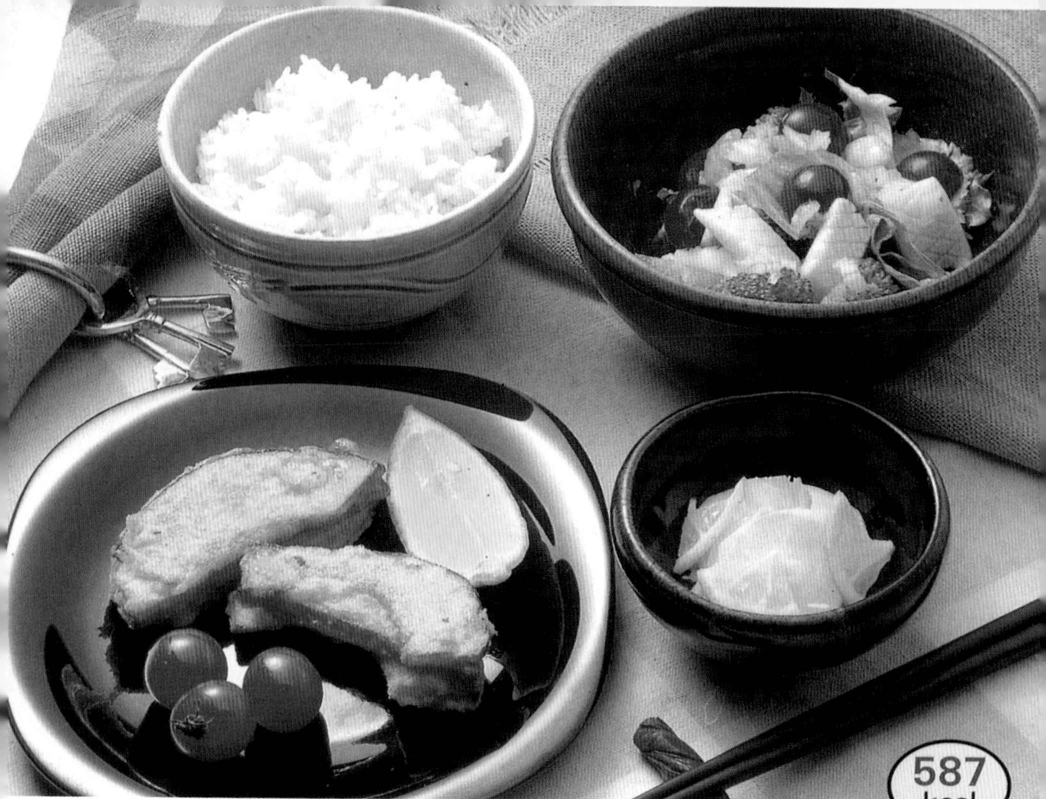

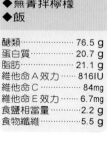

587 kcal

維他命不足者的菜單

◆炸南瓜夾火腿
◆海鮮沙拉
◆蕪菁拌檸檬
◆飯

醣類	76.5 g
蛋白質	20.7 g
脂肪	21.1 g
維他命A效力	816IU
維他命C	84mg
維他命E效力	6.7mg
食鹽相當量	2.2 g
食物纖維	5.5 g

炸南瓜夾火腿

材料 南瓜…50g 去骨火腿…2mm厚1片 炸油…適量 A（蛋…少許 麵粉…1/8杯 冷水…適量） 檸檬…1/6個 小番茄…3個

作法
❶南瓜切成5mm厚的梳形，再分2等分。火腿配合南瓜的大小來切。
❷南瓜去除水分，火腿用牙籤固定。
❸A混合做成❷的麵衣。
❹用165℃的油慢慢地炸❸。最後再添上小番茄及檸檬。

海鮮沙拉

材料 生吃用的花枝…g 蝦仁…25g 萵苣…15g 花椰菜…15g 洋蔥…25g 西洋芹…20g 小番茄…50g A（檸檬汁…1小匙 橄欖油…2/3大匙 白葡萄酒…1/3大匙 鹽…1/6小匙 辣椒粉…少許）

作法
❶花枝剖開剝皮，用滾水燙過，斜切成一口的大小。
❷蝦略煮。
❸萵苣用手撕開，花椰菜煮過，分為小株。
❹洋蔥和西洋芹剁碎（洋蔥用水浸泡之後撈起，擠乾水分）。
❺A與❹混合。
❻❶～❸與小番茄混合盛盤，然後淋上❺。

蕪菁拌檸檬

材料 蕪菁…30g 鹽…少許 薄片檸檬…少許

飯（140g）

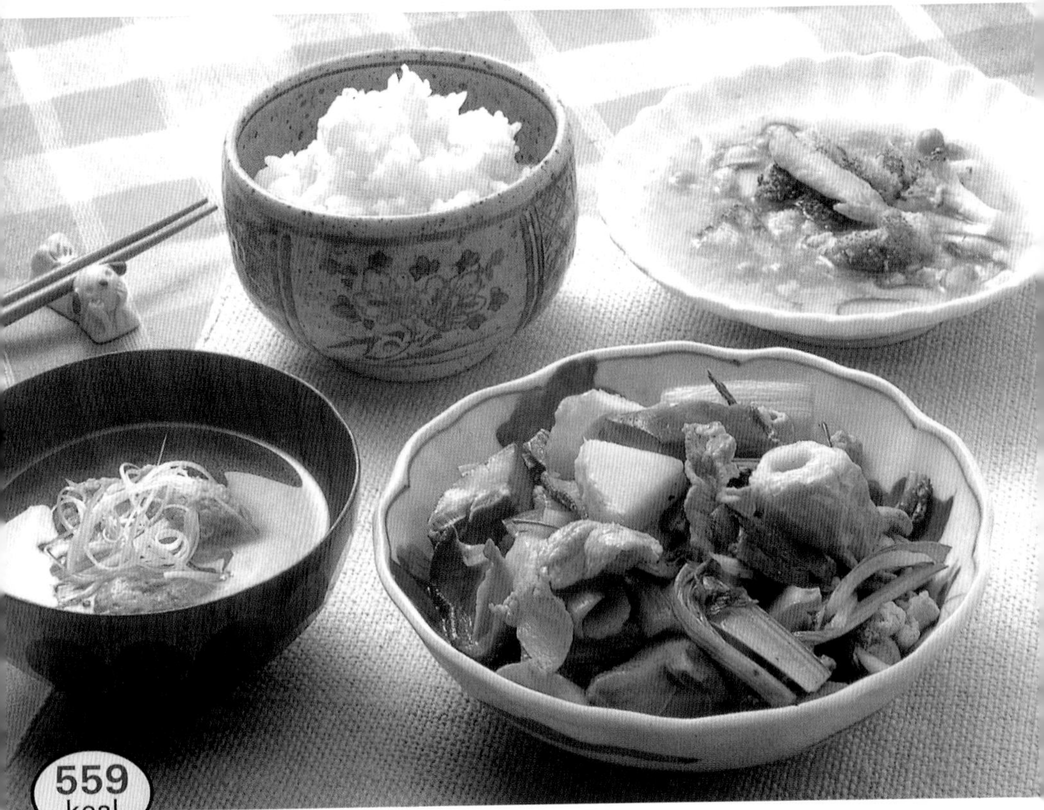

維他命不足者的菜單

559 kcal

◆炒煮小油菜
◆花椰菜淋蟹肉醬
◆沙丁魚丸湯
◆飯（110ｇ）

醣類	64.9g
蛋白質	39.9g
脂肪	17.0g
維他命A效力	2235IU
維他命C	240mg
維他命E效力	5.2mg
食鹽相當量	3.7g
食物纖維	12.5g

炒煮小油菜

材料 小油菜…100g 薄片豬腿肉…50g 竹輪…$\frac{1}{4}$根 竹筍…40g 乾香菇…4朵 高湯…50cc 沙拉油…$\frac{1}{2}$小匙 A（砂糖…$\frac{1}{2}$小匙 酒…1小匙 醬油…1小匙）

作法
❶小油菜煮過，切成4～5cm長度。
❷豬肉切成一口的大小，竹輪和竹筍切塊，香菇切成4瓣。
❸在鍋中炒豬肉和竹輪，然後再放入竹筍和香菇拌炒，加入❶略炒。
❹高湯與A調味。

花椰菜淋蟹肉醬

材料 花椰菜…100g 新鮮香菇…1朵半 蟹肉（罐頭）…30g A（酒…$\frac{1}{4}$大匙 鹽…少許 水…100cc 湯塊…$\frac{1}{6}$個） 青豆…$\frac{3}{4}$大匙 太白粉…1小匙 薑汁…少許 沙拉油…$\frac{1}{2}$大匙

作法
❶花椰菜略煮，分為小株，香菇切絲。
❷蟹肉倒出汁，將肉掰碎。
❸青豆略煮。
❹用炒菜鍋炒香菇，加入❷再炒。加入A和蟹肉罐頭汁，煮滾之後放入花椰菜，煮到入味。
❺用太白粉勾芡❹，再撒上薑汁，盛盤，用青豆裝飾。

沙丁魚丸湯

材料 沙丁魚…1尾 調味料（紅味噌…$\frac{1}{3}$小匙 薑汁…$\frac{1}{4}$小匙） 昆布高湯…150cc 鹽、薑汁…各少許 醬油…$\frac{1}{2}$小匙弱 長蔥…5g

維他命不足者的菜單

◆杏仁片炸鱈魚
◆菠菜蛤仔拌芥末
◆吉野湯
◆飯（140g）

醣類	75.5g
蛋白質	25.8g
脂肪	19.4g
維他命A效力	3398IU
維他命C	75mg
維他命E效力	10.8mg
食鹽相當量	2.6g
食物纖維	8.2g

580 kcal

杏仁片炸鱈魚

材料 鱈魚…60g A（薑汁…1/2小匙 鹽…少許） 麵粉、蛋汁…各少許 杏仁片…20g 炸油…適量 馬鈴薯…50g 荷蘭芹、鹽…各少許

作法
❶鱈魚斜切成一口的大小，撒上A，擱置10分鐘，依序沾麵粉、蛋，沾杏仁片。
❷用170℃的油炸❶。
❸馬鈴薯做成粉吹芋，撒上荷蘭芹和鹽，添在❷旁。

菠菜蛤仔拌芥末

材料 菠菜…80g 蛤仔肉…25g 烤海苔…少許 A（高湯…1 1/4小匙 醬油…3/4小匙 酒…2/5小匙弱 芥末醬…少許）

作法
❶菠菜煮過，切成3cm長度。
❷蛤仔漂洗，煮過之後冷卻，瀝乾水分。
❸A混合，拌❶、❷盛盤，撒上海苔。

吉野湯

材料 白蘿蔔、紅蘿蔔、小芋頭…各20g 青蔥…10g 高湯…1/2杯 調味料（醬油…1/6小匙 鹽…少許） 太白粉…1/4小匙

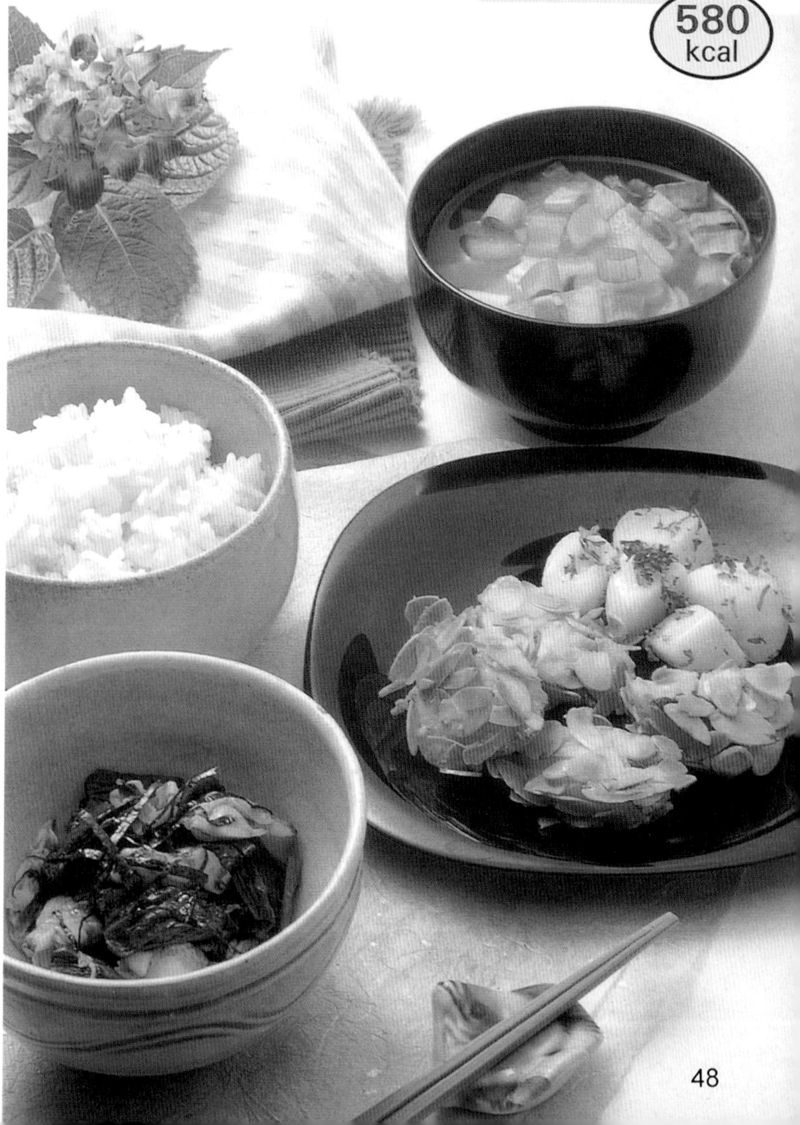

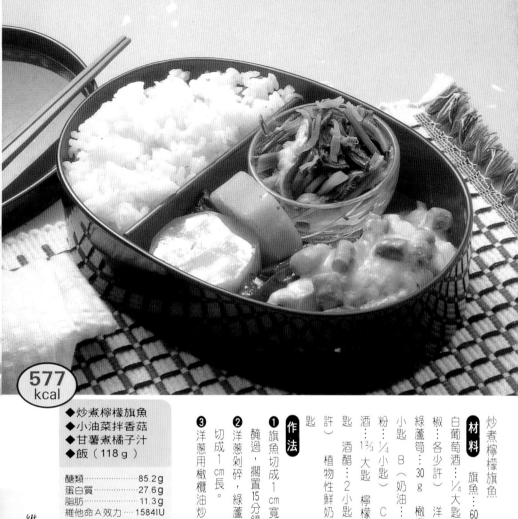

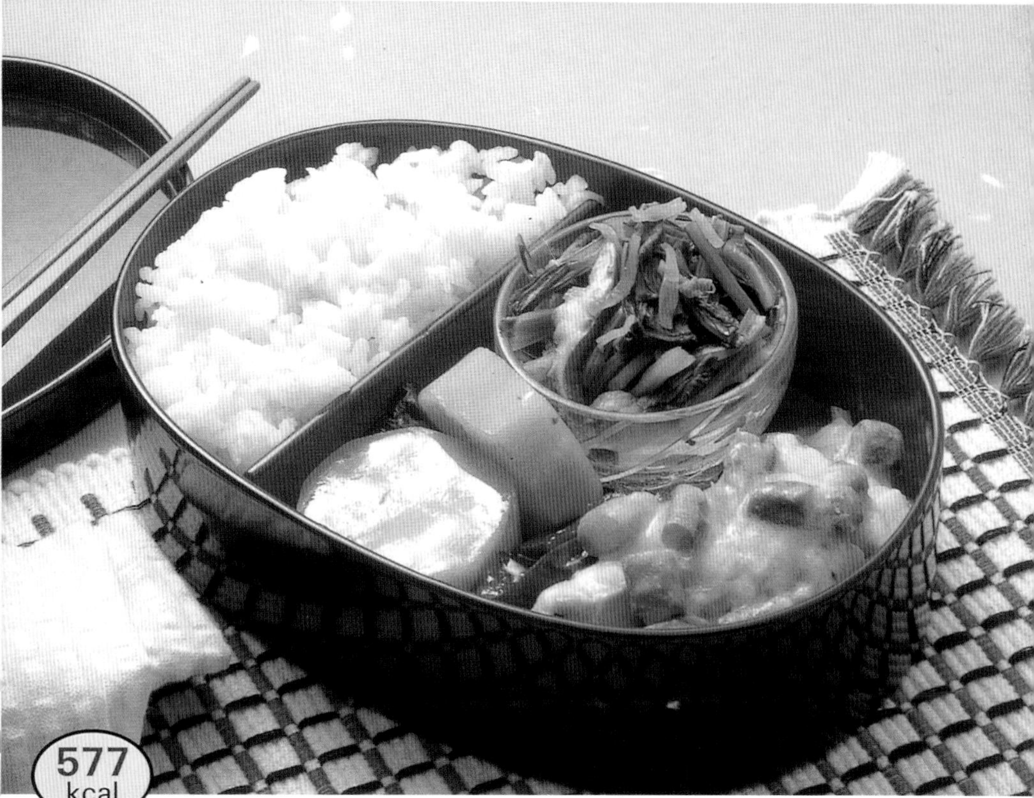

577 kcal

- ◆炒煮檸檬旗魚
- ◆小油菜拌香菇
- ◆甘薯煮橘子汁
- ◆飯（118g）

醣類	85.2g
蛋白質	27.6g
脂肪	11.3g
維他命A效力	1584IU
維他命C	107mg
維他命E效力	3.6mg
食鹽相當量	2.0g
食物纖維	5.8g

炒煮檸檬旗魚

材料 旗魚…60g A（白葡萄酒…¼大匙 鹽、胡椒…各少許） 洋蔥…20g 綠蘆筍…30g 橄欖油…⅓小匙 B（奶油…4g 麵粉…¼小匙） C（白葡萄酒…1⅔大匙 檸檬汁…¼大匙 酒醋…2小匙 鹽…少許） 植物性鮮奶油…1½小匙

作法

❶旗魚切成1cm寬度，用A醃過，擱置15分鐘。

❷洋蔥剁碎，綠蘆筍略煮，切成1cm長。

❸洋蔥用橄欖油炒過之後取出，煎❶，兩面煎成金黃色。

❹B混合均勻。

❺用鍋煮C和洋蔥，湯汁減少之後關小火，加入❹，一邊混合一邊加入鮮奶油及綠蘆筍、旗魚。

小油菜拌香菇

材料 小油菜…75g 新鮮香菇…15g 乾的干貝…½個 A（醬油…½小匙 芝麻油…¼小匙 豆瓣醬、鹽…各少許 砂糖…⅛小匙） 炒過的白芝麻…少許

作法

❶干貝浸泡還原，小油菜略煮，切成3cm長。

❷香菇用鐵絲網略烤，切成3mm厚度。與A混合，拌香菇與❶，撒上芝麻。

甘薯煮橘子汁

材料 甘薯…90g 無子李子乾…8g 橘子汁…50cc 砂糖…½大匙

維他命不足者的菜單

◆五目炒蛋
◆芥末美乃滋拌截果豬毛菜與魚板
◆水果鬆軟白乾酪
◆土司麵包

醣類	50.9g
蛋白質	28.3g
脂肪	23.9g
維他命A效力	2345IU
維他命C	94mg
維他命E效力	3.7mg
食鹽相當量	2.6g
食物纖維	6.0g

533 kcal

五目炒蛋

材料 蛋…1個　沙拉油（蛋用）…1小匙　蝦仁…17g　酒…$1/3$小匙　青椒…10g　洋蔥…17g　胡蘿蔔…25g　細長蔥…8g　沙拉油…$1/2$小匙強　鹽…少許　A（湯…1大匙　湯塊、鹽…各少許）　太白粉…$1/6$小匙

作法

❶蝦去除泥腸，撒上酒。

❷青椒、洋蔥、紅蘿蔔切成8㎜正方形，紅蘿蔔煮過，長蔥切成8㎜寬度的小段。

❸用炒菜鍋將❶略炒後取出，依序加入青椒、洋蔥、胡蘿蔔、長蔥拌炒，用鹽調味後取出。用蛋用的油做炒蛋。

❹炒蛋中放入❸的蔬菜和蝦混合，倒入A，煮滾之後用太白粉勾芡。

芥末美乃滋拌截果豬毛菜與魚板

材料 截果豬毛菜…50g　魚板…20g　調味料（美乃滋…$1\frac{1}{2}$小匙　醬油…$1/3$小匙　芥末醬…少許）

水果鬆軟白乾酪

材料 奇異果…50g　草莓…30g　鬆軟白乾酪…70g　砂糖…$1/2$小匙

土司麵包（切成6片的1片）

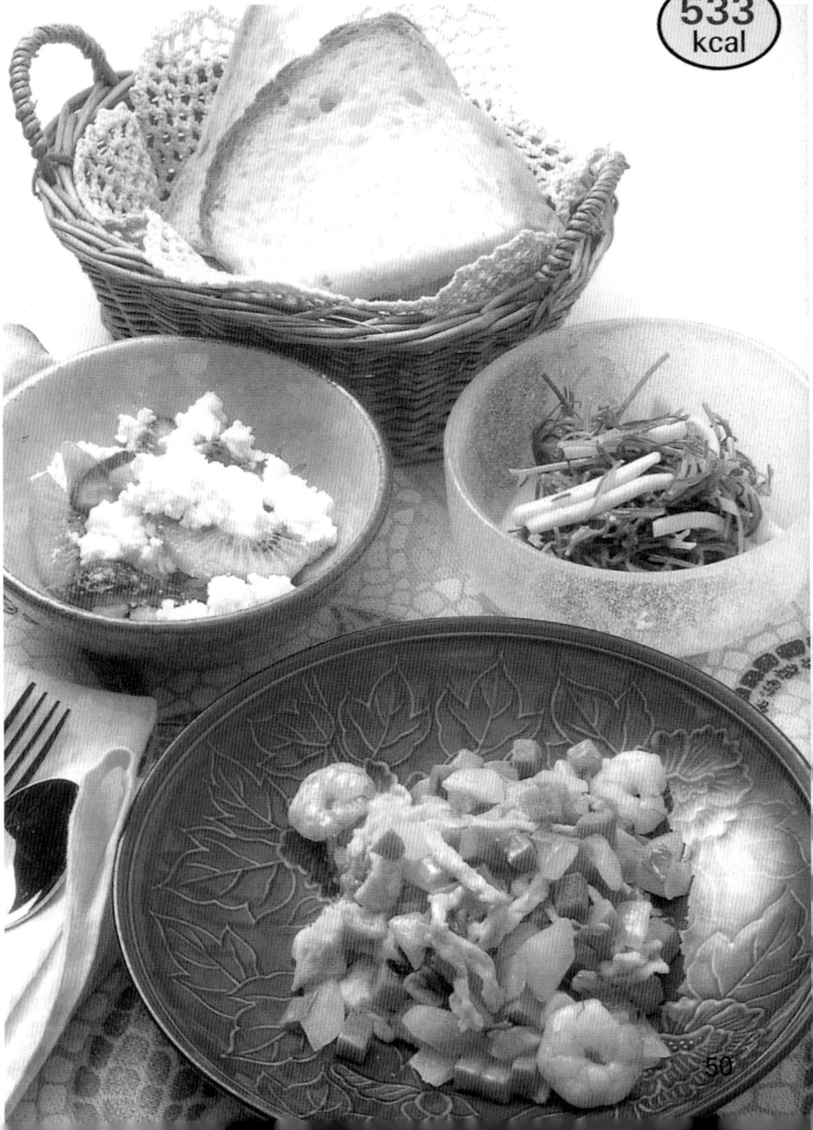

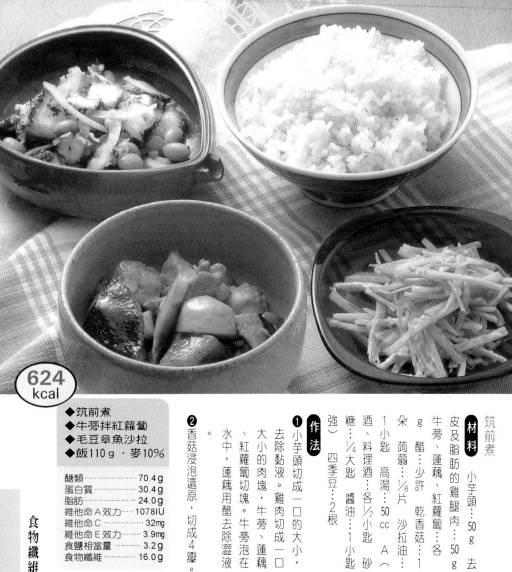

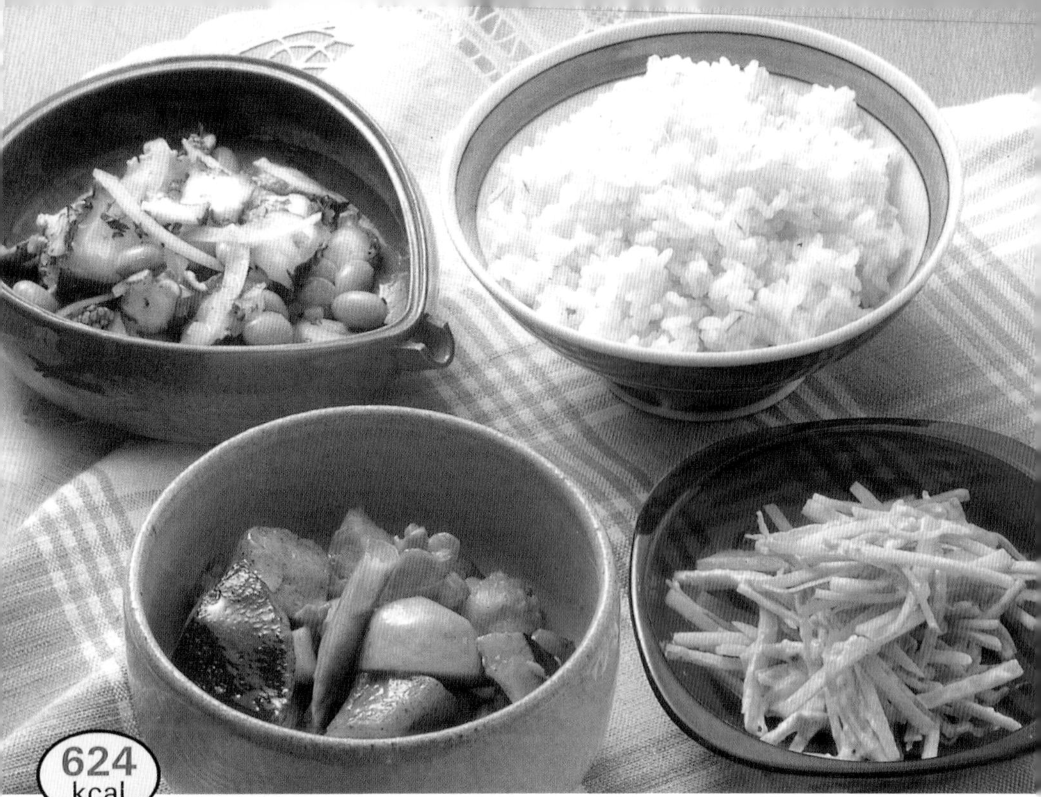

624 kcal

食物纖維不足者的菜單

◆筑前煮
◆牛蒡拌紅蘿蔔
◆毛豆章魚沙拉
◆飯110ｇ・麥10%

醣類	70.4g
蛋白質	30.4g
脂肪	24.0g
維他命A效力	1078IU
維他命C	32mg
維他命E效力	3.9mg
食鹽相當量	3.2g
食物纖維	16.0g

筑前煮

材料 小芋頭…50g 去皮及脂肪的雞腿肉…50g 牛蒡、蓮藕、紅蘿蔔…各g 醋…少許 乾香菇…1朵 蒟蒻…1/8片 沙拉油…1小匙 高湯…50cc A（酒、料理酒…各1/2小匙 砂糖…1/4大匙 醬油…1小匙強） 四季豆…2根

作法
❶小芋頭切成一口的大小，去除黏液。雞肉切成一口大小的肉塊，牛蒡、蓮藕、紅蘿蔔切塊。牛蒡泡在水中，蓮藕用醋去除澀液。
❷香菇浸泡還原，切成4瓣。
❸蒟蒻煮過，用手撕開。
❹在厚鍋中炒雞肉，然後加入蔬菜再炒，再加入高湯與A。蓋上小鍋蓋，用中火煮到煮汁收乾為止。
❺將❹盛盤，添上煮過、斜切的四季豆。

牛蒡拌胡蘿蔔

材料 牛蒡…50g 醋…少許 紅蘿蔔…8g 調味料（高湯…40cc 砂糖…1小匙強 醬油、醋、鹽…各少許） 炒過的白芝麻…1/4大匙 美乃滋…1/2大匙 豆瓣醬…少許

毛豆章魚沙拉

材料 調味料（毛豆…去除豆莢…35g 薄片洋蔥、西洋芹粒…各8g 丁香…1粒）章魚…50g 調味料（橄欖油…1/2大匙弱 酒、醋、荷蘭芹碎屑…各1/4大匙 蒜屑…1/4小匙 鹽、胡椒…各少許…薄片洋蔥…10g

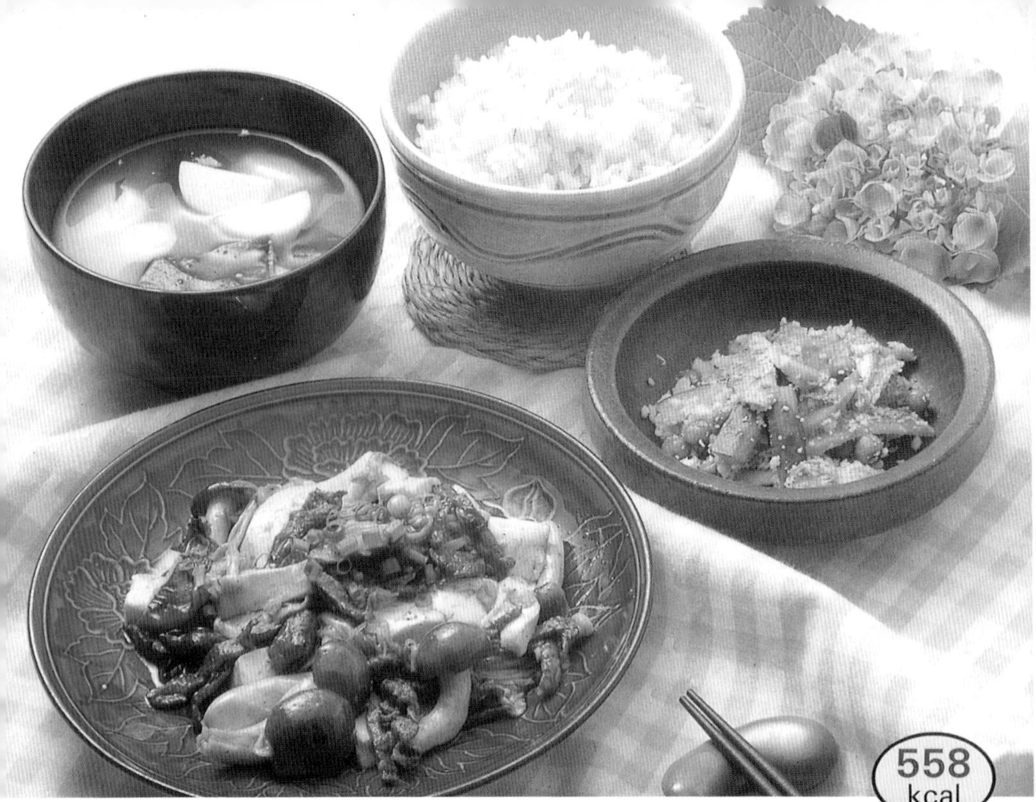

558 kcal

食物纖維不足者的菜單

◆炒煮牛肉
◆沙丁魚拌豆腐渣
◆小芋頭味噌湯
◆飯165ｇ・麥10%

醣類	74.3g
蛋白質	27.1g
脂肪	16.3g
維他命A效力	489IU
維他命C	12mg
食鹽相當量	3.0g
食物纖維	8.7g

炒煮牛肉

材料 薄片牛瘦肉…30g　傳統豆腐…⅓塊　長蔥…20g　玉蕈、新鮮香菇、金菇…各25g　木耳…2朵　細香蔥、薑…各少許　沙拉油…⅓大匙　雞架子湯…⅙杯　A（芝麻油…¼小匙　醬油…1¼小匙　料理酒…⅔小匙）太白粉…2g

作法

❶牛肉切成一口的大小，豆腐對半縱切之後，切成1cm厚度。長蔥斜切成薄片，細香蔥切成小段。薑剁碎，蕈類處理成易吃的大小。

❷用炒菜鍋以小火炒薑，再加入其他的菜碼，用大火拌炒，加入湯及A加熱。用太白粉勾芡，最後撒上細香蔥。

沙丁魚拌豆腐渣

材料 豆腐渣、切成3片的沙丁魚…各15g　鹽、醋…各少許　紅蘿蔔…8g　小黃瓜…20g　A（高湯…1½小匙　鹽…少許　砂糖…½小匙）　醋…½小匙　青豆（罐頭）…8g

作法

❶用醋醃漬切成3片的沙丁魚，去皮，斜切成細條狀。

❷用厚鍋煮豆腐渣及A，煮爛之後加入醋。

❸紅蘿蔔和小黃瓜切成短條狀，紅蘿蔔略煮，小黃瓜用鹽揉搓，❶、❷與煮過的青豆混合調拌。

小芋頭味噌湯

材料 小芋頭…40g　新鮮海帶芽…10g　高湯…⅓杯　味噌…1小匙

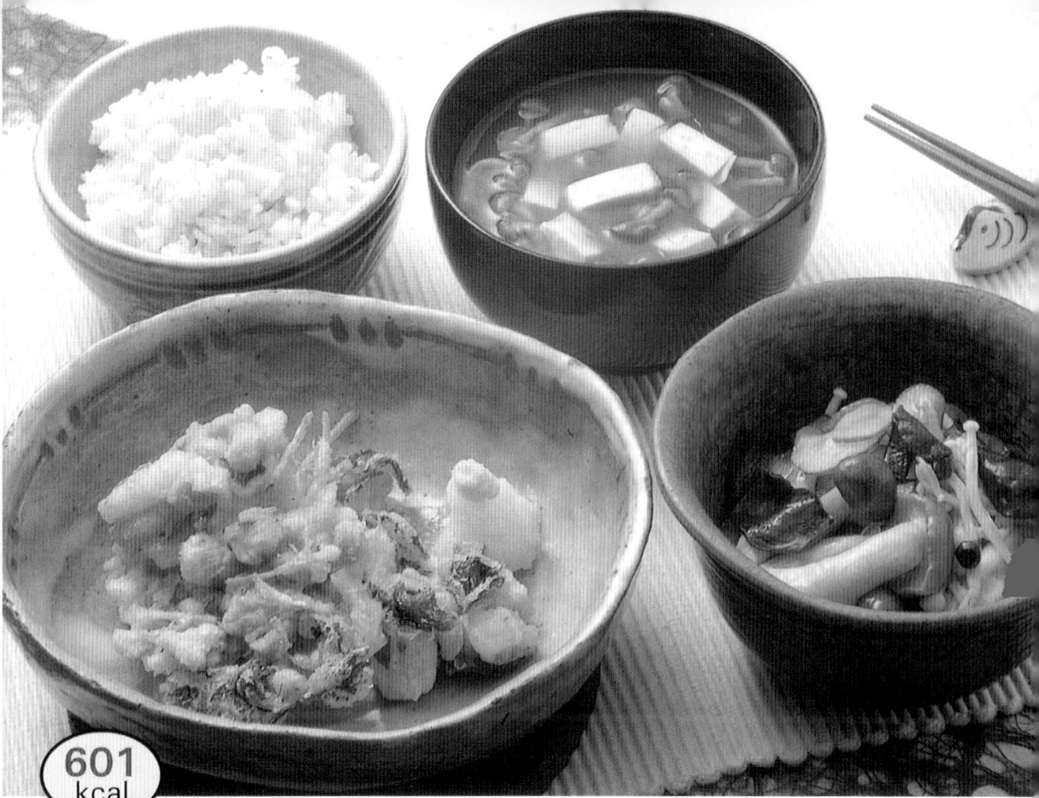

601 kcal

◆炸大豆
◆中式蕈類拌小黃瓜
◆滑子蕈湯
◆飯110g・麥10%

醣類	76.6g
蛋白質	25.9g
脂肪	30.0g
維他命A效力	257IU
維他命C	16mg
維他命E效力	2.9mg
食鹽相當量	2.9g
食物纖維	9.9g

炸大豆

材料 煮大豆…40g 新鮮香菇…10g 鴨兒芹…5g 蝦仁…25g A（蛋…¼個 麵粉…25g 水…1/6杯） 炸油…適量 B（醬油、料理酒…各1小匙 高湯…1大匙） 白蘿蔔泥…40g 薑…5g

作法

❶香菇切成骰子狀，鴨兒芹切成3cm長度。用A做麵衣，加入煮大豆和蔬菜類、蝦子混合，用180℃的油炸。

❷用B做蘸汁，添上白蘿蔔泥和薑。

中式蕈類拌小黃瓜

材料 玉蕈、金菇…各50g 木耳…7朵 小黃瓜…½根 鹽…少許 A（醋…½大匙 醬油…1小匙 砂糖、芝麻油…各¼小匙 豆瓣醬…少許）

作法

❶玉蕈、蕈類略煮。

❷小黃瓜切成薄薄的小段，用鹽揉搓。木耳浸泡還原，去蒂。

❸用A拌❶、❷。

滑子蕈湯

材料 滑子蕈…50g 嫩豆腐…20g 高湯…1/3杯 紅高湯味噌…1小匙 鴨兒芹…少許

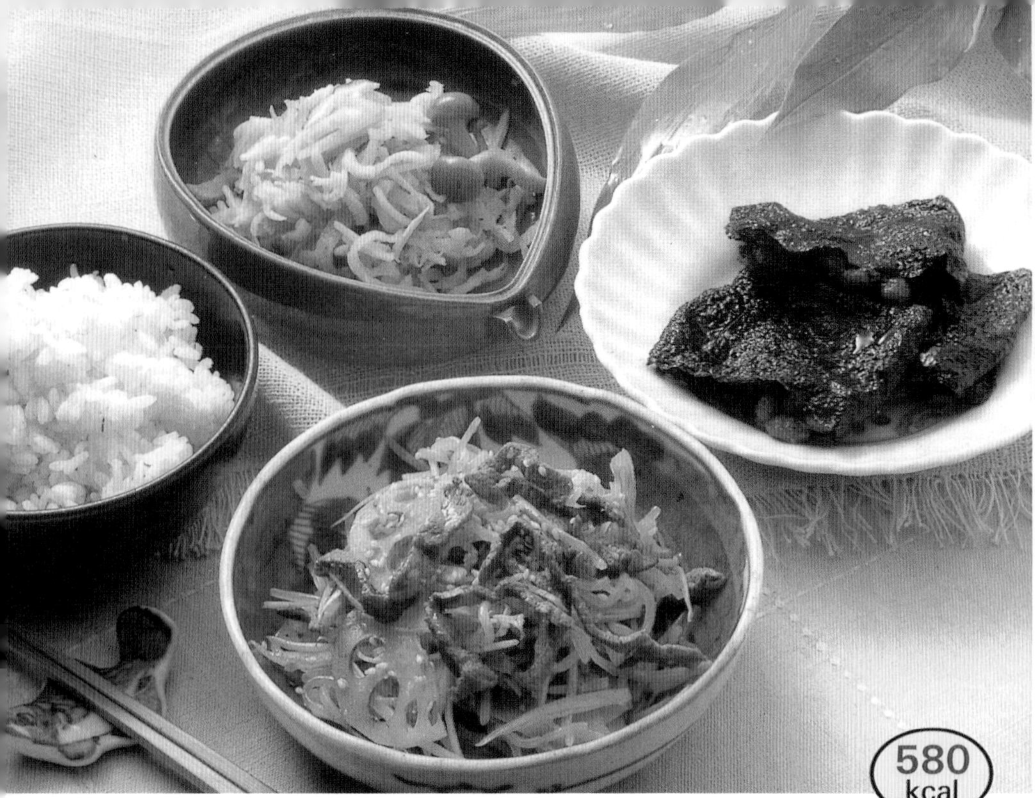

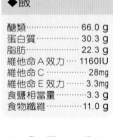

580 kcal

食物纖維不足者的菜單

◆炸納豆
◆涼拌蘿蔔乾
◆五目金平菜
◆飯

醣類	66.0 g
蛋白質	30.3 g
脂肪	22.3 g
維他命A效力	1160IU
維他命C	28mg
維他命E效力	3.3mg
食鹽相當量	3.3 g
食物纖維	11.0 g

炸納豆

材料 納豆…50g 青紫蘇…6片 梅乾…½個 烤海苔…½片 炸油…適量 芥末醬…少許

作法

❶青紫蘇4片切成細絲。

❷梅乾去籽，與納豆及①充分混合。分為3等分，鋪在烤海苔上，對摺。

❸加入❷用170℃的油炸（溫度太高會炸焦）。

❹盤中鋪上2片青紫蘇，將❸擺上，然後再添上芥末醬。

涼拌蘿蔔乾

材料 蘿蔔乾…8g 水煮薄片干貝（罐頭）…25g 紅蘿蔔…10g 玉蕈…5g 香菇…5g 鴨兒芹…6g A（醬油…½小匙 醋、罐頭汁…各1½匙 砂糖…¼小匙 鹽…少許）

作法

❶蘿蔔乾用溫水搓洗，擠乾水分。胡蘿蔔切絲，略煮。

❷玉蕈分為小株略煮，香菇煮過切絲，鴨兒芹略煮，切成3cm長度。

❸干貝與罐頭汁分開，和❶、❷混合，涼拌A。

五目金平菜

材料 牛蒡、蓮藕…各25g 紅蘿蔔、豌豆片…各10g 牛肉…40g 蒟蒻粉絲…¼個 沙拉油…2小匙 調味料（醬油…1¼小匙 砂糖…¾小匙 料理酒…½小匙弱 紅辣椒絲…少許） 白芝麻…少許

飯（110g・麥10%）

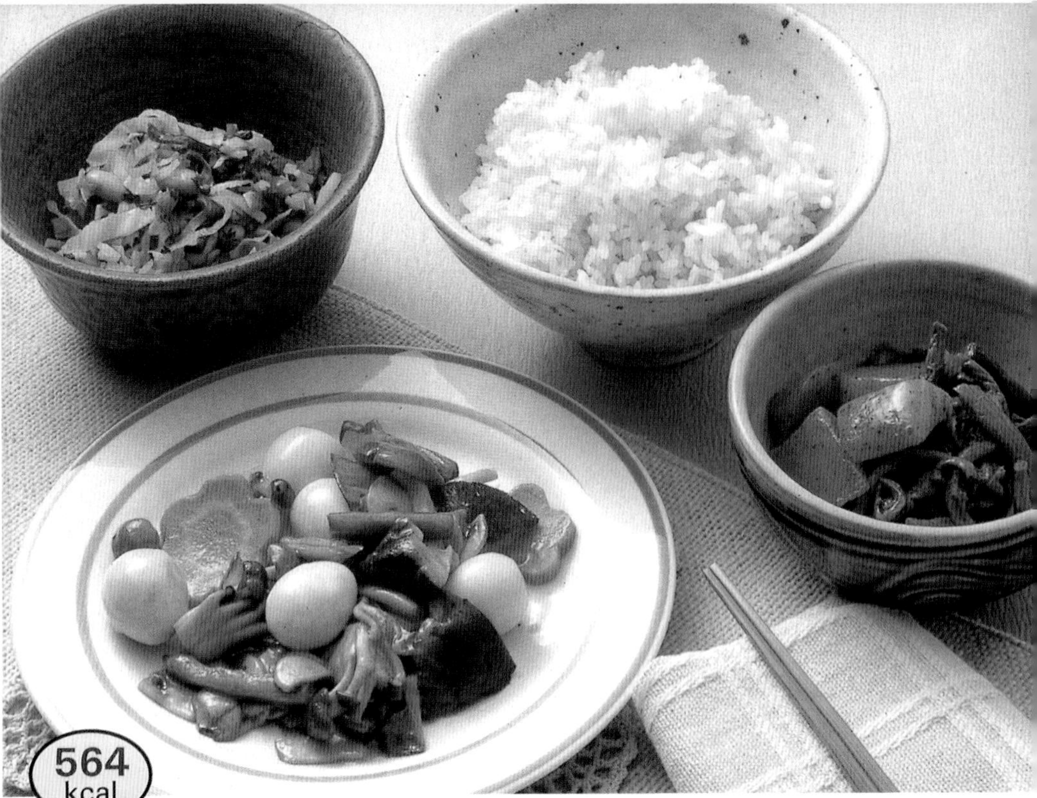

564 kcal

食物纖維不足者的菜單

◆炒蕈類
◆煮蒟蒻
◆拌毛豆
◆飯140g・麥10%

醣類	69.3g
蛋白質	25.4g
脂肪	21.8g
維他命A效力	2066IU
維他命C	2.9mg
維他命E效力	2.5mg
食鹽相當量	3.8g
食物纖維	12.9g

炒蕈類

材料 乾香菇…1朵半　蘑菇（罐頭）、紅蘿蔔、四季豆…各25g　玉蕈…30g　鵪鶉蛋…5個　沙拉油…$\frac{1}{3}$大匙　A（泡香菇汁…30cc　湯塊…少許）　B（蠔油…$\frac{1}{4}$大匙　胡椒…少許　芝麻油…$\frac{1}{6}$小匙）　太白粉…$\frac{1}{2}$小匙

作法

❶香菇浸泡還原，切成一口大小，蘑菇瀝乾罐頭汁。

❷鵪鶉蛋煮過，紅蘿蔔取2mm厚的花形，四季豆切成5cm，都略煮。

❸在鍋中炒蔬菜、蕈類，加入A與B，放入蛋略炒，用太白粉勾芡。

煮蒟蒻

材料 蒟蒻、水煮薇菜…各50g　牛腿肉…20g　沙拉油…1小匙　A（高湯…100cc　醬油…3g　砂糖…1小匙　酒…$\frac{1}{4}$大匙）　醬油…$\frac{1}{2}$小匙　紅辣椒…$\frac{1}{6}$根

作法

❶煮過的蒟蒻、薇菜、牛肉切成適當大小。

❷在鍋中炒紅辣椒，依序加入牛肉、蒟蒻、薇菜拌炒。

❸❷中加入A，蓋上小鍋蓋充分煮熟。再加入醬油，煮到煮汁即將收乾為止。

拌毛豆

材料 毛豆…40g　高麗菜…20g　木耳…4朵　榨菜…5g　調味料（湯塊、砂糖、豬油…各少許　醋…$\frac{1}{2}$小匙　醬油…$\frac{2}{3}$小匙）　紫蘇子…少許

◆豆腐渣漢堡肉
◆蘿蔔乾大豆沙拉
◆李子乾淋酸乳酪
◆黑麥土司麵包

醣類	88.6 g
蛋白質	33.6 g
脂肪	19.6 g
維他命A效力	906IU
維他命C	16mg
維他命E效力	4.5mg
食鹽相當量	2.6 g
食物纖維	9.5 g

683 kcal

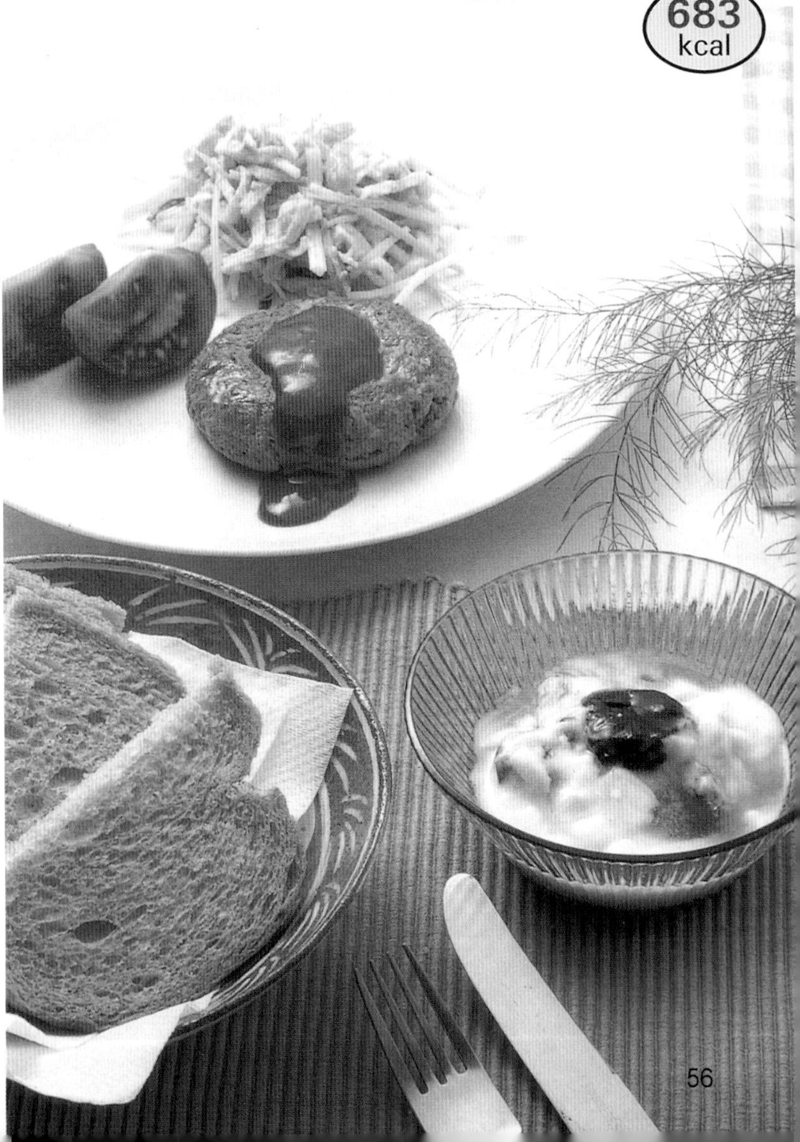

豆腐渣漢堡肉

材料 豆腐渣…13g 牛腿絞肉…80g 麵包粉…5g 牛乳…8cc 蛋…1/6個 洋蔥…g A（沙拉油…1/8小匙） B（鹽、胡椒、豆蔻…各少許） 番茄…50g C（番茄醬、濃厚調味醬…各1/2大匙） D（沙拉油…1小匙）

作法
❶在厚的煎鍋中炒豆腐渣，不要炒焦。
❷洋蔥剁碎，用A炒到洋蔥透明為止。
❸麵包粉泡在牛乳中。
❹大碗中放入蛋與❶~❸及B，充分混合，做成1.5cm厚的橢圓形，中央陷凹。在煎鍋中放入D，再將漢堡肉放入鍋中兩面煎。
❺❹添上切成梳形的番茄，再添上C盛盤。

蘿蔔乾大豆沙拉

材料 蘿蔔乾、西洋芹…各6g 煮過的大豆…4g 紅蘿蔔…8g 小黃瓜…15g 白芝麻…1 1/6小匙 調味料（美乃滋…1/2大匙 醬油…1/2小匙）

李子乾淋酸乳酪

材料 去籽李子乾…50g 無糖酸乳酪…80g 蜂蜜…5g

黑麥土司麵包

切成6片的麵包1片（60g）

食物纖維不足者的菜單

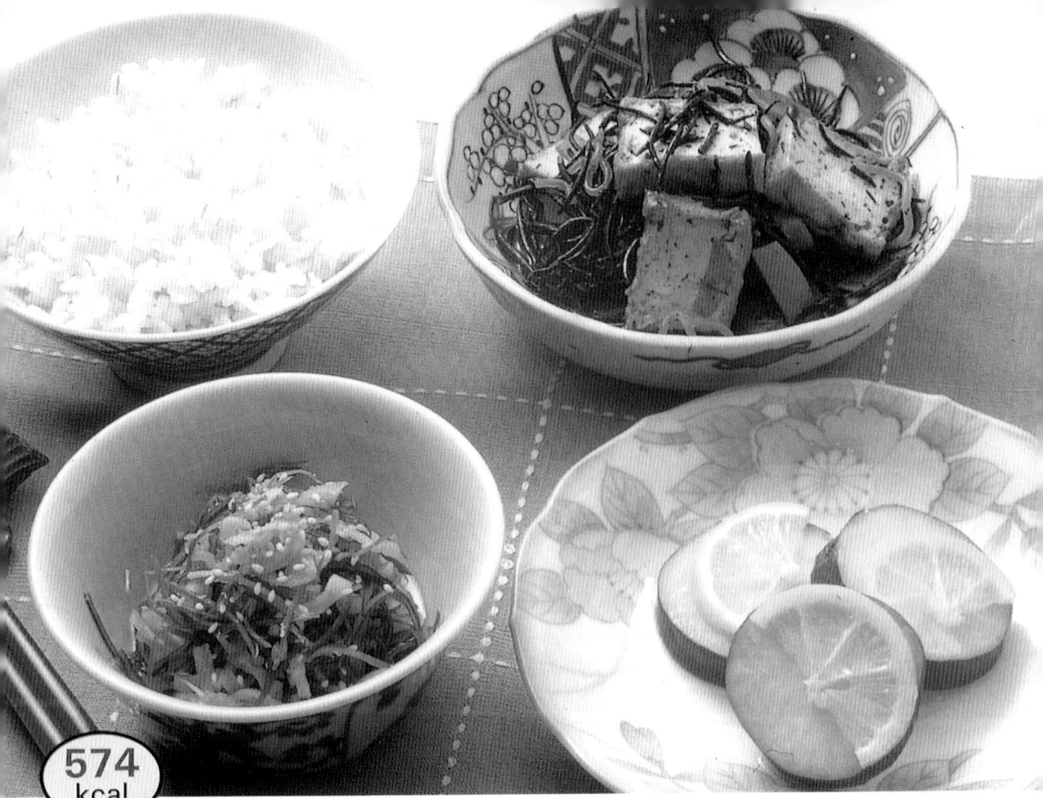

574 kcal

◆羊栖菜炒煮油豆腐塊
◆檸檬煮甘薯
◆脆醃漬菜
◆飯（165g）

醣類	100.5g
蛋白質	14.0g
脂肪	12.6g
維他命A效力	1061IU
維他命C	28mg
維他命E效力	2.4mg
食鹽相當量	2.3g
食物纖維	9.2g

羊栖菜炒煮油豆腐塊

材料 羊栖菜…6g　油豆腐塊…40g　紅蘿蔔…20g　蒟蒻粉絲…10g　沙拉油…1小匙　高湯…50cc　A（料理酒…1小匙弱　醬油…1小匙弱）芝麻油…¼小匙

作法
❶羊栖菜浸泡還原。油豆腐塊去除油分，對半縱切後切成小塊。
❷紅蘿蔔切成小的短條狀。
❸蒟蒻粉絲煮過，切成適當的大小。
❹炒❶～❸，加入高湯煮，再加入A。煮到入味之後，撒上芝麻油。

檸檬煮甘薯

材料 甘薯…70g　薄片檸檬…10g　砂糖…1大匙弱　鹽…少許

作法
❶甘薯連皮切成1cm圓形，泡在水中。
❷在鍋中放入❶，加入能夠蓋滿甘薯的水，煮滾之後依序加入砂糖、鹽、檸檬，用小火煮軟為止。

脆醃漬菜

材料 蘿蔔乾…7g　煮大豆…10g　紅蘿蔔…5g　納豆昆布…4g　炒白芝麻…2g　薑屑…少許　A（高湯…1大匙強　砂糖…½小匙　醋…2小匙　醬油…1小匙弱　酒…1小匙）

作法
❶蘿蔔乾浸泡還原，切成適當的大小。煮大豆，瀝乾水分。
❷紅蘿蔔切成細絲。
❸A煮滾之後冷卻，將材料醃漬入其中1小時，撒上芝麻。

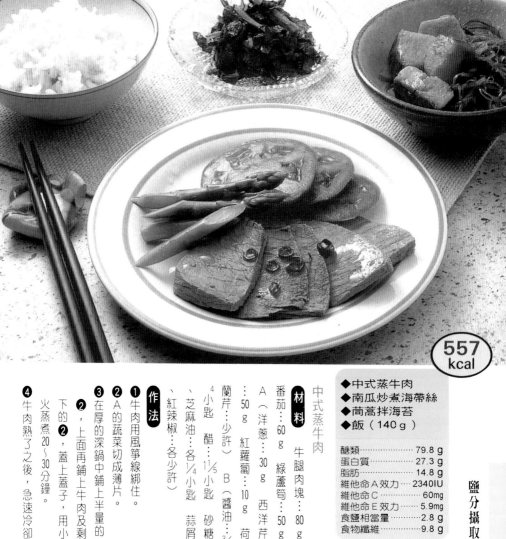

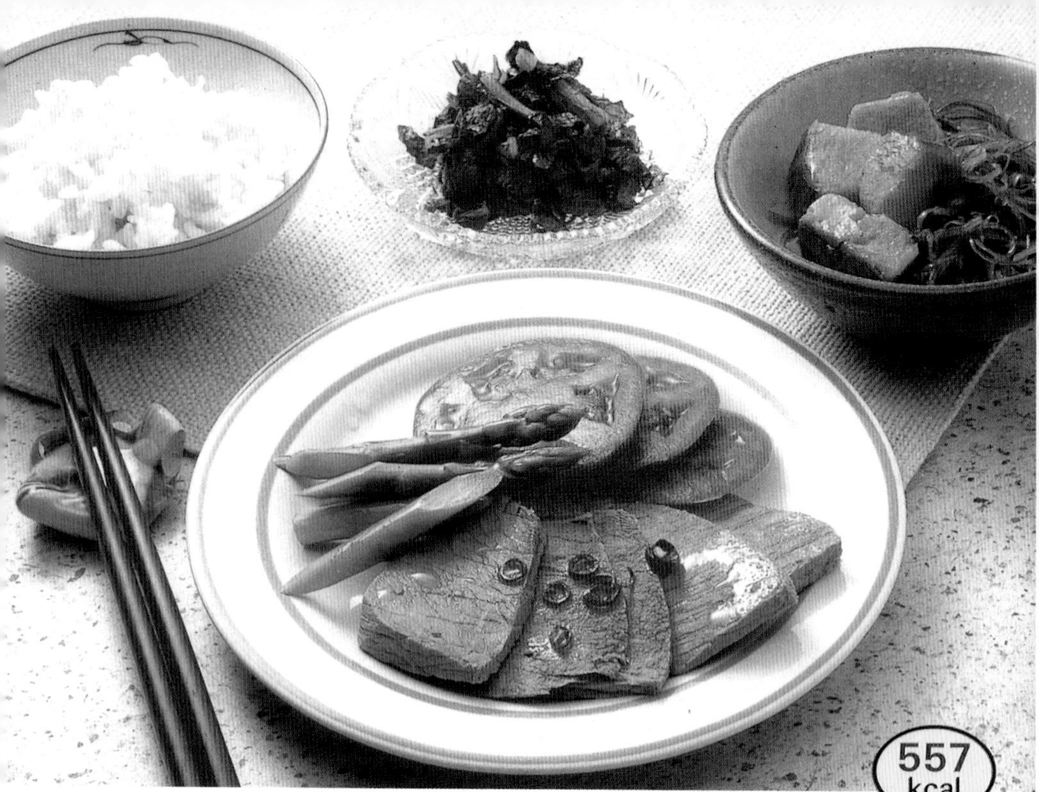

◆中式蒸牛肉
◆南瓜炒煮海帶絲
◆茼蒿拌海苔
◆飯（140ｇ）

醣類	79.8 g
蛋白質	27.3 g
脂肪	14.8 g
維他命A效力	2340IU
維他命C	60mg
維他命E效力	5.9mg
食鹽相當量	2.8 g
食物纖維	9.8 g

中式蒸牛肉

材料　牛腿肉塊…80g　番茄…60g　綠蘆筍…50g　A（洋蔥…30g　西洋芹…50g　紅蘿蔔…10g　荷蘭芹…少許）　B（醬油…$\frac{3}{4}$小匙　醋…$1\frac{1}{5}$小匙　砂糖、芝麻油…各$\frac{1}{4}$小匙　蒜屑、紅辣椒…各少許）

作法
❶牛肉用風箏線綁住。
❷A的蔬菜切成薄片。
❸在厚的深鍋中鋪上半量的❷，上面再鋪上牛肉及剩下的❷，蓋上蓋子，用小火蒸煮20～30分鐘。
❹牛肉熟了之後，急速冷卻，切成2㎜厚的薄片。
❺番茄切成2㎜厚的圓片，綠蘆筍略煮斜切。
❻紅辣椒切成小段。
❼B混合淋在❹上，添上❺。

南瓜炒煮海帶絲

材料　南瓜…40g　海帶絲…10g　沙拉油、砂糖…各2小匙　醬油…$\frac{1}{2}$小匙弱　高湯…$\frac{1}{3}$杯　料理酒…1小匙

作法
❶南瓜削去一些皮，切成正方形，切圓。
❷海帶絲用滾水燙過。
❸炒❶，加入高湯與❷煮。中途加入砂糖及料理酒，煮滾之後加入醬油直到煮軟為止。

茼蒿拌海苔

材料　茼蒿…70g　烤海苔…$\frac{1}{4}$片　A（醬油…1小匙　高湯…1大匙）

鹽分攝取過多者的菜單

◆酒蒸大鱗大馬哈魚
◆煮蝦米白菜
◆西洋芹干貝拌山葵美乃滋
◆飯（140ｇ）

醣類	60.4g
蛋白質	35.0g
脂肪	21.0g
維他命A效力	2045IU
維他命C	60mg
維他命E效力	4.9mg
食鹽相當量	2.6g
食物纖維	5.1g

596 kcal

酒蒸大鱗大馬哈魚

材料 大鱗大馬哈魚…70g　鹽、胡椒…少許　薄片洋蔥…20g　紅蘿蔔絲…10g　西洋芹（葉）…15g　白葡萄酒…1½大匙　檸檬…¼個

作法
❶大鱗大馬哈魚撒上鹽、胡椒。
❷西洋芹略切。
❸❶鋪上蔬菜，淋上白葡萄酒，擱置3～4小時之後，用鋁箔紙連汁一起包住，用煎鍋以小火蒸10～15分鐘。
❹最後添上檸檬。

煮蝦米白菜

材料 蝦米…10g　白菜…150g　紅蘿蔔…30g　醬油…¼大匙　太白粉…少許　豌豆片…3片

作法
❶蝦米用100cc的水浸泡還原。
❷白菜略切，紅蘿蔔切成短條狀。豌豆片煮過。
❸❶連汁一起煮滾，加入蔬菜用小火煮。用醬油調味，太白粉勾芡，最後撒上豌豆片。

西洋芹干貝拌山葵美乃滋

材料 干貝（罐頭）…30g　西洋芹…50g　美乃滋…¾大匙　山葵醬…少許　醬油…少許　豌豆嬰…¼包

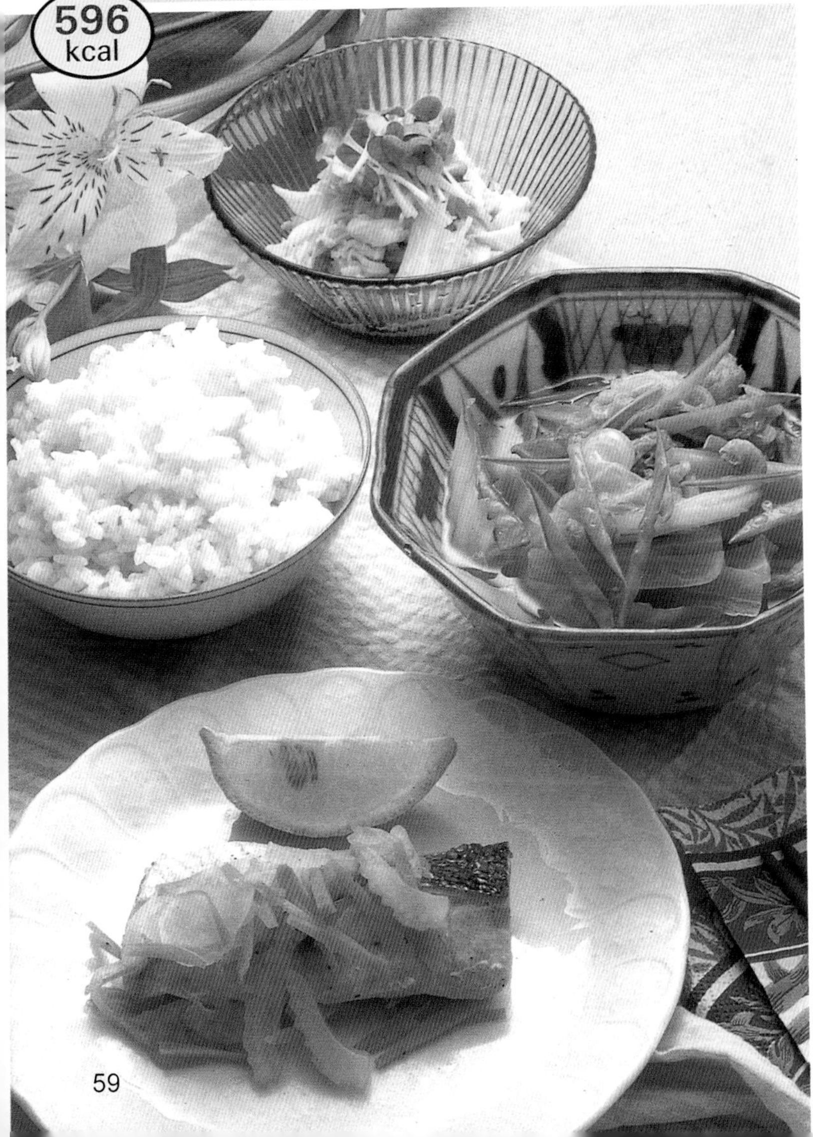

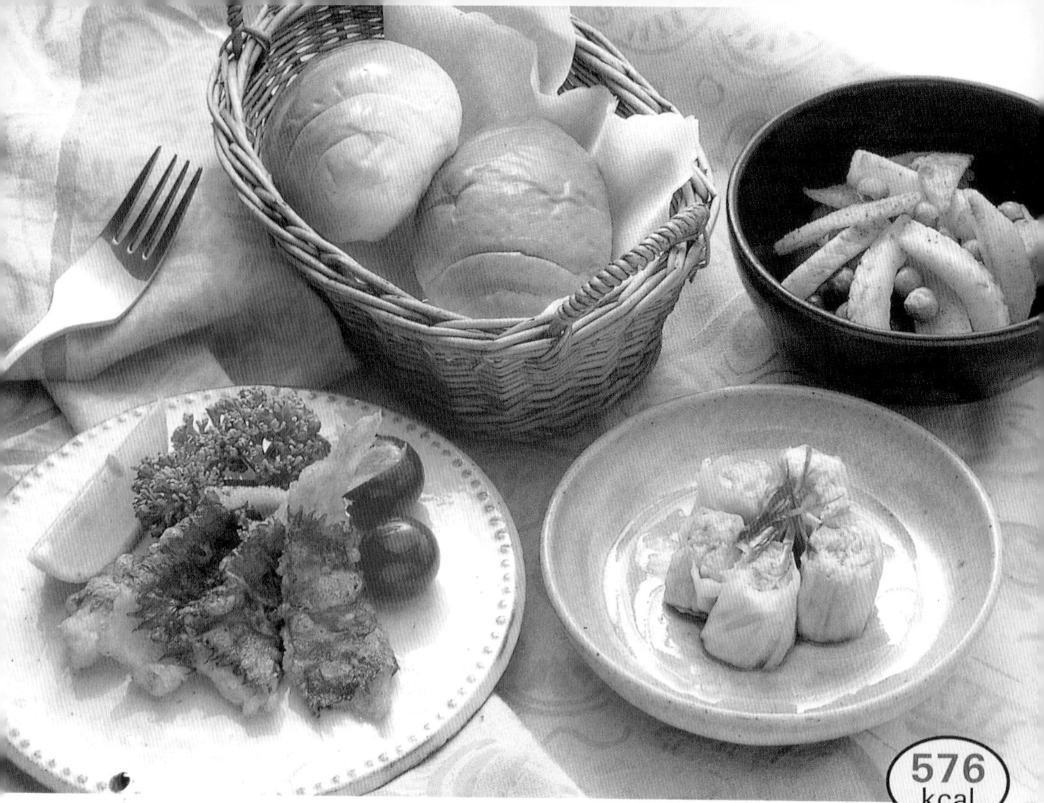

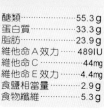

576 kcal

鹽分攝取過多者的菜單

◆炸鮄魚紫蘇捲
◆咖哩馬鈴薯
◆糖醋高麗菜
◆麵包捲（2個）

醣類	55.3g
蛋白質	33.3g
脂肪	23.9g
維他命A效力	489IU
維他命C	44mg
維他命E效力	4.4mg
食鹽相當量	2.9g
食物纖維	5.3g

炸鮄魚紫蘇捲

材料 鮄魚…中2尾　A（酒…$\frac{1}{2}$小匙　鹽…少許）　青紫蘇…4片　B（麵粉…1大匙　水…適量）　炸油…適量　檸檬…$\frac{1}{6}$個　C（荷蘭芹…少許　小番茄…3個）

作法

❶鮄魚切成3片，放入A中醃20分鐘，用紫蘇葉捲。

❷B做成麵衣，將❶用170℃的油炸，添上C。

咖哩馬鈴薯

材料 馬鈴薯…50g　花枝…20g　青豆…30g　沙拉油…$\frac{1}{4}$大匙　咖哩粉…$\frac{1}{2}$小匙　鹽…少許

作法

❶馬鈴薯切成薄片，再切成1cm寬的短條狀。花枝去皮，切花，用滾水燙過，切成短條狀。

❷青豆略煮。

❸馬鈴薯略炒之後，加入花枝與❷，撒上鹽和咖哩粉拌炒。

糖醋高麗菜

材料 高麗菜…20g　紅辣椒…少許　蟹肉（罐頭）…25g　沙拉油…$\frac{1}{4}$大匙　A（醋、砂糖…各$\frac{1}{2}$小匙弱　醬油…$\frac{1}{2}$小匙）

作法

❶高麗菜撕掉葉子，用滾水煮過去腥。

❷紅辣椒去籽，切成非常細的細絲。

❸用高麗菜捲蟹肉，切成2cm長度。

❹在鍋中用小火炒❷，產生香氣之後，加入A與❸混合，即可盛盤。

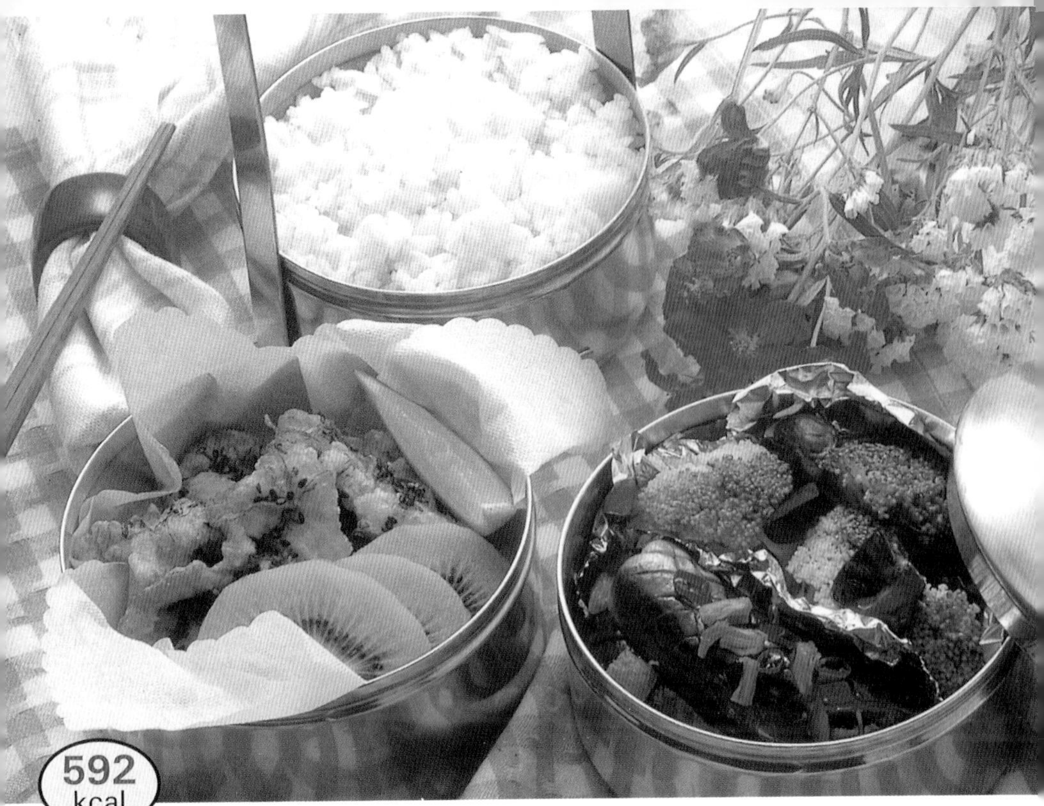

592 kcal

鹽分攝取過多者的菜單

◆香味炸豬肉
◆茄子煮干貝
◆花椰菜拌芥末
◆飯（便當）

醣類	70.2g
蛋白質	27.8g
脂肪	21.4g
維他命A效力	405IU
維他命C	105mg
維他命E效力	4.2mg
食鹽相當量	2.1g
食物纖維	5.9g

香味炸豬肉

材料 薄片豬腿肉…60g A（醬油…1小匙弱 酒…¼大匙 砂糖、薑汁…各¼小匙） B（青紫蘇…1片 薑絲…少許） 黑芝麻…¼大匙 C（太白粉…1大匙 蛋汁…½個） 炸油…適量 檸檬…⅛個 奇異果…切成圓片3片

作法

❶豬肉切成5cm，分別攤開，放入A中醃漬30分鐘，瀝乾汁液。

❷B與黑芝麻混合。

❸混合C，沾❶之後撒上❷，放入溫度較低的油中炸，注意不要炸焦了。最後添上水果類。

茄子煮干貝

材料 茄子…100g 干貝…3g 紅辣椒…⅓根 沙拉油…¾小匙 A（湯塊…少許 泡干貝汁…3大匙 砂糖…⅓小匙 酒…½小匙 醬油…⅔小匙） 芝麻油…少許

作法

❶干貝浸泡還原之後掰開，浸泡汁擱置待用。

❷茄子對半縱切，皮切成格子的花樣。泡在水中去除澀液，用布擦乾水分。

❸紅辣椒切成小段。

❹在厚鍋中炒❸，再放入❷，兩面煎。然後將❶連汁一起倒入，加入A，用小火煮10～15分，淋上芝麻油。

花椰菜拌芥末

材料 花椰菜…40g 木耳…2～3朵 調味料（醬油、高湯…各½小匙弱 芥末醬…少許）

飯（140g）

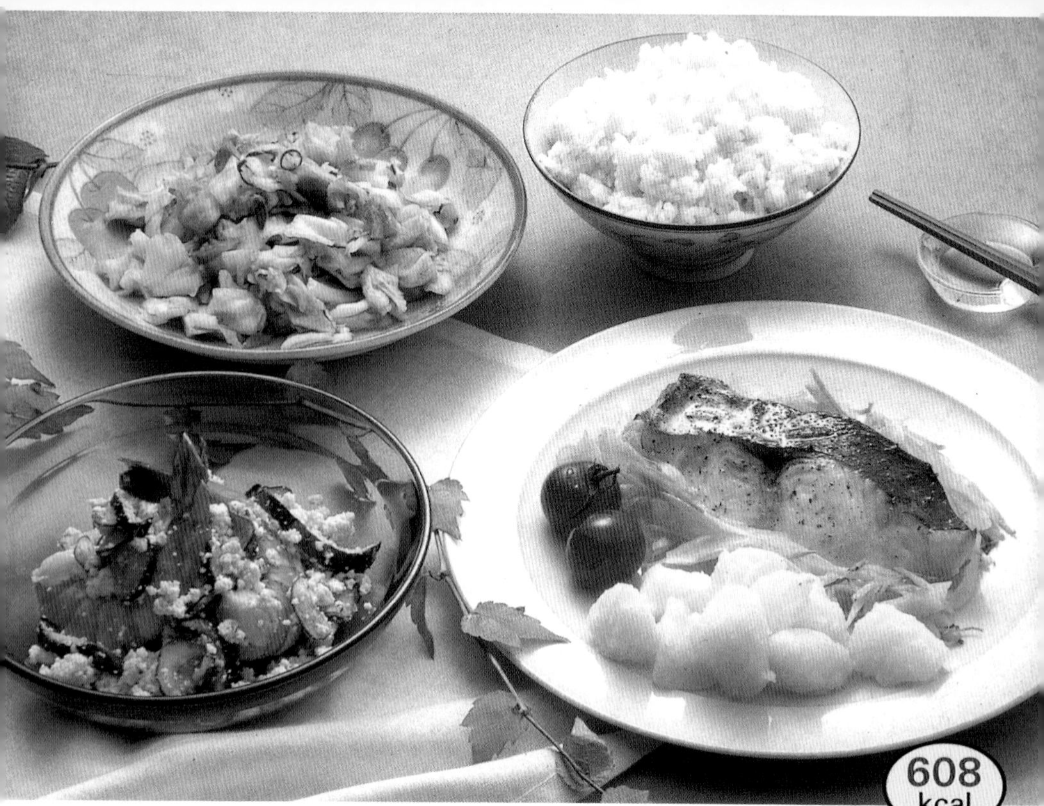

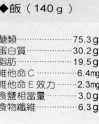

608 kcal

鹽分攝取過多者的菜單

◆香味燒霸魚
◆白醋涼拌菜
◆醃漬辣高麗菜
◆飯（140ｇ）

醣類	75.3g
蛋白質	30.2g
脂肪	19.5g
維他命C	6.4mg
維他命E效力	2.3mg
食鹽相當量	3.0g
食物纖維	6.3g

香味燒霸魚

材料 霸魚…60g　鹽、胡椒…少許　洋蔥、紅蘿蔔…各10g　西洋芹…15g　A（薄片檸檬…1/2片　白葡萄酒、橄欖油…各1/2大匙　肉桂…1/2片　麝香草…少許）　馬鈴薯…50g　鹽、胡椒…少許　小番茄…2個

作法

❶霸魚撒上鹽、胡椒。
❷洋蔥、紅蘿蔔、西洋芹切成薄片，與A混合，❶醃漬2小時。
❸在加熱到200℃的烤箱中放入❷，烤10~15分鐘，最後添上小番茄和粉吹芋。

白醋涼拌菜

材料 斑節蝦…小2尾　醋、砂糖…各少許　小黃瓜30g　鹽…少許　新鮮香菇…1朵　酒…少許　嫩豆腐…70g　白芝麻…1/3大匙　A（醋…1/2大匙　鹽…1/6小匙　砂糖…3/4大匙　高湯…少許）

作法

❶蝦用滾水略煮，再撒上醋、砂糖，擱置待用。
❷小黃瓜切成薄的小段，用鹽揉搓。香菇烤過之後切絲，撒上酒。
❸豆腐煮過，用布擠乾水分。
❹白芝麻炒過磨碎，加入❸與A混合。
❺瀝乾菜碼的水分，與❹涼拌。

醃漬辣高麗菜

材料 高麗菜…80g　榨菜…10g　蒜…1/3片　紅辣椒…1/3根　芝麻油…1/2小匙　調味料（鹽…少許　醬油…少許）

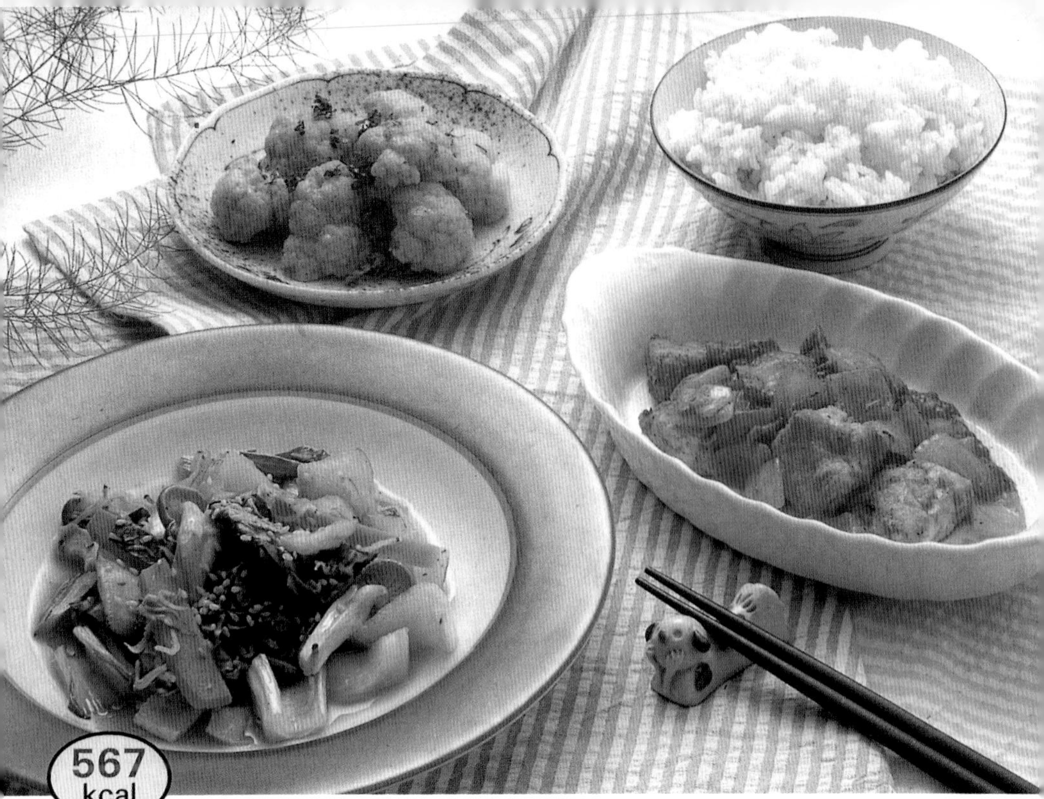

567 kcal

◆番茄煮旗魚
◆青江菜炒煮小乾白魚
◆咖哩花菜
◆飯（140g）

醣類	67.0g
蛋白質	32.9g
脂肪	18.1g
維他命A效力	1124IU
維他命C	96mg
維他命E效力	4.0mg
食鹽相當量	2.6g
食物纖維	7.2g

番茄煮旗魚

材料 旗魚…80g A（鹽、胡椒…少許）麵粉…¼大匙 完全成熟的番茄、洋蔥…各60g 蒜…⅙片剁碎 奶油…½小匙 B（番茄醬…½大匙 酒…1小匙 鹽、胡椒…少許）沙拉油…½小匙

作法

❶旗魚切成3cm正方形，用A調味之後，撒上麵粉。

❷番茄和洋蔥切成1cm正方形。

❸在厚鍋中倒入奶油，用小火炒蒜，不要炒焦，加入番茄、洋蔥拌炒，最後加入B一起煮。

❹用煎鍋將❶兩面煎過，加入❸，用小火煮10分鐘。

青江菜炒煮小乾白魚

材料 青江菜…80g 玉蕈…20g 紅蘿蔔、油豆腐皮…各5g 小乾白魚…5g 高湯…50cc A（酒…¼大匙 醬油…¼大匙弱 鹽…少許）沙拉油…½小匙 炒芝麻…¾大匙

作法

❶青江菜切成3cm長。

❷紅蘿蔔切成短條狀，略煮。油豆腐皮用滾水燙過，切成短條狀。玉蕈撕開。

❸滾水燙過的小乾白魚與❶、❷一起放入鍋中炒，加入A煮3～4分。

❹器皿中盛入❸，撒上炒過的芝麻。

咖哩花菜

材料 花菜…80g 沙拉油…¼大匙 調味料（咖哩粉…½小匙 白葡萄酒…½大匙 鹽、胡椒…各少許）荷蘭芹…少許

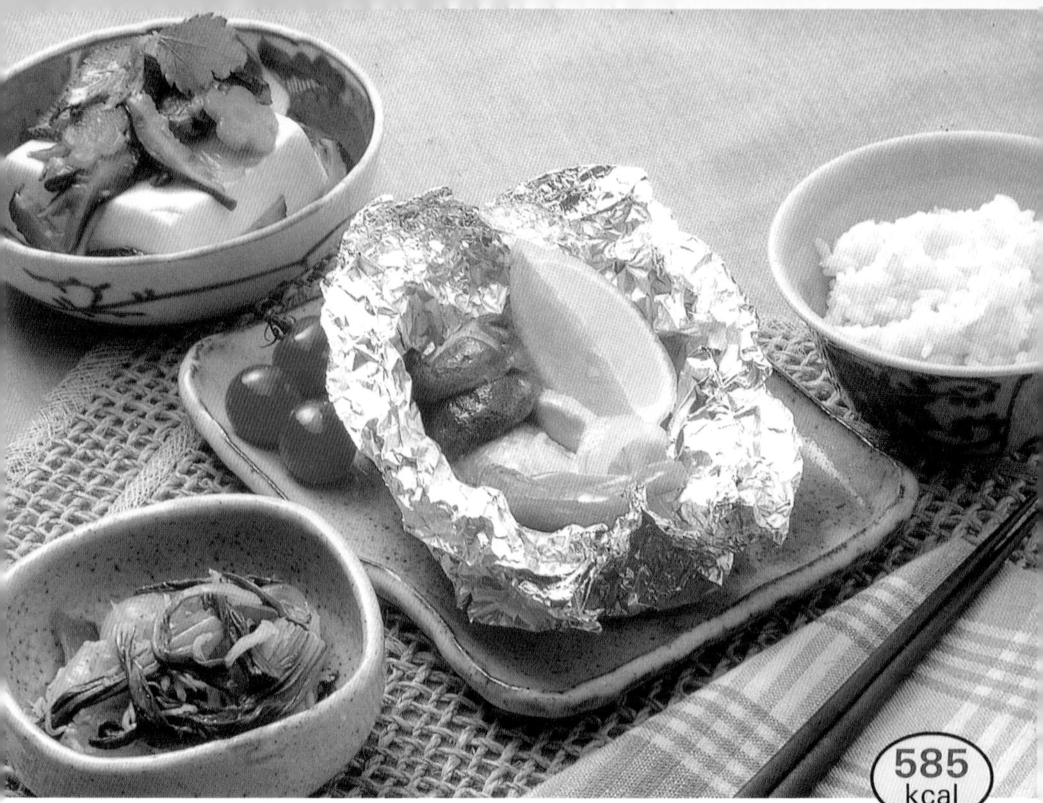

585 kcal

鹽分攝取過多者的菜單

◆烤雞肉
◆豆腐淋汁
◆青江菜拌芥末
◆飯（140ｇ）

醣類	64.5g
蛋白質	34.3g
脂肪	20.0g
維他命A效力	1839IU
維他命C	56mg
維他命E效力	2.5mg
食鹽相當量	2.4g
食物纖維	6.5g

烤雞肉

材料 去皮及脂肪的雞腿肉…70g　鹽、胡椒…少許　洋蔥…40g　青椒、新鮮香菇…各20g　奶油…1/2大匙　酒、鹽…各少許　A（檸檬…1/4個　小番茄…3個）

作法

❶雞肉撒上鹽、胡椒，洋蔥切成梳形，青椒縱剖為4瓣。香菇去蒂，表面切花。

❷在鋁箔紙上鋪上少許洋蔥，鋪上❶，上面再塗上奶油，撒上鹽、酒包住（用雙層底）後，用煎鍋蒸15分鐘，添上A。

豆腐淋汁

材料 傳統豆腐…1/2塊　紅蘿蔔…20g　乾香菇…2朵　高湯…50cc　A（醬油…2/3小匙　鹽…少許　料理酒…1/2大匙）　太白粉…1/4大匙　鴨兒芹…少許　昆布…3cm

作法

❶用昆布取得高湯，然後將切成骰子狀的豆腐放入其中加熱。

❷紅蘿蔔切成薄片，取花形，煮過。香菇浸泡還原，切絲。

❸高湯中放入A，煮香菇加入紅蘿蔔，用太白粉勾芡。再放入切成2cm長的鴨兒芹，關火。

❹將❶移入器皿中，淋上❸。

青江菜拌芥末

材料 青江菜…70g　魩仔魚…7g　芥末醬…少許　醬油…1/3小匙　高湯…4/5小匙

第2章

不同對策的防癌料理

涼拌蔬果

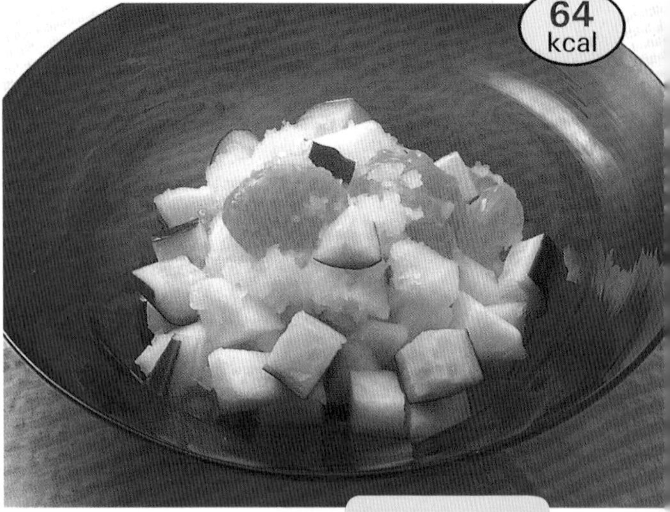

64 kcal

材料

白蘿蔔……50g
蘋果……50g
橘子……20g（淨重）
小黃瓜……25g
A（醋…1½小匙　砂糖…½大匙　鹽…⅛小匙）

作法

❶白蘿蔔擦碎成泥狀，去除水分，擱置待用。
❷蘋果去皮，切成1.5cm正方形。
❸將❷的蘋果泡在鹽水中，撈起瀝乾水分。
❹小黃瓜用板子摩擦。
❺將❹切成1.5cm正方形。
❻混合調味料A（醋、砂糖、鹽）。
❼從袋中取出橘子。
❽將❶的白蘿蔔泥與❸的蘋果、❺的小黃瓜、❼的橘子，用❻涼拌。

醣類	16.1g
蛋白質	1.0g
脂肪	0.3g
維他命A效力	34IU
維他命C	20mg
維他命E效力	0.3mg
食鹽相當量	0.7g

中華湯

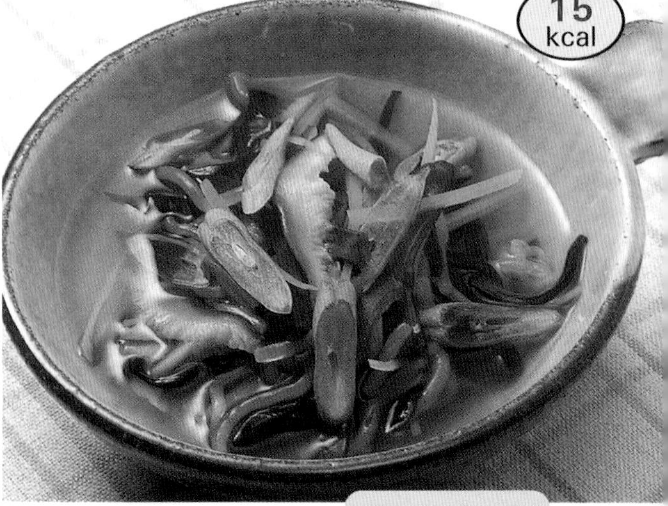

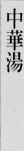

15 kcal

材料

乾香菇……1朵
木耳……5朵
蒟蒻粉絲……20g
四季豆……½根
胡蘿蔔……10g
A（湯…¾杯　湯塊…¼個）
B（鹽…少許　醬油…¼小匙　胡椒…少許）

作法

❶乾香菇、木耳浸泡還原，切絲。
❷蒟蒻粉絲煮過之後略切。
❸四季豆和胡蘿蔔切絲。
❹鍋中放入A及❶、❷，煮紅蘿蔔。
❺❹軟了之後加入四季豆，煮熟之後加入B調味。

醣類	4.6g
蛋白質	1.0g
脂肪	0.2g
維他命A效力	424IU
維他命C	—mg
維他命E效力	—mg
食鹽相當量	1.1g

日式沙拉

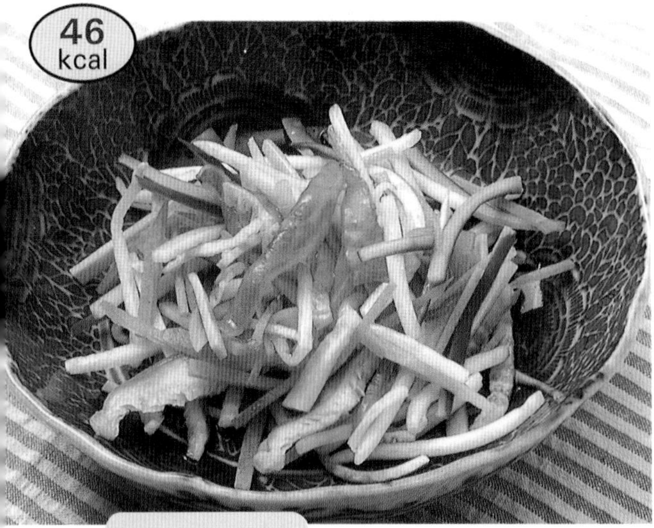

材料

新鮮香菇……1朵
紅蘿蔔……8g
小黃瓜……30g
豆芽菜……20g
A（砂糖…1小匙　醬油…1小匙　醋…1小匙　芝麻油…¼小匙）

作法

❶新鮮香菇略煮切絲。
❷紅蘿蔔略煮切絲。
❸小黃瓜直接切絲。
❹豆芽菜煮過，放在簍子裡冷卻，擱置待用。
❺材料（❶❷❸❹）瀝乾水分後盛盤。
❻將A的調味料混合，淋在❺上，即可食用。

醣類	6.6g
蛋白質	2.1g
脂肪	1.6g
維他命A效力	354IU
維他命C	6mg
維他命E效力	0.3mg
食鹽相當量	0.9g

烤茄子淋薑醋

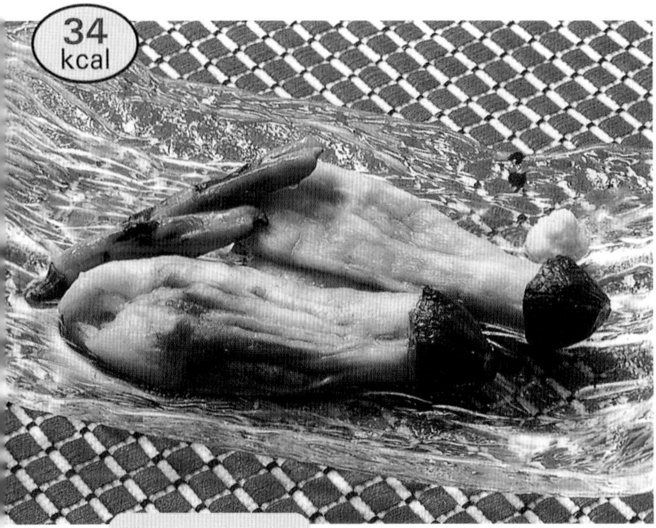

材料

茄子…2個　A（高湯…½大匙　醋…½大匙　醬油…½小匙　砂糖…¼小匙）　紅辣椒…2根　薑…少許

作法

❶茄子和紅辣椒用鐵絲網烤。
❷烤過的❶的茄子泡在水中，留蒂去皮。
❸將❷的茄子瀝乾水分。
❹❶的紅辣椒與❸的茄子盛盤。
❺混合A的調味料（高湯、醋、醬油、砂糖）。
❻薑擦碎成泥狀。
❼於❹的烤茄子和紅辣椒淋上❺。
❽用❻添在❼旁，端上餐桌。

醣類	7.1g
蛋白質	1.8g
脂肪	0.1g
維他命A效力	47IU
維他命C	17mg
維他命E效力	0.4mg
食鹽相當量	0.6g

碎干貝

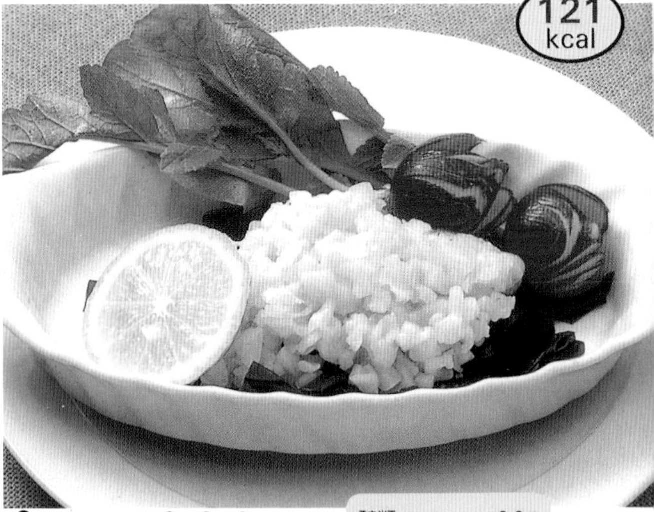

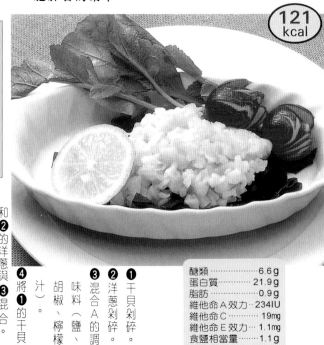

121 kcal

材料 生吃用的干貝…中4個　洋蔥…10g　A（鹽…少許　胡椒…少許　檸檬汁…½小匙）　小型紅皮蘿蔔…2個　薄片檸檬…1片　新鮮海帶芽…30g

作法

❶干貝剁碎。
❷洋蔥剁碎。
❸混合A的調味料（鹽、胡椒、檸檬汁）。
❹將❶的干貝和❷的洋蔥與❸混合。
❺小型紅皮蘿蔔切成裝飾的花紋。
❻新鮮海帶芽用滾水燙過，切成易吃的大小。
❼器皿中鋪上❻的海帶芽。
❽於❼的上面擺上❹，再添上❺的小型紅皮蘿蔔與薄片檸檬1片即可上桌。

醣類	6.6g
蛋白質	21.9g
脂肪	0.9g
維他命A效力	234IU
維他命C	19mg
維他命E效力	1.1mg
食鹽相當量	1.1g

牡蠣拌白蘿蔔泥

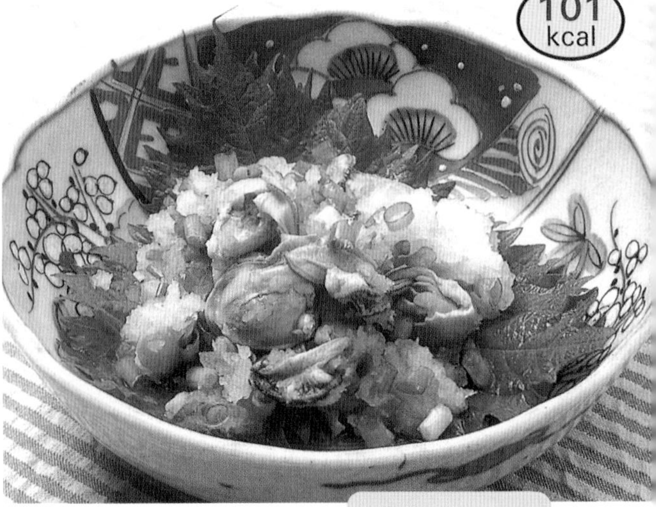

101 kcal

材料 牡蠣…4個　檸檬汁…2小匙　沙拉油…1小匙　白蘿蔔…50g　A（醬油…1小匙　檸檬汁…1小匙　高湯…1小匙）　細香蔥…5g　青紫蘇…3片

作法

❶牡蠣用鹽水漂洗，淋上檸檬汁待用。
❷白蘿蔔擦碎成泥狀。
❸細香蔥切成蔥花。
❹煎鍋中熱沙拉油，炒❶的牡蠣。
❺器皿中鋪上青紫蘇。
❻用❹的牡蠣鋪在❺上，上面再鋪上❷的白蘿蔔泥。
❼混合A的材料（醬油、檸檬汁、高湯）。
❽❼淋在❻上，撒上蔥花，端上餐桌。

醣類	7.1g
蛋白質	6.9g
脂肪	5.2g
維他命A效力	242IU
維他命C	23mg
維他命E效力	1.5mg
食鹽相當量	1.3g

86 kcal

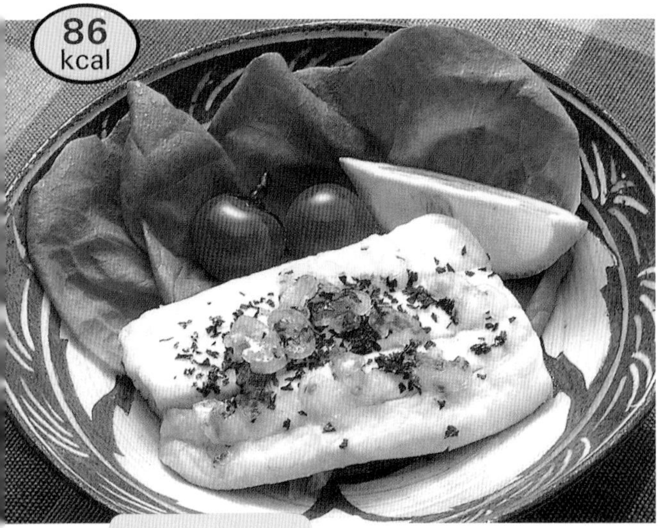

香草蒸白肉魚

材料 比目魚塊…1塊 鹽…少許 胡椒…少許 A（羅勒…少許 西洋芹…少許 荷蘭芹…少許） 酒…2小匙 檸檬…1/6個 生菜…2片 小番茄…2個

作法

❶比目魚撒上鹽、胡椒，醃20分鐘。

❷於❶的比目魚鋪上A（羅勒、荷蘭芹、西洋芹），撒上酒。

❷將❷擺在冒著蒸氣的蒸籠中，蒸7~8分鐘。

❹檸檬切成梳形。

❺器皿中盛上❸蒸過的比目魚，再添上❹的檸檬及生菜、小番茄，即可上桌。

醣類	3.0g
蛋白質	13.8g
脂肪	0.9g
維他命A效力	340IU
維他命C	13mg
維他命E效力	1.0mg
食鹽相當量	1.1g

150 kcal

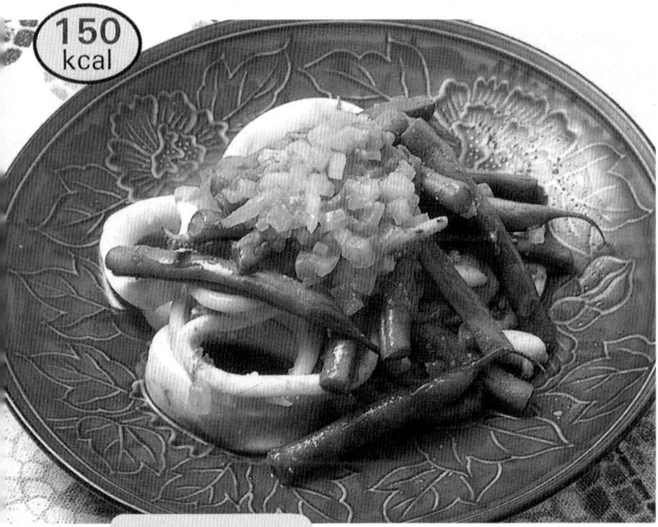

番茄煮花枝

材料 花枝、完全成熟的番茄…各100g A（洋蔥…20g 西洋芹…10g 蒜…少許） 荷蘭芹…少許 奶油…1小匙 B（砂糖…1/4小匙 雞架子湯…50cc 肉桂…1/2片） C（鹽、胡椒…少許） 四季豆…50g

作法

❶花枝先處理過後去皮，切成1cm的圓形。腳切成3~4cm長。

❷番茄用滾水燙過，剝皮去籽剁碎，A也剁碎。

❸四季豆切成4~5cm長。

❹用奶油炒A，加入番茄及B，約煮20分鐘，加入❸再煮5分鐘。加入C及❶略煮。

❺花枝盛盤，添上四季豆，撒上荷蘭芹碎屑。

醣類	8.6g
蛋白質	18.0g
脂肪	8.6g
維他命A效力	499IU
維他命C	30mg
維他命E效力	3.1mg
食鹽相當量	1.0g

蒸鯛魚

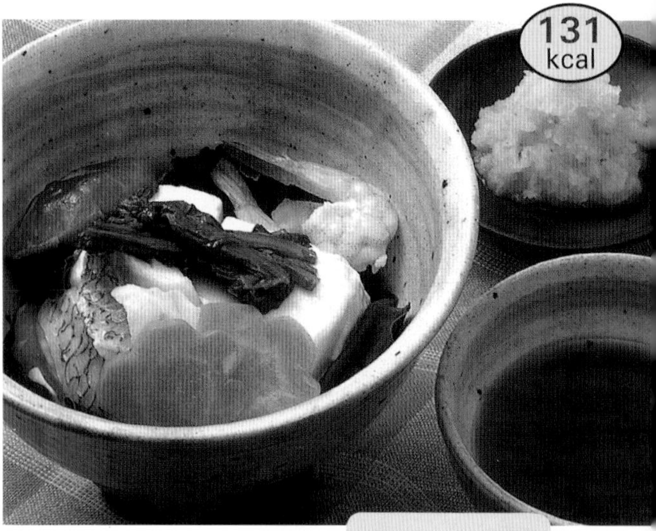

材料

鯛魚…40g　嫩豆腐…70g　草蝦…2尾　新鮮香菇…1朵　紅蘿蔔…10g　茼蒿…20g　昆布…8cm　A（白蘿蔔…50g　紅辣椒…1根）B（橙醋、醬油、高湯…各½大匙）C（鹽…少許　酒…½小匙）

作法

❶鯛魚斜切成1cm寬度。

❷豆腐切成塊狀，蝦留下頭尾，去殼及泥腸。

❸香菇表面劃十字。

❹紅蘿蔔取花形煮過。

❺茼蒿去軸煮過。

❻A做成紅葉蘿蔔泥。

❼在器皿中鋪上昆布，擺上❶～❹，撒上C。

❽將❼放在加熱的蒸籠中，用中火蒸12分鐘，最後放入❺。

❾在❽中添上❻與B。

醣類	5.9g
蛋白質	18.4g
脂肪	3.4g
維他命A效力	826IU
維他命C	14mg
維他命E效力	0.9mg
食鹽相當量	1.7g

中式涼拌豆腐

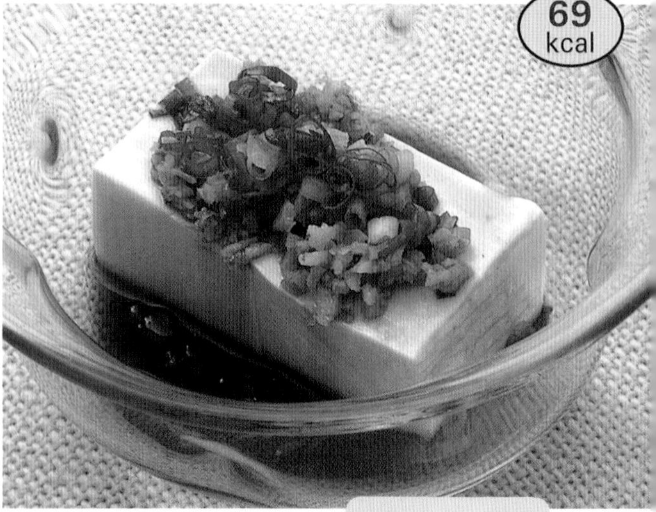

材料

嫩豆腐…¼塊　蝦米…¾大匙　長蔥…10g　蒜…少許　細香蔥…5g　紅辣椒…少許　A（醬油…½大匙　芝麻油…⅛大匙　醋…⅛大匙　豆瓣醬…少許）

作法

❶嫩豆腐切成塊狀，冰涼擱置待用。

❷蝦米用水浸泡還原，剁碎。

❸蒜擦碎成泥狀。

❹長蔥、細香蔥、紅辣椒切成薄片再切成小段。

❺將❶的豆腐瀝乾水分，放入器皿中。

❻混合A（醬油、芝麻油、醋、豆瓣醬）。

❼將❷、❸、❹鋪在❺的豆腐上，淋上❻。

醣類	2.7g
蛋白質	6.5g
脂肪	3.1g
維他命A效力	74IU
維他命C	5mg
維他命E效力	0.2mg
食鹽相當量	0.8g

130 kcal

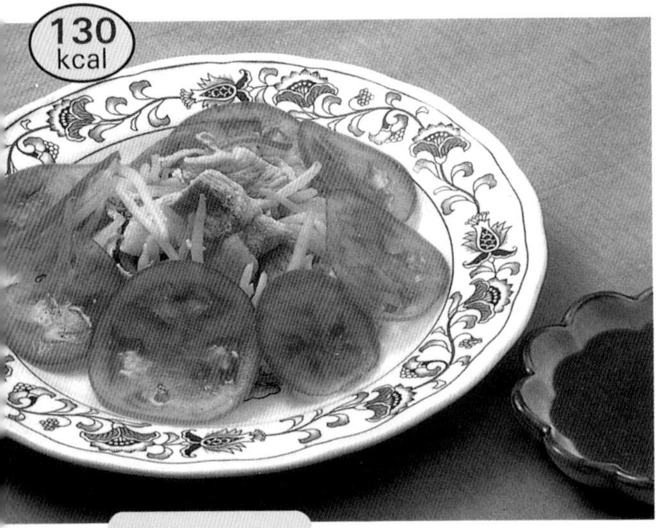

煮豬肉淋芥末醬油

材料

薄片豬腿肉……60g
豆芽菜……70g
番茄……50g
醬油……1⅓小匙
芥末醬……少許

作法

❶豬肉用滾水略燙，瀝乾水分。
❷豆芽菜略燙，瀝乾水分。
❸番茄切成薄圓片。
❹器皿中放入❶的豬肉和❷的豆芽菜、❸的番茄。
❺醬油和芥末醬充分混合。
❻在❹添上❺的芥末醬油。
※在端上餐桌前冰一下，吃起來更美味。

醣類	5.2g
蛋白質	16.3g
脂肪	4.3g
維他命A效力	110IU
維他命C	17mg
維他命E效力	1.0mg
食鹽相當量	1.2g

152 kcal

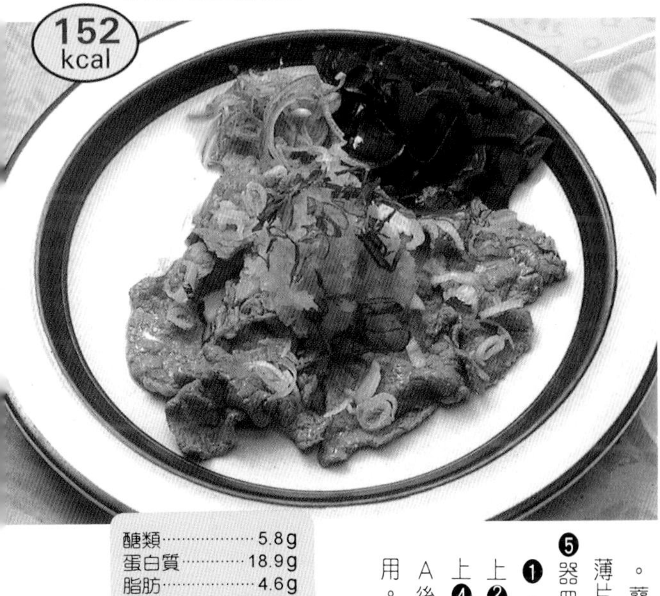

牛肉拌白蘿蔔泥

材料

薄片牛瘦肉…80g　昆布…3cm　白蘿蔔…70g　長蔥…5g　紅辣椒…少許　青紫蘇…1片　新鮮海帶芽…20g　蘘荷…1個　A（酒…¾大匙　檸檬汁…⅕小匙　醬油…1小匙強）

作法

❶昆布放入水中煮滾之後，放入一片片的牛肉，略燙之後撈起，泡在冷水中，立刻撈起瀝乾水分。
❷白蘿蔔擦碎成泥狀，長蔥與紅辣椒切成小段。
❸青紫蘇切絲。
❹海帶芽用滾水燙過，切成易吃的大小。蘘荷切成薄片。
❺器皿中放入❶，上面鋪上❷❸再添上❹，淋上A後即可食用。

醣類	5.8g
蛋白質	18.9g
脂肪	4.6g
維他命A效力	222IU
維他命C	22mg
維他命E效力	—mg
食鹽相當量	1.3g

味噌燒雞肉

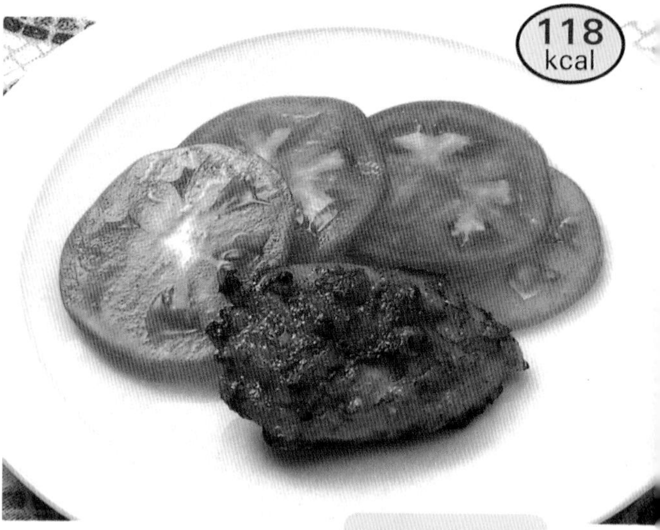

材料 雞腿肉（去除皮及脂肪的部分）…60g 梅乾（去籽）…4g 青紫蘇…1片 A（薑汁…少許 酒…3/5小匙強） B（味噌…3/4小匙 砂糖…1/6小匙 酒…少許） 番茄…70g

作法

❶混合A的材料（薑汁、酒）。

❷用叉子將雞肉叉幾個洞，用❶醃過。

❸青紫蘇切絲。

❹去籽的梅乾與❸混合，再與B混合。

❺鐵絲網加熱，將❷兩面烤到8分熟。

❻❺的一面塗上❹，用小火烤香。

❼番茄切成圓片，添在❻旁。

醣類	5.1g
蛋白質	12.2g
脂肪	4.8g
維他命A效力	271IU
維他命C	17mg
維他命E效力	1.0mg
食鹽相當量	1.5g

燉大豆

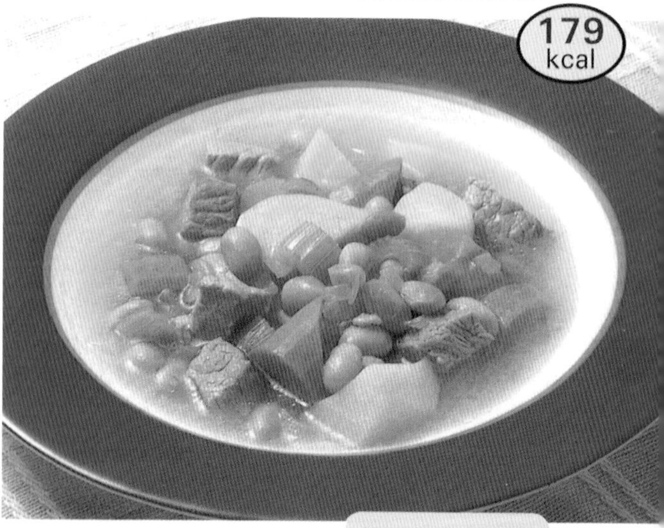

材料 煮大豆…40g 豬腿肉塊…30g A（白葡萄酒…3/4小匙 胡椒…少許） 蒜…1/6片 洋蔥…20g B（西洋芹…20g 紅蘿蔔、馬鈴薯…各25g） 沙拉油…1/4杯 C（番茄醬…1½小匙 湯…150cc 湯塊…1/5個） 胡椒…少許

作法

❶豬肉切成一口的大小，A醃過。蒜和洋蔥剁碎。

❷B的蔬菜切成小塊。

❸在厚鍋中爆香蒜，然後炒豬肉，變色之後加入洋蔥與❷。

❹C放入❸中，煮到蔬菜軟了之後加入大豆，再煮5～6分鐘，撒上胡椒即可。

醣類	14.5g
蛋白質	14.4g
脂肪	6.3g
維他命A效力	1089IU
維他命C	12mg
維他命E效力	0.5mg
食鹽相當量	0.9g

馬鈴薯蘋果鬆軟白乾酪沙拉

167 kcal

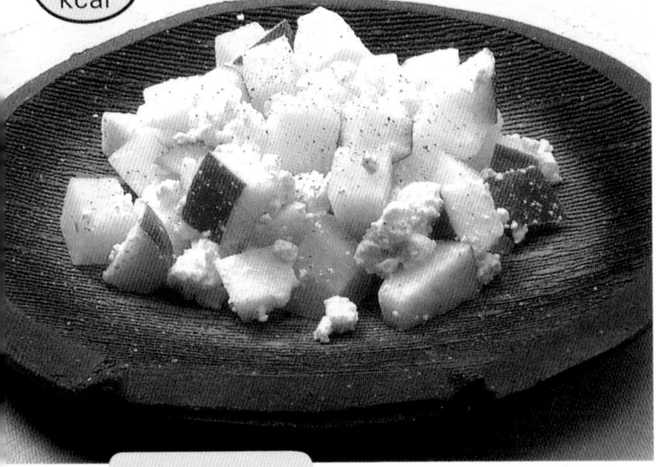

材料

馬鈴薯……100g
蘋果……50g
檸檬汁……2小匙
鬆軟白乾酪……60g
鹽……少許
胡椒……少許

作法

❶馬鈴薯切成1.5cm正方形，用水泡過之後再煮。
❷蘋果洗淨，連皮切成1.5cm正方形。
❸❶的馬鈴薯與❷的蘋果撒上檸檬汁，擱置待用。
❹鬆軟白乾酪、鹽、胡椒混合，擱置待用。
❺❸的汁液充分去除之後，用❹涼拌。
❻盤中放入❺，想要使色彩鮮豔，可以撒上豌豆嬰。

醣類	25.4g
蛋白質	10.2g
脂肪	3.0g
維他命A效力	123IU
維他命C	27mg
維他命E效力	0.3mg
食鹽相當量	0.8g

烤海鮮

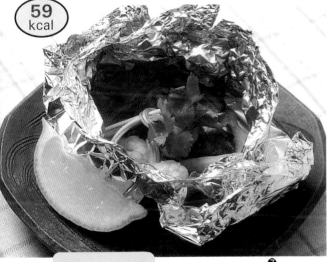

59 kcal

材料

草蝦：30g　蛤仔肉：30g　香菇：20g　傘蕈：20g　多瓣奇異果蕈：20g　酒：1小匙　鹽：少許　鴨兒芹：2～3根　檸檬：1/6個

作法

❶蝦去除頭和泥腸，剝殼。
❷蛤仔用清水漂洗，瀝乾水分。
❸香菇斜切成4瓣，傘蕈和多瓣奇異果蕈分為小株，擱置待用。
❹鴨兒芹打結。
❺檸檬切成梳形。
❻鋁箔紙上鋪上❶、❷、❸撒上酒、鹽，包緊之後用烤箱烤4～5分鐘。
❼❻盛盤，趁熱稍微打開，鋪上鴨兒芹，添上檸。

醣類	6.3g
蛋白質	9.4g
脂肪	1.0g
維他命A效力	54IU
維他命C	4mg
維他命E效力	0.3mg
食鹽相當量	0.9g

涼拌紅蘿蔔

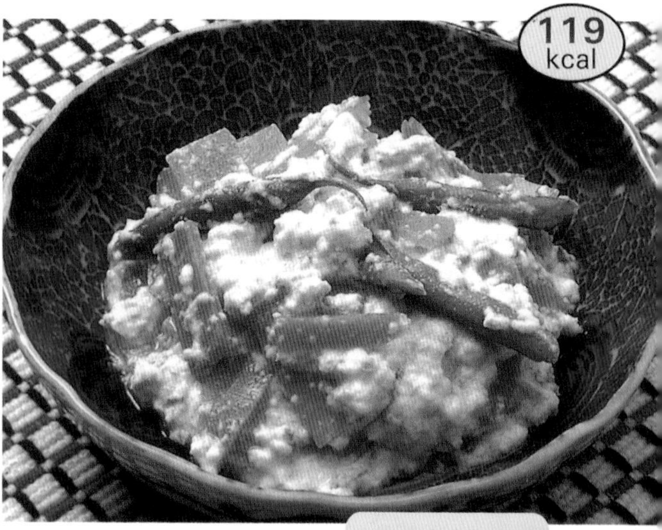

119 kcal

材料

- 紅蘿蔔……40 g
- 四季豆……5 g
- 高湯……1/4杯
- 鹽……少許
- 傳統豆腐……80 g
- 核桃……15 g
- 砂糖…1/2小匙
- 酒…1/2小匙

作法

❶紅蘿蔔切成短條狀。

❷四季豆去筋，斜切成2段，用高湯及少許鹽與紅蘿蔔一起煮，瀝乾水分。

❸用滾水煮過傳統豆腐，用布擠乾水分。

❹核桃炒過之後剁碎。

❺在研缽中放入❸、❹及調味料（砂糖、酒、鹽少許），充分混合，涼拌❷。

醣類	5.8g
蛋白質	6.7g
脂肪	7.4g
維他命A效力	1655IU
維他命C	2mg
維他命E效力	0.6mg
食鹽相當量	1.1g

雞肉丸子煮蓮藕

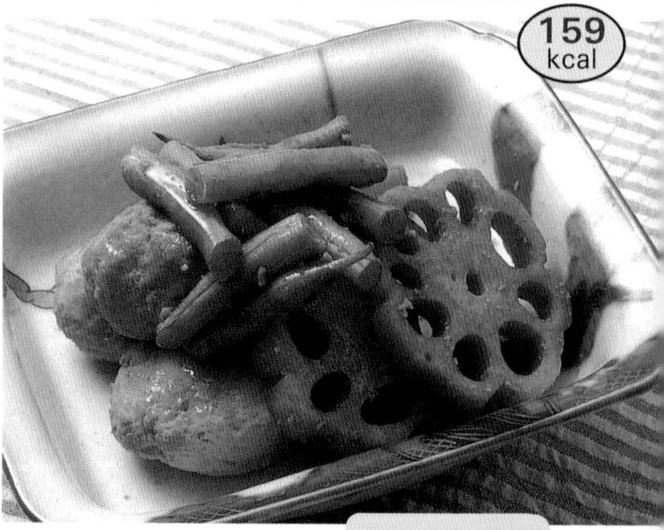

159 kcal

材料

雞胸肉絞肉…70 g　蓮藕…50 g　醋…少許　四季豆…3根　A（蛋汁…1/12個份　薑汁…1/2小匙強　麵粉…3/4大匙　鹽…少許　酒…1/4大匙　醬油…1/4小匙）　薑絲…5 g　B（砂糖、醬油…各1小匙）　高湯…100 cc

作法

❶絞肉與A充分混合，捏成直徑3 cm的丸子，煮過。

❷蓮藕切成7～8 mm厚度，取花形，去皮，泡在醋水中。

❸高湯煮滾之後放入B，用中火煮❷。入味之後再放入❶，蓋上小鍋蓋，用小火煮，最後放入煮過的四季豆。盛入器皿中，鋪上薑絲。

醣類	17.1g
蛋白質	19.6g
脂肪	0.9g
維他命A效力	62IU
維他命C	30mg
維他命E效力	0.4mg
食鹽相當量	1.3g

206 kcal

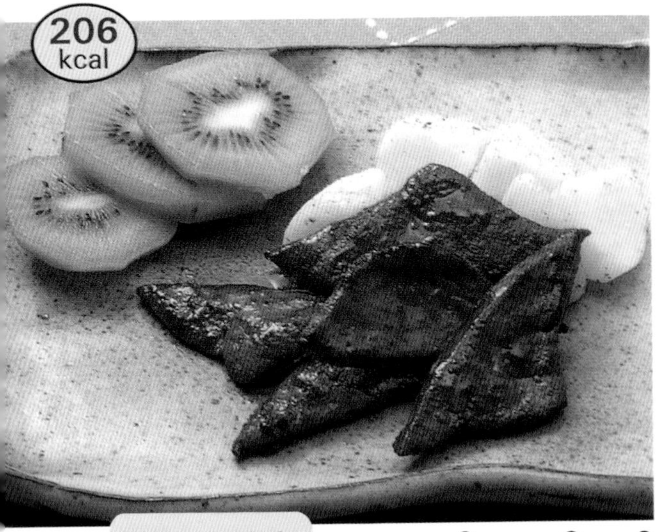

花椒燒豬肝

材料

豬肝…60g A（醬油…1小匙 料理酒…2小匙 花椒粉…⅛小匙） 沙拉油…1小匙 奇異果…50g 馬鈴薯…60g 鹽、胡椒（粉吹芋用）…各少許

作法

❶混合A的材料（醬油、料理酒、花椒粉）。
❷豬肝用清水充分洗淨。
❸豬肝切成薄片，放入❶的調味液中醃10分鐘。
❹煎鍋中熱油，將❶兩面煎（在中途可以塗抹汁2～3次）。
❺奇異果切成圓片。
❻馬鈴薯蒸過，做成粉吹芋。
❼在器皿中放入❹，添上❺、❻。

醣類	21.6g
蛋白質	14.4g
脂肪	6.3g
維他命A效力	25818IU
維他命C	66mg
維他命E效力	1.6mg
食鹽相當量	1.1g

152 kcal

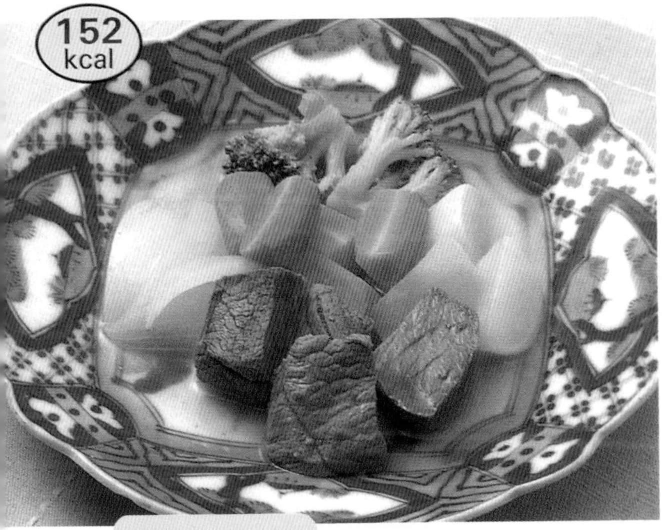

燉菜

材料

牛腿肉塊…80g 鹽、胡椒…少許 紅蘿蔔…40g 洋蔥、蕪菁…各30g 花椰菜…15g 水…160cc A（荷蘭芹莖…½根 西洋芹軸…少許 肉桂…½片） 湯塊…⅙個 B（芥末醬…少許）

作法

❶在牛肉的幾處叉洞之後，撒上鹽、胡椒，用風箏線綁住。
❷紅蘿蔔分為3～4等分之後，切成適量的大小。洋蔥與蕪菁也切成適當大小。花椰菜煮過，瀝乾水分，分為小株。
❸用小火煮水與❶和捆成一束的A及湯塊，撈除澀液後，再用小火煮1小時依序加入紅蘿蔔、洋蔥、蕪菁，再充分煮熟，放入花椰菜，用鹽、胡椒調味，再煮幾分鐘。最後添上B。

醣類	7.9g
蛋白質	19.1g
脂肪	4.6g
維他命A效力	1711IU
維他命C	35mg
維他命E效力	0.5mg
食鹽相當量	0.9g

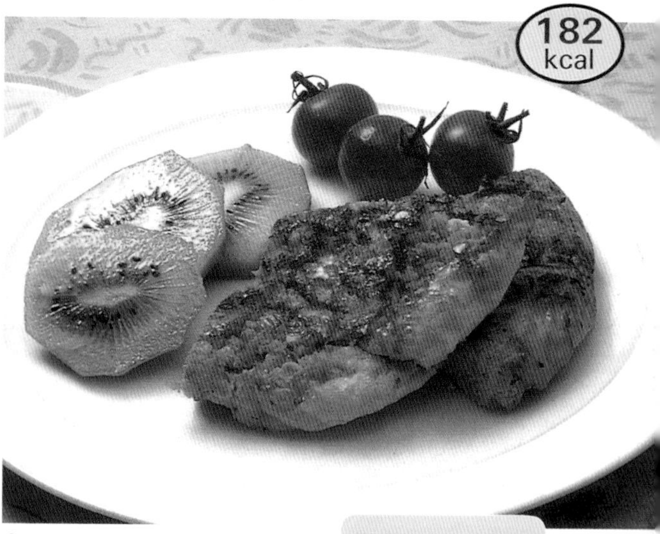

煎蛋捲

材料

蛋…1個　沙拉油…½小匙　雞胸絞肉、洋蔥…各25g　紅蘿蔔…15g　鹽、胡椒…各少許　奇異果…60g　小番茄…3個

作法

❶紅蘿蔔擦碎成泥狀，洋蔥剁碎。

❷蛋打散，擱置待用。

❸在厚的煎鍋中加熱沙拉油，炒雞絞肉。然後放入❶，再炒。

❹用鹽、胡椒調味❸。

❺將❹全部攤在煎鍋中，攤成平均的厚度，然後倒入❷，緊緊蓋上蓋子，用小火燜煮一下。

❻❺切成放射狀。

❼將❻盛盤，添上奇異果和番茄。

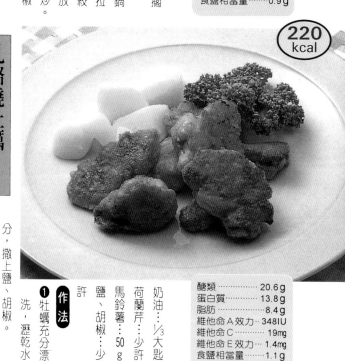

醣類	14.1g
蛋白質	13.5g
脂肪	7.9g
維他命A效力	1120IU
維他命C	62mg
維他命E效力	2.1mg
食鹽相當量	0.9g

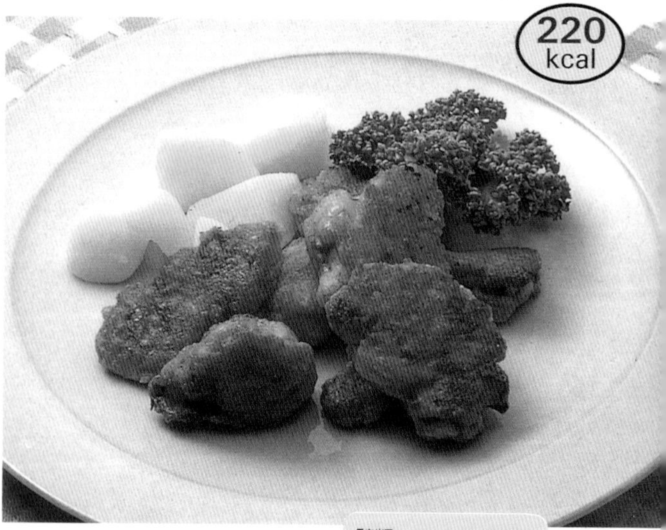

乳酪燒牡蠣

材料

牡蠣…80g
鹽…少許
胡椒…少許
麵粉…少許
蛋汁…¼個
乳酪粉…1大匙
奶油…⅓大匙
荷蘭芹…少許
馬鈴薯…50g
鹽、胡椒…少許

作法

❶牡蠣充分漂洗，瀝乾水分，撒上鹽、胡椒。

❷❶薄薄地沾一層麵粉，再沾蛋汁，撒上乳酪粉。

❸煎鍋中加熱奶油，放入❷煎。

❹馬鈴薯做成粉吹芋。

❺器皿中盛入❸的牡蠣，添上❹的粉吹芋與荷蘭芹。

醣類	20.6g
蛋白質	13.8g
脂肪	8.4g
維他命A效力	348IU
維他命C	19mg
維他命E效力	1.4mg
食鹽相當量	1.1g

144 kcal

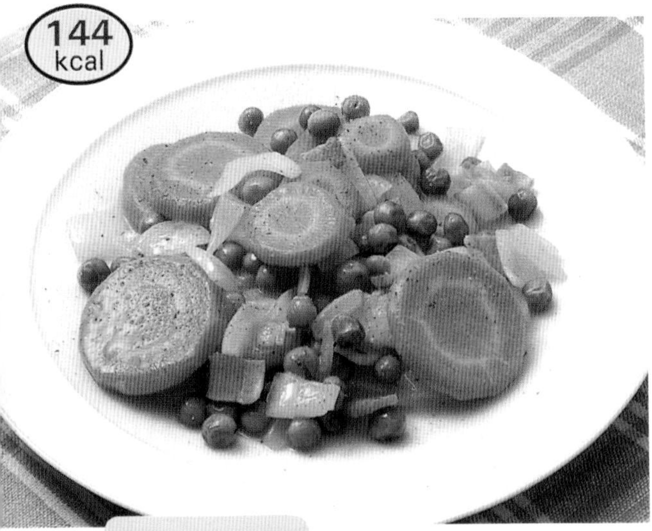

醣類	14.0g
蛋白質	4.9g
脂肪	7.5g
維他命A效力	3415IU
維他命C	18mg
維他命E效力	0.6mg
食鹽相當量	1.2g

煮紅蘿蔔青豆

材料 紅蘿蔔…80g 青豆、洋蔥…各30g 培根…10g 奶油…1小匙 A（湯…1/4杯 湯塊…1/4個 鹽…少許 砂糖…少許） 胡椒…少許

作法

1. 紅蘿蔔切成5mm厚的圓片，略煮。
2. 洋蔥、培根切成1cm正方形的大小。
3. 厚鍋中加熱奶油炒❷，再加入❶繼續炒。
4. 然後加入A（湯、湯塊、鹽、砂糖）煮15分鐘。
5. 放入青豆，用小火煮到蔬菜軟了為止，最後撒上胡椒。

113 kcal

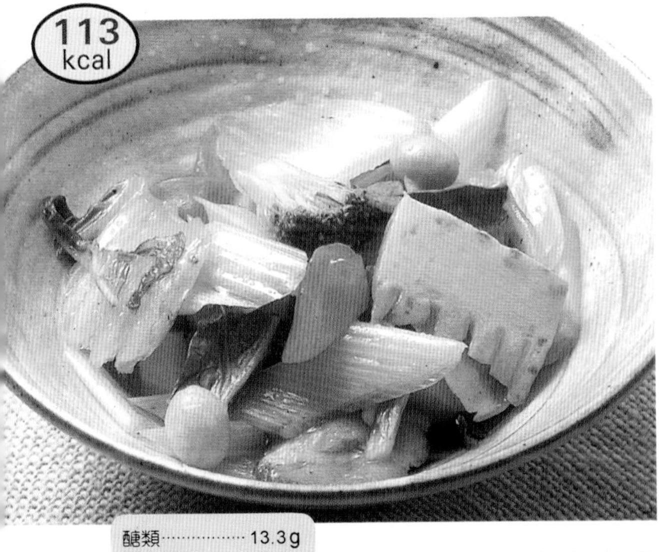

醣類	13.3g
蛋白質	5.5g
脂肪	4.8g
維他命A效力	1127IU
維他命C	42mg
維他命E效力	1.4mg
食鹽相當量	0.9g

八寶菜

材料 白菜…40g 紅蘿蔔…25g 花椰菜…15g 乾香菇…1/2朵 竹筍…20g 長蔥…30g 白果…10g 蝦米…1/2大匙 雞架子湯…1/6杯 沙拉油…1小匙 芝麻油…少許 A（酒…1/2小匙強 醬油…1/2小匙 鹽…少許） 太白粉…1/2小匙

作法

1. 白菜軸(b)斜切，葉子(g)略切。紅蘿蔔(c)切塊煮過，花椰菜(e)煮過，分為小株。香菇(a)浸泡還原斜切。竹筍(d)切成薄片，長蔥(f)斜切，蝦米浸泡還原。
2. 用炒菜鍋炒蝦米，然後再依序炒❶的(a)～(d)、白果、(e)(f)(g)，加入湯，煮滾之後，用A調味，加入太白粉。

煮蔬菜

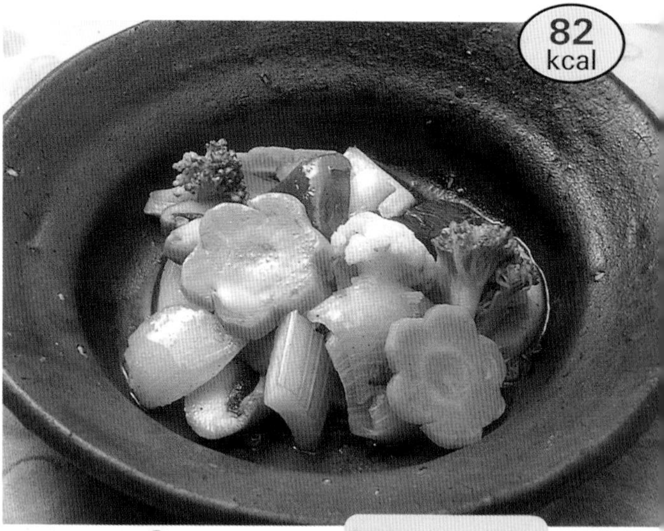

材料 小洋蔥、蘑菇…各1個　西洋芹、紅蘿蔔…各10g　A（花菜、花椰菜…各15g）　青椒…1/4個　沙拉油…1小匙　B（蒜…小1片　長蔥…5g）　C（水…25cc　湯塊…1/8個　酒…1/4大匙　砂糖、鹽…各少許）　太白粉…1/4小匙

作法

❶洋蔥去皮，整顆煮。

❷西洋芹、青椒切成一口的大小，紅蘿蔔切成2～3mm厚度，取花形。

❸A與❷的紅蘿蔔略煮之後，A分為小株。

❹B剁碎。

❺炒菜鍋中熱油，放入❹，爆香之後炒❷。再加入蘑菇與❶、❸再炒，然後放入C與太白粉。

醣類	8.2g
蛋白質	2.9g
脂肪	4.2g
維他命A效力	505IU
維他命C	48mg
維他命E效力	1.1mg
食鹽相當量	1.2g

日式花椰菜炒絞肉

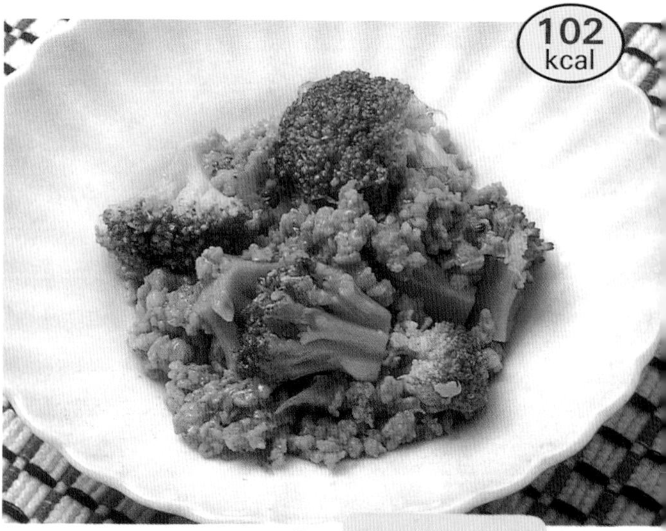

材料 花椰菜…50g　豬腿絞肉…25g　柴魚片…1/2大匙　沙拉油…1/3大匙　A（高湯…1大匙強　醬油…3/4小匙　酒…1/4小匙）　太白粉…1/4小匙

作法

❶花椰菜略煮，分為小株。

❷柴魚片乾炒。

❸煎鍋中熱油炒絞肉，加入❶的花椰菜快炒。

❹將A（高湯、醬油、酒）加入❸中，再加入❷的柴魚片炒煮。

❺❹全部入味之後，用太白粉勾芡，關火。

醣類	5.2g
蛋白質	8.6g
脂肪	5.5g
維他命A效力	200IU
維他命C	81mg
維他命E效力	1.6mg
食鹽相當量	0.8g

73 kcal

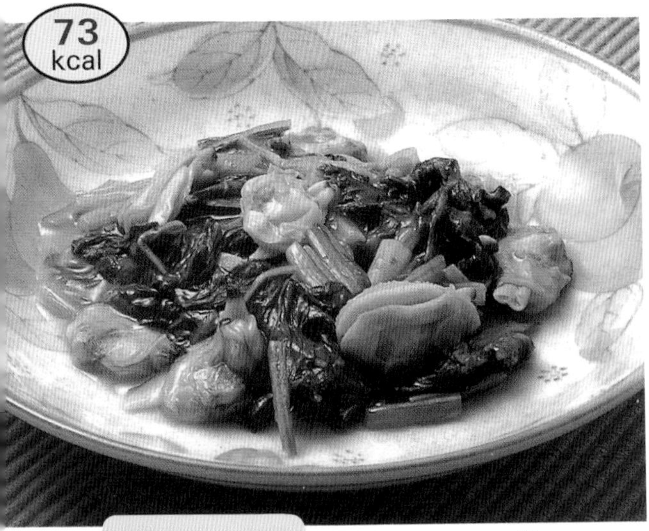

中式炒煮小油菜蛤仔

材料

小油菜…80g 蛤仔肉…30g 蒜、薑…各少許 沙拉油…1小匙 A（高湯…¼杯 醬油…½小匙 鹽…少許） 太白粉…½小匙

作法

❶小油菜切成2㎝。
❷蒜、薑剁成細末。
❸蛤仔漂洗之後瀝乾水分，擱置在旁。
❹鍋中熱油，在低溫時放入❷的薑、蒜爆香，然後調成高溫放入❶的小油菜炒。
❺小油菜略炒之後，放入❸的蛤仔一起炒。
❻最後加入A，煮滾之後用太白粉勾芡。

醣類	5.1g
蛋白質	5.1g
脂肪	3.6g
維他命A效力	1458IU
維他命C	62mg
維他命E效力	1.8mg
食鹽相當量	1.0g

402 kcal

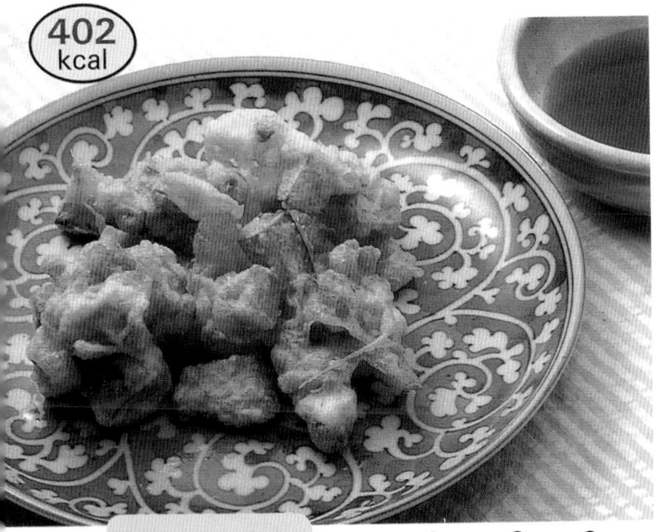

炸南瓜

材料

南瓜…100g 青豆…5g 紅蘿蔔…10g 蛋…1/6個 A（高湯…2大匙 醬油、料理酒…各2小匙弱） 麵粉…⅓杯 炸油…適量

作法

❶南瓜切成1.5㎝正方形。
❷青豆略煮。
❸紅蘿蔔切成5㎜正方形，然後煮過。
❹A略微煮滾。
❺蛋放入大碗中打散。
❻將¼杯的冷水和麵粉加入❺中，作成麵衣。
❼麵衣與❶❷❸混合。
❽用180℃的油炸❼。
❾器皿中盛入❽，添上❹。

醣類	50.2g
蛋白質	6.6g
脂肪	18.7g
維他命A效力	941IU
維他命C	41mg
維他命E效力	7.6mg
食鹽相當量	15g

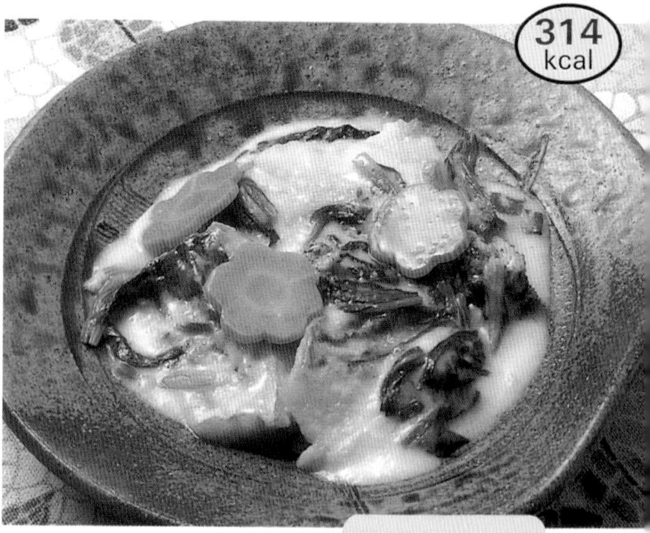

314 kcal

乳牛煮霸魚

材料 霸魚…70g 鹽…少許 胡椒…少許 麵粉…1/4大匙 菠菜…40g 花椰菜…20g 紅蘿蔔…10g 沙拉油…1小匙 牛乳…1/2杯 A（奶油、麵粉…各1/2大匙）

作法

❶霸魚斜切成3塊，撒上鹽、胡椒及麵粉。

❷菠菜煮過後切成3cm長度，花椰菜煮過後分成小株，紅蘿蔔切成薄片，取形略煮。

❸在厚鍋中將❶兩面煎好後，加入牛乳用小火煮2～3分鐘，再加入❷中除了紅蘿蔔以外的蔬菜。

❹A調勻之後加入少量❸的煮汁調拌，然後放入❸中用鹽調味。盛盤時上面用❷的紅蘿蔔裝飾。

醣類	13.6g
蛋白質	20.2g
脂肪	19.5g
維他命A效力	1712IU
維他命C	59mg
維他命E效力	3.2mg
食鹽相當量	0.7g

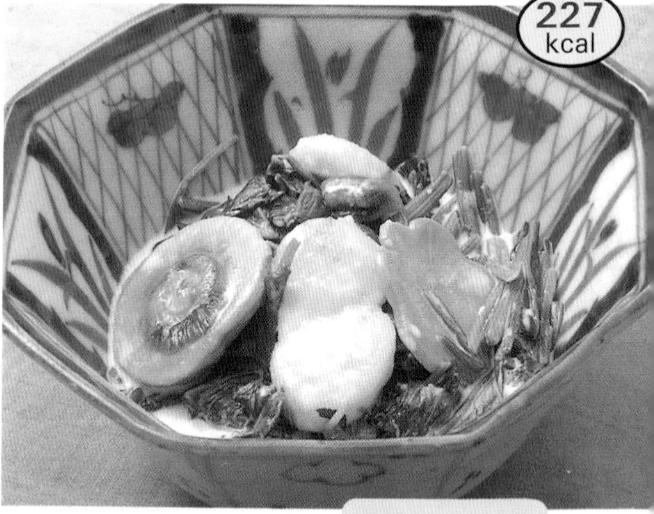

227 kcal

牛乳煮菠菜、干貝

材料 菠菜…100g 干貝…40g 鹽、胡椒、麵粉、蒜…各少許 沙拉油…2 1/2小匙 蘑菇、紅蘿蔔…各15g A（鹽、胡椒…各少許） 鮮奶油…2 1/4小匙

作法

❶菠菜略煮切成3～4cm長度。

❷干貝較厚的對半切開，撒上鹽、胡椒，沾上一層薄薄的麵粉，用1小匙的油煎。

❸蘑菇對半縱切。

❹紅蘿蔔切成圓形煮過。

❺蒜略切用小火炒，放入❶與❸，加入1 1/2小匙的油炒，再加入❷用A調味。加入❹、鮮奶油略為煮滾。

醣類	8.1g
蛋白質	13.1g
脂肪	15.7g
維他命A效力	3684IU
維他命C	68mg
維他命E效力	4.8mg
食鹽相當量	0.9g

菠菜和竹輪

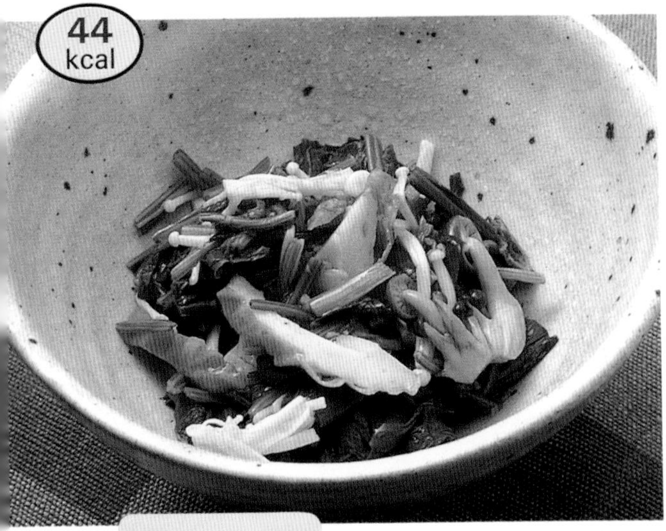

材料

菠菜……70g
金菇……10g
玉蕈……10g
竹輪……15g
高湯(A)……2小匙弱
醬油(A)……3/4小匙
薑汁(A)……1/6小匙
豌豆嬰……少許

作法

❶菠菜煮過後切成2～3cm長度。
❷金菇對半切開。
❸玉蕈分成小株略煮。
❹竹輪用滾水燙過後對半縱切，再斜切成5mm長度。
❺❶～❹與A涼拌。
❻豌豆嬰切成2cm長度，撒上❺。

醣類	6.7g
蛋白質	5.1g
脂肪	0.6g
維他命A效力	2052IU
維他命C	47mg
維他命E效力	1.8mg
食鹽相當量	1.1g

大學芋

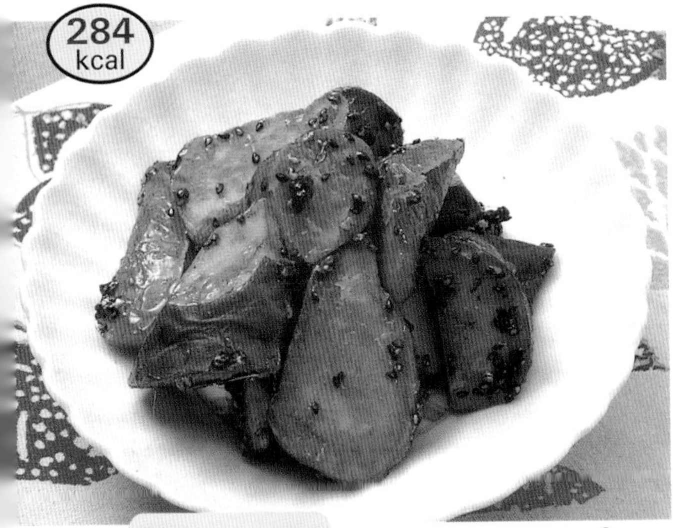

材料

甘薯……130g
砂糖……1大匙
醬油……2/3小匙
炸油……適量
炒過的黑芝麻……1½小匙

作法

❶將甘薯充分洗淨。
❷將❶的甘薯連皮切塊。
❸泡在水中之後撈起，瀝乾水分。
❹沙拉油加熱到170℃，將❸的甘薯炸成金黃色。
❺調味料（砂糖、醬油）與少許的水混合一起煮。
❻❺煮成蜜狀時，趁熱和❹的甘薯一起調拌。
❼最後將炒過的黑芝麻撒在❻上。

醣類	48.2g
蛋白質	2.8g
脂肪	9.2g
維他命A效力	—IU
維他命C	39mg
維他命E效力	2.9mg
食鹽相當量	0.6g

炒蔬菜

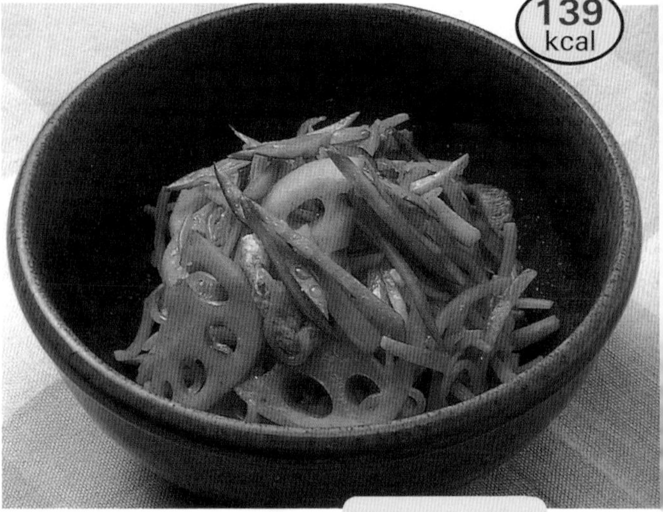

139 kcal

材料

牛蒡…50g　蓮藕…30g　紅蘿蔔…20g　蒟蒻粉絲…¼個　乾香菇…1朵　油豆腐皮…¼塊　沙拉油…1小匙　A（砂糖…¼大匙　醬油…1小匙弱　鹽…少許　高湯…15~25cc）　醋…¼大匙　煮過的豌豆片…1~2片

作法

❶將牛蒡切成3cm的細絲，蓮藕(b)分成2~4半後切成小段，一起泡在水中。紅蘿蔔(a)切絲，浸泡過後的香菇(d)切細，油豆腐皮(e)用滾水燙過之後切絲，蒟蒻粉絲(c)煮過後切成易吃的大小。

❷炒牛蒡時依序加入(a)~(e)拌炒後，再加入A中充分煮熟。倒入醋混合，蓋上蓋子燜到冷卻為止，再撒上切絲的豌豆片。

醣類	20.6g
蛋白質	4.2g
脂肪	5.9g
維他命A效力	838IU
維他命C	23mg
食物纖維	7.1g
食鹽相當量	1.0g

拍鬆牛蒡

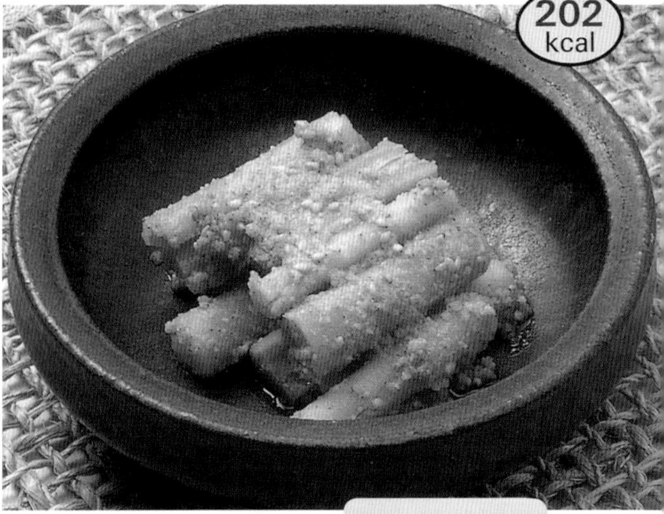

202 kcal

材料

牛蒡……80g
醋（牛蒡用）……2大匙
白芝麻……2大匙
紅辣椒……¼根
醋……5/6大匙
砂糖……2¼大匙
鹽……少許

作法

❶牛蒡去皮切成20cm長度，泡在醋水中，用加入少量醋的滾水煮2~3分鐘之後，撈起瀝乾水分。

❷紅辣椒切成小段。

❸白芝麻炒過後用研缽研碎，再加入調味料（醋、砂糖、鹽）以及❷的紅辣椒。

❹用研磨棒拍鬆❶的牛蒡，切成5cm長度，較粗的切成2~4片，用❸涼拌。

醣類	24.8g
蛋白質	5.9g
脂肪	9.9g
維他命A效力	—IU
維他命C	3mg
食物纖維	9.2g
食鹽相當量	0.9g

大豆沙拉

152 kcal

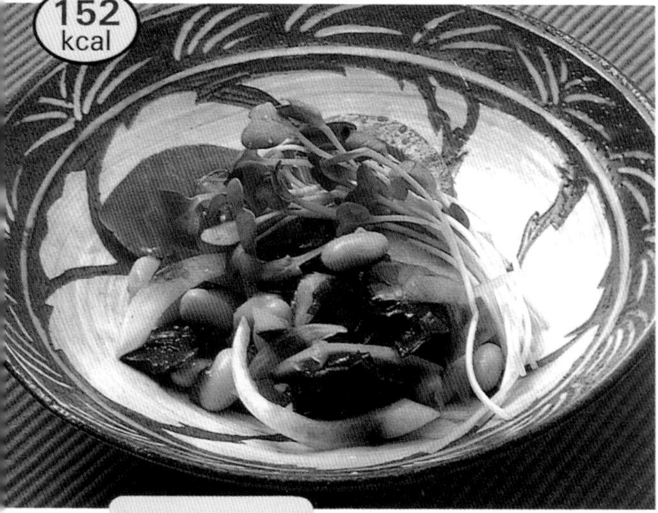

材料

煮大豆…40g 新鮮海帶芽…10g 洋蔥…10g 番茄…中1/4個 豌豆嬰…少許 A（薑汁…1/4小匙 醬油…1/2小匙強 梅乾…中1/4個 醋…1/4大匙 沙拉油…1/2大匙）

作法

❶新鮮海帶芽用滾水燙過。

❷洋蔥切成薄片泡在水中，再撈起充分擠乾水分。

❸番茄切成梳形。

❹將梅乾泡在水中去除鹽分之後磨碎，與A的調味醬材料（薑汁、醬油、梅乾、醋、沙拉油）充分混合。

❺煮大豆與❶的新鮮海帶芽、❷的洋蔥、❸的番茄以及❹混合，撒上豌豆嬰。

醣類	8.0g
蛋白質	7.5g
脂肪	10.2g
維他命A效力	243IU
維他命C	16mg
食物纖維	3.9g
食鹽相當量	1.1g

蘿蔔乾拌蛤仔

101 kcal

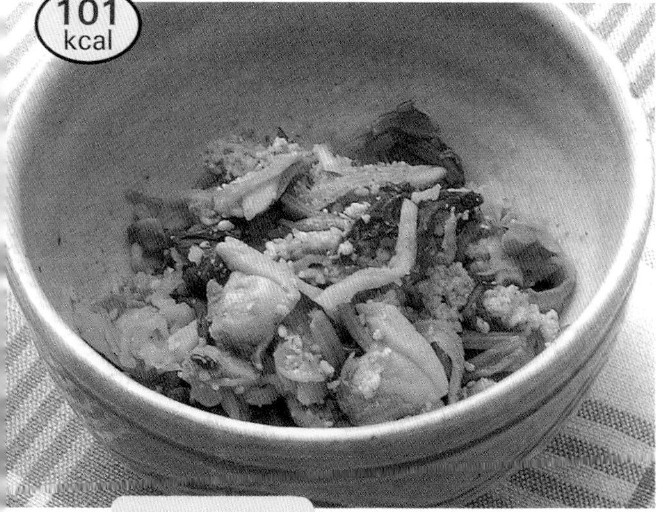

材料

蘿蔔乾…5g 蛤仔肉…50g A（酒…1小匙 醬油…1/2小匙） 小油菜…50g 白芝麻…1/2大匙 B（醬油…1小匙 砂糖…1小匙 醋…1小匙 芥末醬…少許）

作法

❶蘿蔔乾用水浸泡還原。

❷去除❶的水分，切成易吃的長度。

❸蛤仔肉放在簍子裡漂洗，用A（酒、醬油）炒。

❹小油菜煮過，切成3cm長度。

❺將❶與❹混合，用❸的一部分汁液醃過，略微擠乾水分。

❻磨碎炒過的白芝麻，加入B（醬油、砂糖、醋、芥末醬），涼拌❸與❺。

醣類	10.6g
蛋白質	7.6g
脂肪	3.0g
維他命A效力	930IU
維他命C	40mg
食物纖維	2.9g
食鹽相當量	1.8g

蔬菜煮鵪鶉蛋

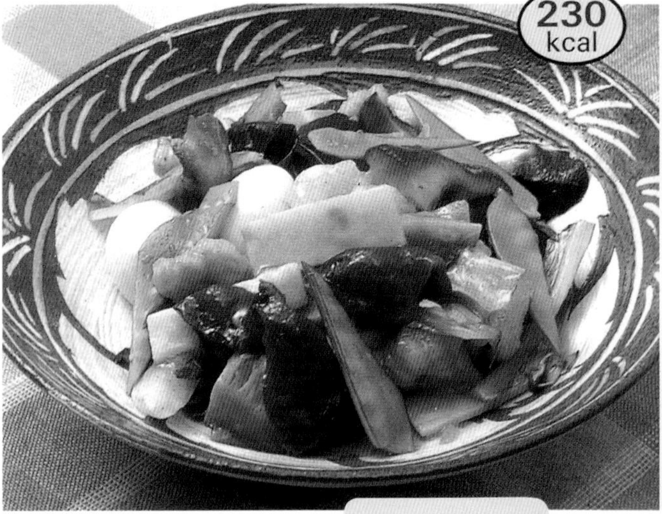

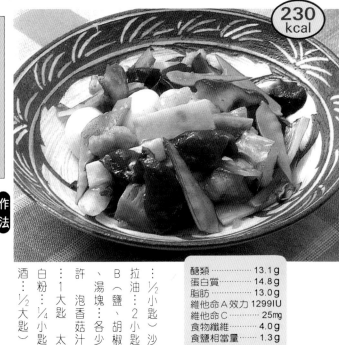

230 kcal

材料

紅蘿蔔、竹筍、豬腿肉…各20g　高麗菜…40g　煮過的豌豆片…7g　木耳…5片　乾香菇…2朵　鵪鶉蛋…3個　蝦仁…30g　太白粉…$\frac{1}{4}$大匙　A（酒…$\frac{2}{5}$小匙弱　鹽…少許　薑汁…$\frac{1}{2}$小匙）沙拉油…2小匙　B（鹽、胡椒、湯塊…各少許　泡香菇汁…1大匙　太白粉…$\frac{1}{4}$小匙　酒…$\frac{1}{2}$大匙）

作法

❶蔬菜類切成適當大小先準備好，鵪鶉蛋煮過剝殼。

❷切成一口大小的豬肉與蝦仁用A醃過，撒上太白粉炒，盛盤。炒蔬菜類加入蛋、豬肉、蝦仁，倒入B，煮熟之後混入豌豆片。

醣類	13.1g
蛋白質	14.8g
脂肪	13.0g
維他命A效力	1299IU
維他命C	25mg
食物纖維	4.0g
食鹽相當量	1.3g

蕈類湯

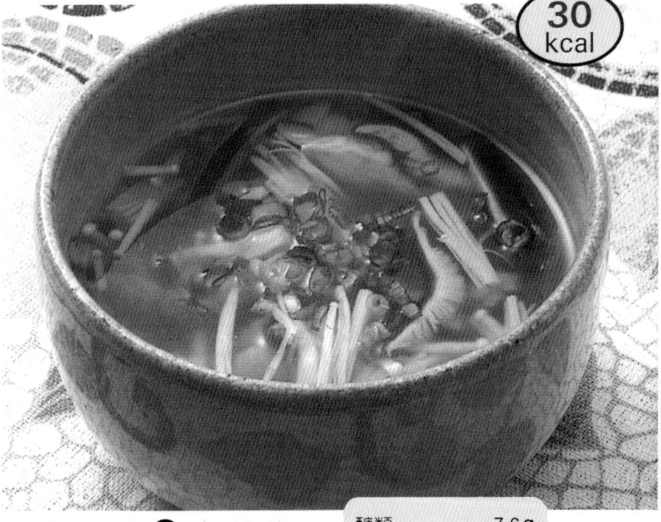

30 kcal

材料

新鮮香菇…………2朵
玉蕈…………5g
金菇…………15g
萬能蔥（切成蔥花）……少許
高湯…………$\frac{1}{3}$杯
醬油…………$\frac{1}{4}$小匙
鹽……$\frac{1}{7}$小匙
料理酒　$\frac{1}{3}$小匙
太白粉　1小匙

作法

❶香菇切成薄片。

❷玉蕈分為小株。

❸金菇切成3cm長度。

❹高湯中加入調味料（醬油、鹽、料理酒），開火煮。

❺再放入❶的香菇、❷的玉蕈、❸的金菇略煮。

❻用太白粉勾芡❺，最後撒上蔥花。

醣類	7.6g
蛋白質	1.8g
脂肪	0.3g
維他命A效力	24IU
維他命C	1mg
食物纖維	2.8g
食鹽相當量	0.9g

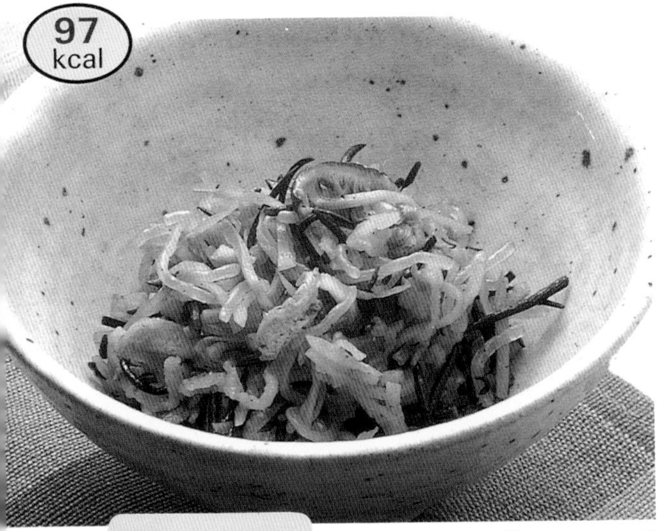

97 kcal

羊栖菜炒蘿蔔乾

材料
羊栖菜…3g　蘿蔔乾…6g　油豆腐皮…1/4塊　蒟蒻粉絲…20g　乾香菇…1朵　紅蘿蔔…10g　沙拉油…1/4大匙　A（高湯…100cc　砂糖、料理酒、酒…各1/4小匙　醬油…1小匙）　芝麻油…少許

作法
1. 羊栖菜、蘿蔔乾、乾香菇用水浸泡還原，香菇切絲。
2. 油豆腐皮用滾水燙過、切絲。
3. 蒟蒻粉絲煮過，切成易吃的大小。
4. 紅蘿蔔切絲。
5. 用沙拉油炒1~4，加入A煮20~30分鐘。
6. 最後在5中滴入2~3滴的芝麻油。

醣類	10.3g
蛋白質	2.8g
脂肪	6.1g
維他命A效力	410IU
維他命C	2mg
食物纖維	3.8g
食鹽相當量	1.0g

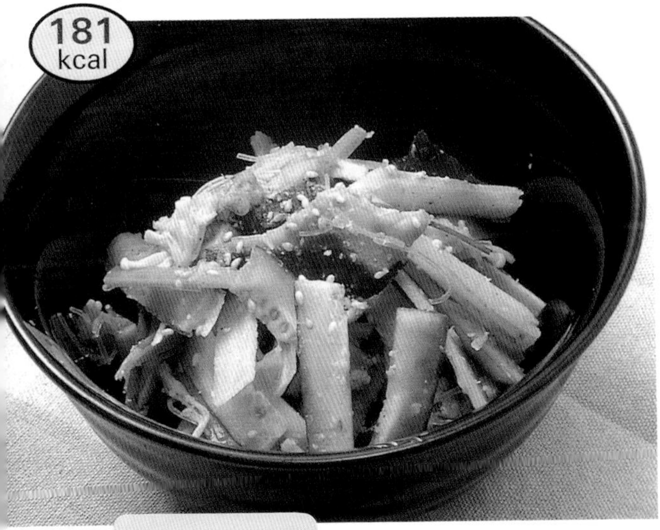

181 kcal

南蠻醋拌蕈類蔬菜

材料
粉絲…2g　木耳…1g　金菇、紅蘿蔔…各25g　乾香菇…1朵　小黃瓜…45g　鹽…少許　牛蒡…30g　A（醋…1大匙　砂糖…2小匙）　炒過的芝麻…1大匙　味噌…1小匙強　B（砂糖…2小匙強　醋…3/4大匙　醬油…1 1/8小匙　豆瓣醬…少許）

作法
1. 粉絲、木耳浸泡還原，切成適當的大小。金菇略煮，切成二段。浸泡還原的香菇煮過之後切成薄片。小黃瓜和紅蘿蔔切成短條狀，用鹽揉搓。牛蒡也切成短條狀，泡入水中，煮過之後趁熱醃漬在A中。
2. 芝麻研磨之後混入味噌，慢慢加入B中調拌，與其他的材料涼拌。

醣類	30.7g
蛋白質	6.0g
脂肪	5.7g
維他命A效力	1063IU
維他命C	9mg
食物纖維	6.9g
食鹽相當量	2.2g

豆腐渣沙拉

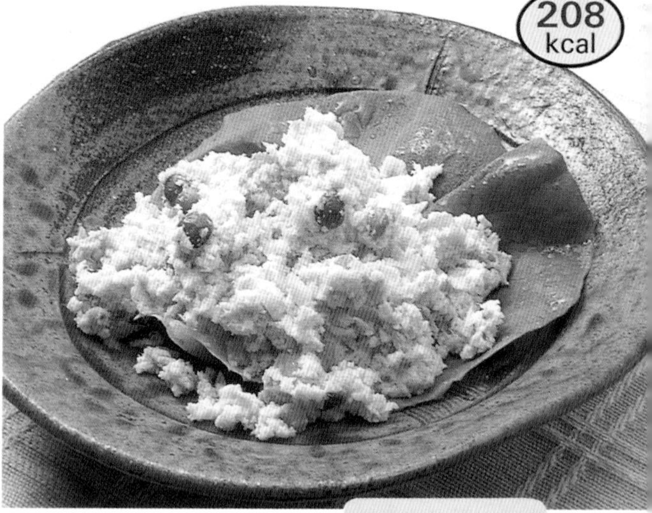

208 kcal

材料

豆腐渣…50g
紅蘿蔔…10g 罐頭金槍魚…25g 洋蔥碎屑…15g
青豆…10g A（鹽…1/8小匙 胡椒…少許 美乃滋…2小匙） 生菜…1片

作法

❶紅蘿蔔切成1cm正方形煮過。
❷豆腐渣用微波爐加熱，擱置待用。
❸罐頭金槍魚瀝乾油分，略微掰碎。
❹剁碎的洋蔥用水浸泡之後，撈起瀝乾水分。
❺青豆煮過。
❻混合❺與A（鹽、胡椒、美乃滋）。
❼盤中鋪上生菜，上面擺上❻。

醣類	9.2g
蛋白質	10.1g
脂肪	14.3g
維他命A效力	670IU
維他命C	8mg
食物纖維	6.5g
食鹽相當量	1.1g

大豆總匯沙拉

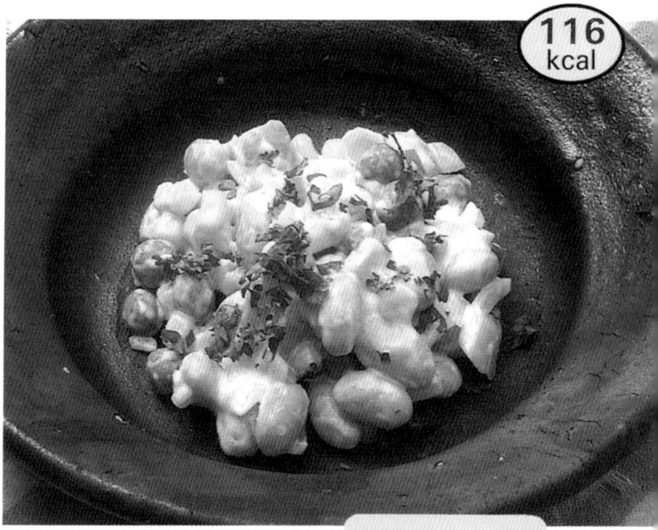

116 kcal

材料

煮大豆（罐頭）…30g
玉米粒（罐頭）…10g
青豆…10g
紅蘿蔔…10g
洋蔥…8g
美乃滋…1小匙
鹽…少許
胡椒…少許
芥末醬…少許
荷蘭芹…少許

作法

❶紅蘿蔔切成1cm正方形大小，煮過。
❷青豆煮出美麗的顏色。
❸洋蔥和荷蘭芹剁碎。
❹混合調味料（美乃滋、鹽、胡椒、芥末醬）。
❺大豆、玉米粒、❶❷、洋蔥用❹涼拌，最後撒上❸的荷蘭芹。

醣類	8.1g
蛋白質	6.0g
脂肪	6.8g
維他命A效力	478IU
維他命C	5mg
食物纖維	3.6g
食鹽相當量	0.7g

毛豆炒番茄

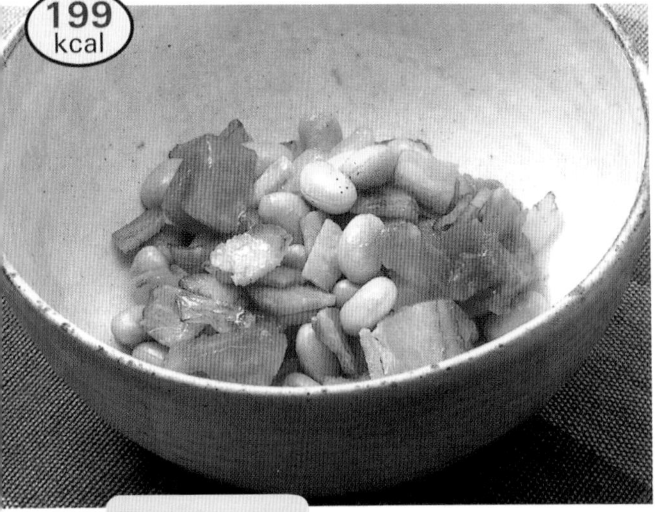

199 kcal

材料

- 毛豆（去除豆莢）……60g
- 番茄……30g
- 洋蔥……15g
- 培根……20g
- 沙拉油……½小匙
- 鹽……少許
- 胡椒……少許

作法

❶培根切成1cm長。

❷洋蔥剁碎。

❸毛豆煮過。

❹番茄用滾水燙過，剝皮、去籽、略切。

❺炒菜鍋中熱沙拉油，先放入❶的培根和❷洋蔥拌炒。

❻炒到洋蔥變色之後，放入❸的毛豆、❹的番茄，用鹽、胡椒調味，略炒。

醣類	8.5g
蛋白質	9.9g
脂肪	13.8g
維他命A效力	106IU
維他命C	32mg
食物纖維	6.5g
食鹽相當量	0.9g

袋煮蘿蔔乾

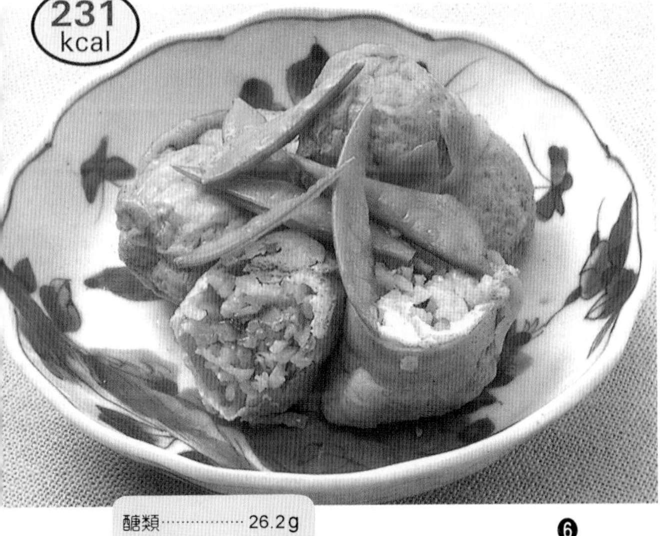

231 kcal

材料

蘿蔔乾、蒟蒻粉絲…各13g　紅蘿蔔…7g　牛蒡…8g　雞絞肉…12g　乾香菇…1g　油豆腐皮…1½塊　葫蘆乾…50cm　高湯…120cc　A（醬油、料理酒…各⅙小匙強）　B（砂糖…2小匙弱）　C（醬油…1小匙）　D（豌豆片…5g）

作法

❶蘿蔔乾浸泡還原，煮3分鐘。蒟蒻粉絲煮過、略切。

❷蔬菜類切成適當大小，先準備好。

❸油豆腐皮分成2等分後切開，去除油分。

❹葫蘆乾用鹽揉搓，分成3等分。

❺肉與❶❷混合，用A調味，分成3等分，塞入❸中用❹綁住。

❻用高湯煮❺，加入B，蓋上鍋蓋煮10分鐘。加入C用小火煮20分鐘，最後用D裝飾。

醣類	26.2g
蛋白質	10.0g
脂肪	10.6g
維他命A效力	314IU
維他命C	6mg
食物纖維	7.2g
食鹽相當量	1.0g

煮馬鈴薯

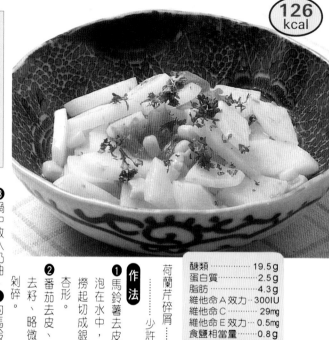

126 kcal

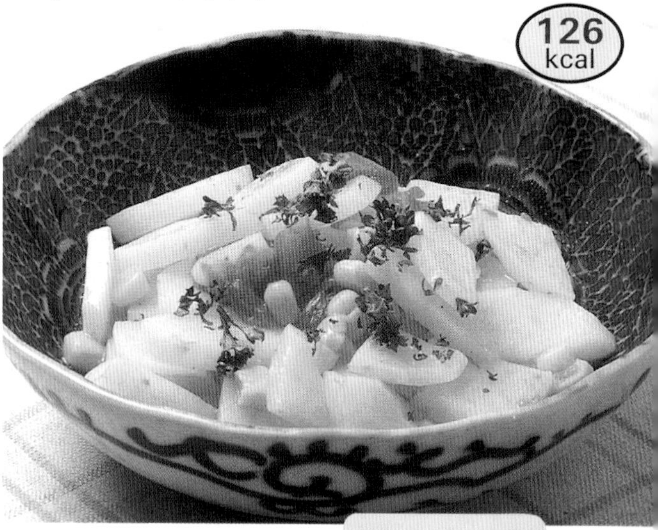

材料

- 馬鈴薯……70g
- 番茄……30g
- 玉米（玉米粒罐頭）……30g
- 奶油……5g
- 鹽……1/10小匙
- 胡椒……少許
- 荷蘭芹碎屑……少許

作法

❶馬鈴薯去皮泡在水中，撈起切成銀杏形。

❷番茄去皮、去籽、略微剁碎。

❸鍋中放入奶油、❶的馬鈴薯、❷的番茄、玉米粒，分為2~3段重疊放入。

❹❸中撒上鹽和胡椒調味，加入1大匙的水，蓋上紙蓋煮。

❺器皿中放入❹，撒上荷蘭芹碎屑。

醣類	19.5g
蛋白質	2.5g
脂肪	4.3g
維他命A效力	300IU
維他命C	29mg
維他命E效力	0.5mg
食鹽相當量	0.8g

小油菜拌芝麻醋

133 kcal

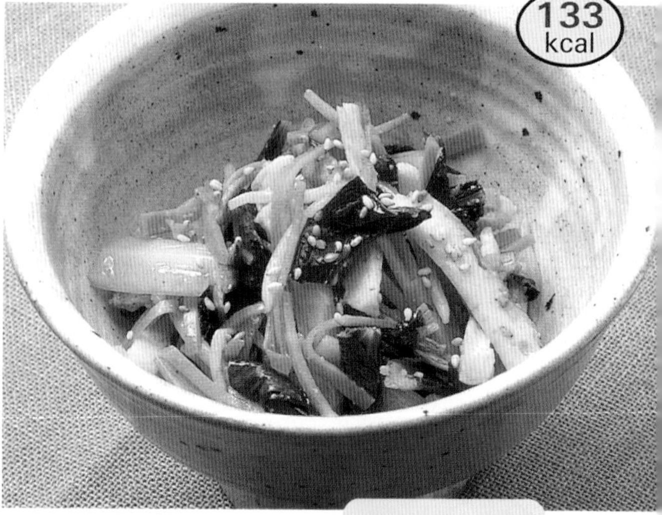

材料

小油菜…80g 豆芽菜…30g 紅蘿蔔…20g 竹輪…10g 薑…少許 白芝麻…1/2大匙 A（高湯…1/2小匙 醋…1 1/8小匙 砂糖…3/4小匙 醬油…1/4小匙） 沙拉油…3/4小匙 B（高湯…1 2/3大匙 酒、砂糖…各3/4小匙 醬油…1/2小匙弱）

作法

❶小油菜略煮，切成3~4cm長度。

❷豆芽菜略煮，瀝乾水分。

❸紅蘿蔔、薑切絲，竹輪切細。

❹炒芝麻磨碎，加入A中。

❺❷❸加入B用沙拉油炒，煮2~3分鐘入味後，直接冷卻，倒掉煮汁，加入❶與❹調拌。

醣類	13.1g
蛋白質	6.0g
脂肪	6.5g
維他命A效力	2260IU
維他命C	63mg
維他命E效力	2.0mg
食鹽相當量	0.9g

湯菠菜、玉蕈

33 kcal

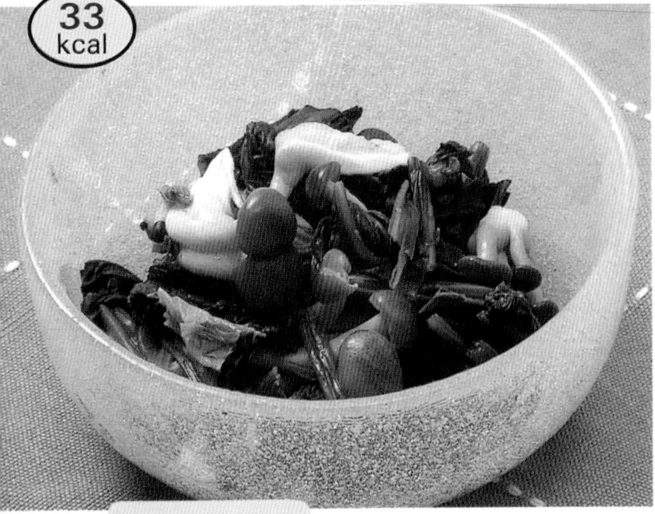

材料

- 菠菜……70g
- 玉蕈……20g
- 酒……2小匙
- 鹽……少許

作法

❶菠菜煮過。
❷菠菜切成2㎝長度。
❸玉蕈掰開。
❹玉蕈放入厚鍋中，加入2小匙酒和少許鹽。
❺用小爐子開小火，❹燜煮3分鐘。
❻將❶的菠菜與❺的玉蕈混合著吃。

醣類	4.7g
蛋白質	3.1g
脂肪	0.2g
維他命A效力	2030IU
維他命C	46mg
維他命E效力	1.8mg
食鹽相當量	0.6g

青紫蘇飯

322 kcal

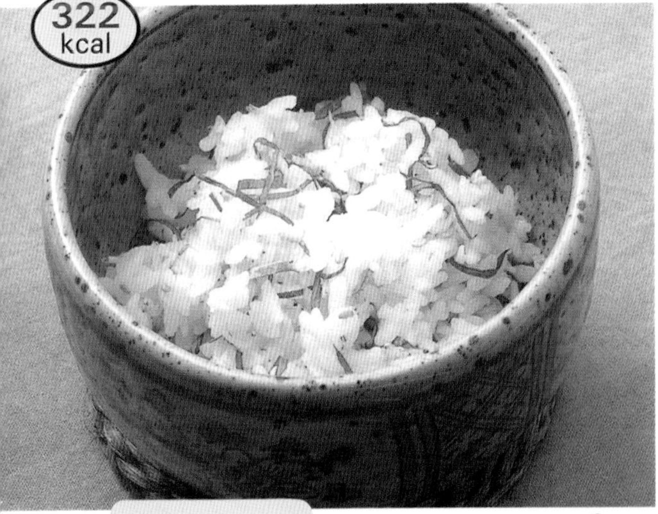

材料

- 米……½杯
- 青紫蘇……2片
- 魩仔魚……8g
- 炒過的白芝麻……⅓大匙
- 酒……¾小匙
- 鹽……少許

作法

❶米洗淨之後放在簍子裡瀝乾水分。
❷青紫蘇切絲，去除水分。魩仔魚用滾水燙過，去除鹽分。
❸在❶的米中加入魩仔魚、酒、鹽一起煮。
❹❸煮好之後加入青紫蘇和炒過的白芝麻。
❺以切的方式混合❹的飯。

醣類	61.5g
蛋白質	9.1g
脂肪	2.7g
維他命A效力	96IU
維他命C	1mg
維他命E效力	0.5mg
食鹽相當量	0.8g

醋拌白蘿蔔泥

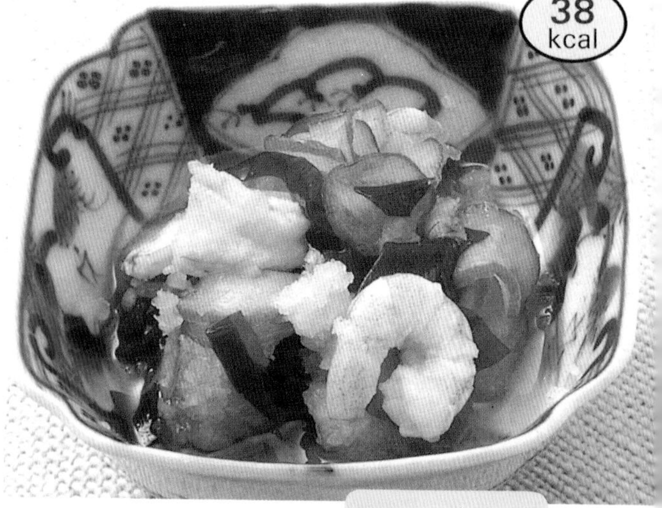

38 kcal

材料

小蝦…25g　A（鹽…少許　酒…1/4小匙　水…1小匙）　小黃瓜…25g　鹽…少許　新鮮海帶芽…4g　醋…少許　白蘿蔔泥…25g　B（醋…2 1/4小匙　砂糖…1小匙弱　鹽…少許）

作法

❶蝦去殼及泥腸，放入鍋中。

❷A加入❶中燜煮一下，關火之後直接冷卻。

❸小黃瓜用板子摩擦，切成小段後再切成薄片。

❹用鹽揉搓，略微洗淨之後瀝乾水分。

❺海帶芽用滾水澆淋，瀝乾水分，撒上醋。

❻稍微去除白蘿蔔泥的水分後，加入B拌❷❹❺。

醣類	4.2g
蛋白質	4.1g
脂肪	0.3g
維他命A效力	52IU
維他命C	9mg
維他命E效力	0.1mg
食鹽相當量	0.9g

南蠻煮蒟蒻玉蕈

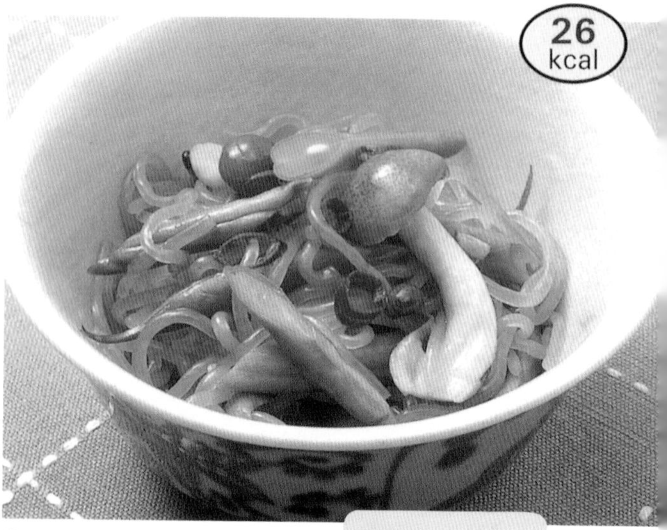

26 kcal

材料

蒟蒻絲…50g　玉蕈…25g　四季豆…20g　紅辣椒…1/3根　A（高湯…1/4杯　醬油…1小匙　料理酒…3/4小匙）

作法

❶蒟蒻絲煮過，瀝乾水分、切成易吃的長度。

❷玉蕈分為小株。

❸四季豆煮過，瀝乾水分、斜切成2～3cm長度。

❹紅辣椒去籽，切成小段。

❺鍋中煮滾A（高湯、醬油、料理酒），放入❹產生香氣之後再加入❶與❷，用小火煮7～8分鐘後，再加入❸，中途淋一點煮汁煮30～40分鐘，直到汁收乾為止。

醣類	5.4g
蛋白質	2.0g
脂肪	0.1g
維他命A效力	54IU
維他命C	2mg
維他命E效力	—mg
食鹽相當量	0.9g

檸檬果凍

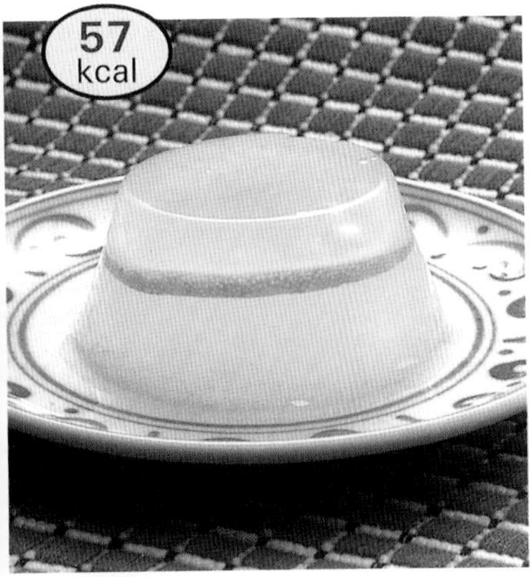

材料　A（明膠粉…1/2大匙　水…1 1/5大匙）　B（水…1/2杯　砂糖…1大匙　檸檬皮泥…1/8個分）　C（檸檬汁…1/4個分　洋酒…1/4小匙）　檸檬薄片…1片

作法

❶將A混合浸泡一會兒。

❷開火煮B，砂糖溶解之後加入❶，溶化之後關火，用濾茶器過濾。

❸加入C，少量倒入打濕的模型當中，放入檸檬，然後再倒入一些。

醣類	9.0g
蛋白質	4.3g
脂肪	—g
維他命A效力	—IU
維他命C	5mg
維他命E效力	—mg
食鹽相當量	—g

草莓奶

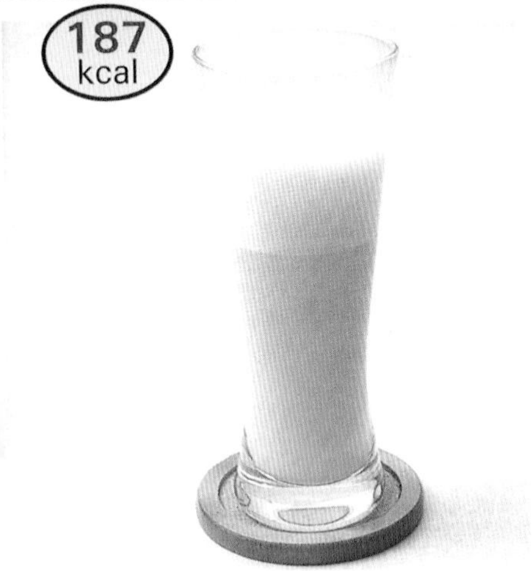

材料　草莓…50g　砂糖…2/3大匙　蛋…1個　脫脂奶粉…3大匙　冰片…150cc　香草精…少許

作法

❶草莓洗淨後搗碎，加入砂糖混合。

❷蛋打散充分起泡後，加入❶用打蛋器充分混合。

❸將脫脂奶粉和香草精加入❷中，移入器皿中加入冰塊。

醣類	20.3g
蛋白質	12.8g
脂肪	5.9g
維他命A效力	323IU
維他命C	41mg
維他命E效力	0.8mg
食鹽相當量	0.5g

奶凍

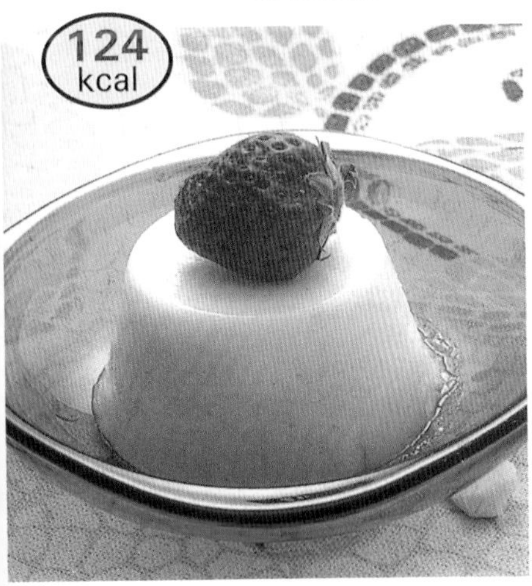

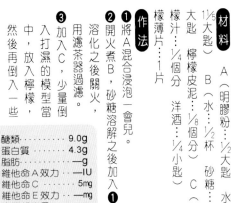

材料　A（明膠粉…1/4小匙　水…2.5cc）　B（脫脂奶粉…1 1/2大匙　水…100cc）　C（太白粉…3/4大匙　砂糖…1/2大匙）　蛋白…1/4個　鬆軟白乳酪…1/5杯　洋酒…1/2小匙　草莓…1個

作法

❶A混合浸泡，將A和C一起放入B的鍋中，一邊混合一邊煮。

❷煮滾後調拌1分鐘，使其冷卻。再放入打起泡的蛋白，再加入乳酪和洋酒混合。

❸倒入模型中，凝固之後添上草莓。

醣類	17.1g
蛋白質	8.9g
脂肪	1.5g
維他命A效力	47IU
維他命C	16mg
維他命E效力	0.1mg
食鹽相當量	0.4g

水果蜜豆

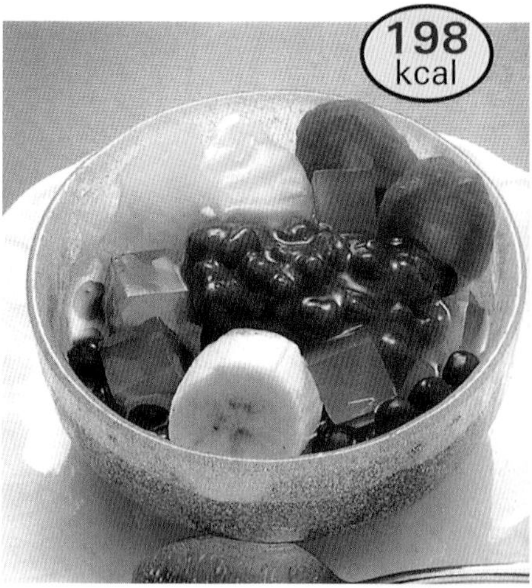

材料 洋菜…¼根 水…1杯 A（煮過的小紅豆…30g 杏乾…10g 鳳梨…20g 香蕉…20g 小豆餡兒…30g） 黑砂糖…1大匙 水…2½小匙

作法

❶洋菜洗淨用水煮溶，冷卻凝固之後，切成1cm的正方形。

❷黑砂糖與水（2½小匙）放入鍋中煮過之後，作成糖蜜。

❸A與❶盛入器皿中，淋上❷。

醣類	45.5g
蛋白質	5.4g
脂肪	0.5g
維他命A效力	58IU
維他命C	4mg
維他命E效力	0.1mg
食鹽相當量	—g

甘薯羊羹

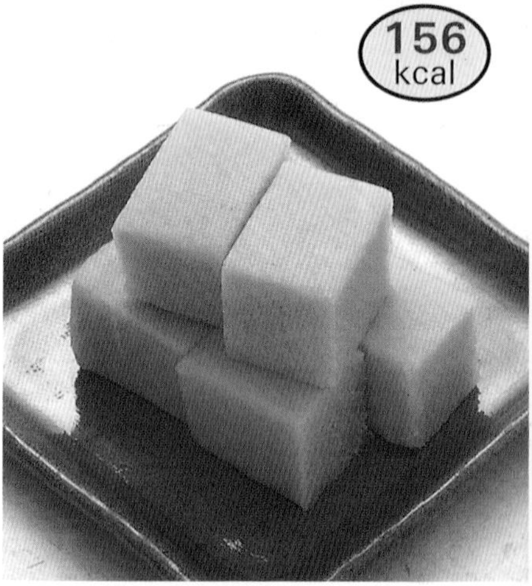

材料 甘薯…350g A（燒明礬…½小匙） B（無花果…1個） 砂糖…50g 洋菜…⅓根 水…100cc

作法

❶先處理過的甘薯用加入A的水醃漬，洗過之後用很多的水煮，搗碎。

❷❶中加入蓋過材料的水，再放入加入打碎的B的紗布袋，煮20分鐘，立刻過濾之後，砂糖用小火煮，將煮溶的洋菜過濾，同時放入鍋中充分混合，倒入羊羹的模型裡。

醣類	38.6g
蛋白質	1.1g
脂肪	0.2g
維他命A效力	—IU
維他命C	26mg
維他命E效力	1.2mg
食鹽相當量	—g

抹茶奶凍

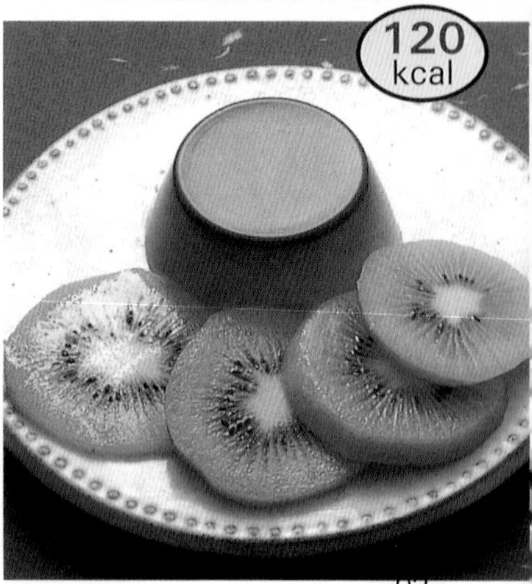

材料 明膠粉…⅔小匙 水、滾水、砂糖…各¾大匙 抹茶…½大匙 牛乳…100cc 奇異果…50g

作法

❶明膠用水浸泡，抹茶用滾水調溶。

❷鍋中倒入牛乳和砂糖加熱，再加入❶煮溶。

❸將❷倒入用水沾濕的模型中，放在冰箱裡冷卻凝固。

❹凝固之後放入器皿中，周邊鋪上切成圓片的奇異果。

醣類	20.0g
蛋白質	6.5g
脂肪	3.6g
維他命A效力	848IU
維他命C	43mg
維他命E效力	2.0mg
食鹽相當量	0.1g

充分注意「危險的菜單」！

不知不覺中攝取了過多的脂肪…

●這些普通的菜單卻潛藏著危險

在每天的日常飲食生活中，不知不覺的就對自己的身體造成了不良影響，這些「危險的菜單」一定要注意才行。

其代表就是「在不知不覺中攝取了大量的脂肪」的情形，在最近的飲食生活中經常出現。

圖片❶為其典型，「土司麵包1片、奶油10g、維也納香腸3根、煎荷包蛋1個、生菜沙拉」淋美乃滋（1大匙）、牛乳1杯，雖是普通的早餐，但是脂肪含量約48g。

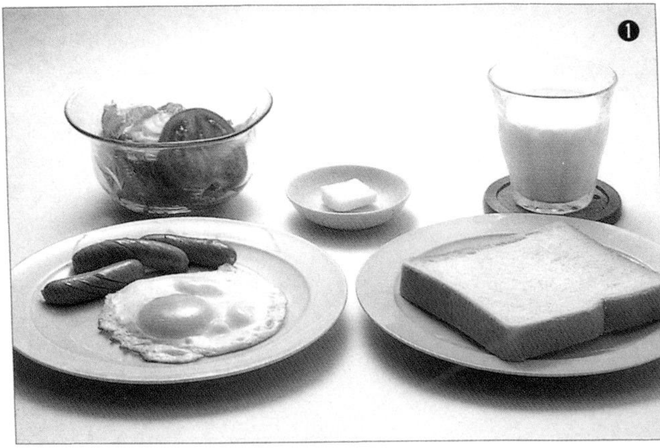
❶

一般家庭主婦1天的適當熱量應該是1600大卡，這時「脂肪份1天攝取36～44g」較為理想（關於脂肪的適當攝取量，請參考一八八頁）。

因此，吃了圖片❶的早餐，就已經超過了1日份的脂肪適當量，而午餐吃了炸排骨便當，點心又吃了蛋糕等，脂肪的攝取量當然就很容易超過70g了。

持續這種飲食生活，就會對身體造成不良影響，得大腸癌、乳癌的危險性也會增高。

要防止這些危險，必須要知道如何巧妙減少脂肪的秘訣。

圖片❶的例子指的是「牛乳」使用低脂牛乳、極力減少奶油的攝取量，維也納香腸要先切開，然後用烤的、蛋最好換成煮蛋、美乃滋換成無油調味醬」，花這些工夫就能減少相當多的脂肪量。

●牛乳的飲用法也有秘訣

關於牛乳，很多人認為牛乳的鈣質含量很多，因此積極的攝取，但因飲用法的不同，脂肪的攝取量也有可能會增加，所以一定要注意。

幾乎所有牛乳的包裝盒上，都會標示出牛乳脂肪的含有量（%）（圖片❷）。

❷
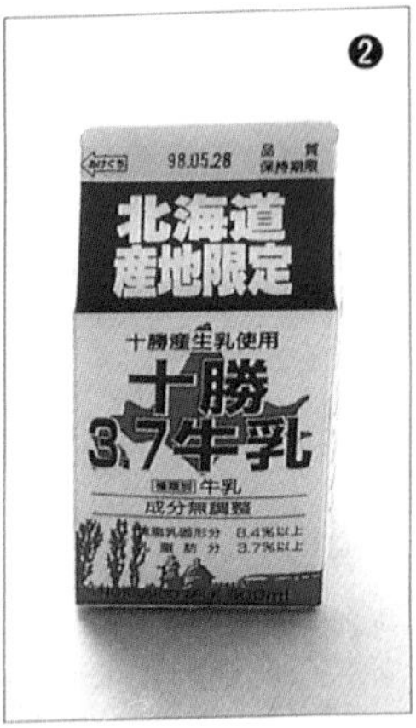

如下表所示，一般所說的「牛乳」脂肪含量為3.5%，1杯（150 cc）含有5.3 g的脂肪，而「低脂牛乳」的脂肪則不超過1.5 g，鈣質含量當然也很多。脫脂奶脂肪最少，不過鈣質的含量接近低脂牛乳。

因此，可以巧妙活用脫脂奶和低脂牛乳，如圖片❸所示，不要喝2杯的普通牛乳，而要用1杯的低脂牛乳調溶「2大匙半的脫脂奶粉」來喝，則脂肪量可以減少85%以上，鈣質的攝取量則增加了將近20%（與其用冷水或滾水來沖泡脫脂奶粉，還不如用低脂牛乳沖泡，喝起來更好喝）。

❸
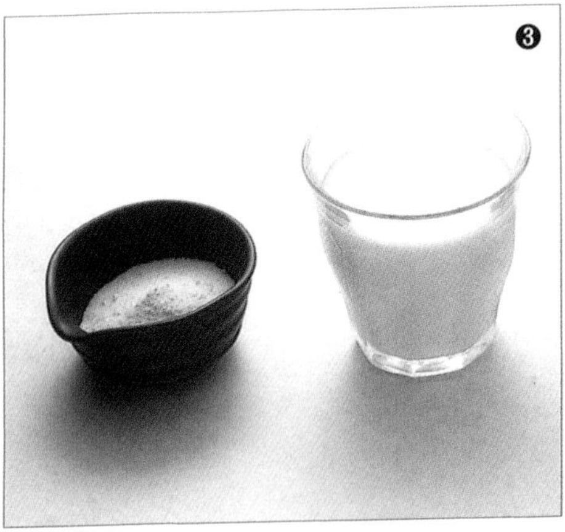

牛乳中所含的脂肪與鈣質的量

牛乳的種類（例）	1杯中的含有量	
	鈣質	脂肪
普通牛乳（乳脂肪 3.5%）	150mg	5.3g
濃厚牛乳（乳脂肪 4.0%）	165mg	6.0g
低脂牛乳（乳脂肪 1.0%）	180mg	1.5g
脫脂奶粉 2 ½ 大匙	176mg	0.1g

※普通牛乳、濃厚牛乳、低脂牛乳的鈣質量與脂肪量，是指1杯（150cc）中所含的量。
※脫脂奶粉的鈣質量與脂肪量則是指 2 ½ 大匙（標準的1次使用量：16g）中所含的量。

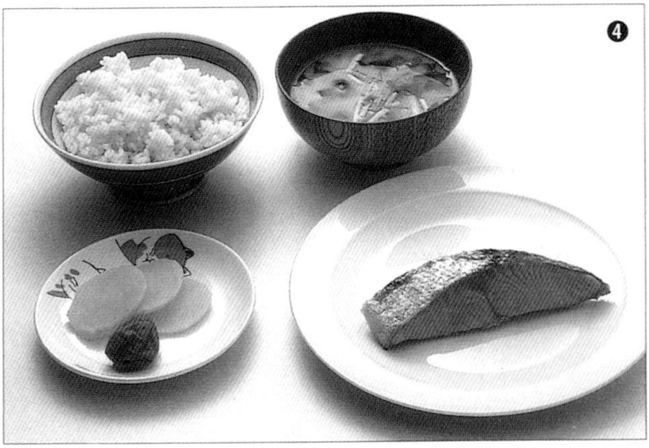

❹

●菜單要注意鹽分

此外，鹽分攝取過多的「危險菜單」也很多。

圖片❹爲其典型，『飯、醃黃蘿蔔2~3塊、梅乾1個、鹹鮭魚1塊、味噌湯1碗』，這份菜單的鹽分含量超過10g以上。

攝取過量的鹽分，容易得高血壓或腦中風，同時得胃癌等的危險性也會增高。因此，1日的攝取量應該限制在10g以下（圖片❹的例子，1餐就已經超過了1日的鹽分適當量）。

要防止攝取過多的鹽分，要儘量避免吃太鹹的菜，而且要瞭解「減鹽料理的秘訣」（參考二〇〇頁），巧妙的列入每天的菜單當中。

攝取大量抑制癌的成分

●巧妙的攝取蔬菜非常重要

「能夠防止癌形成的成分」非常多，像蔬菜中含量較多的維他命A（胡蘿蔔素）、C、E等，爲其代表。（詳細參考一六七

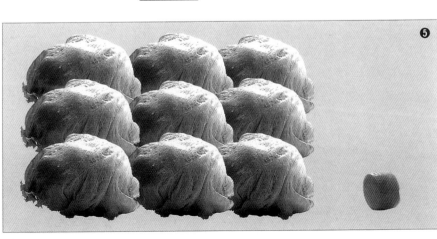

❺

頁）。

因此，每天都要吃大量的蔬菜，而蔬菜因種類的不同，其成分的含有量也不同，儘可能要選擇含有量較多的蔬菜。

紅蘿蔔中的胡蘿蔔素含量特別多，50g的紅蘿蔔中所含的胡蘿蔔素，如果要從萵苣中攝取到等量的胡蘿蔔素，則必須要吃2.8kg（8～9顆萵苣）（圖片❺）。

當然不可能吃這麼多的量，所以在每天的菜單當中，要巧妙的納入胡蘿蔔素含量較多的蔬菜（參照上表）。

胡蘿蔔素含有量較多的蔬菜

蔬菜種類	胡蘿蔔素
紅蘿蔔	7.3mg
菠菜	5.2mg
茼蒿	3.4mg
小油菜	3.3mg
白蘿蔔葉	2.6mg

※胡蘿蔔素量是指可食部100g中的含有量。（根據「四訂食品成分表」）

●吃蔬菜的秘訣是調理過再吃

生的蔬菜細胞較硬，其消化、吸收率比較差，因此很難吃很多，但是加熱調理過後，就可以吃很多了。

蔬菜加熱後雖然會流失大量的維他命C等，但是如果食用量增加，提高了消化吸收率，則維他命及其他營養素的攝取量當然也會跟著增加了（用油炒的料理更能提高胡蘿蔔素的吸收率）。

例如100g的菠菜，如果作燙菠菜，則如圖片❻所示，蔬菜的量會縮小。

這時，即使是泡過水或加熱，都會使維他命C流失一定的程度。但是，如果要從新鮮的萵苣中攝取到與剩下的菠菜等量的維他命C時，則必須要吃1大顆的萵苣。

因此，想要過著增強抗癌力的飲食生活，就必須要瞭解巧妙調理蔬菜類的秘訣。（詳細參考一九三頁）

❻

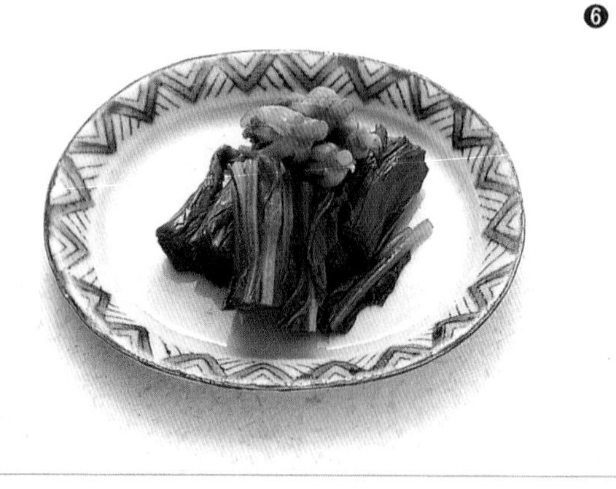

第3章

現在立刻有幫助的癌症最新資訊

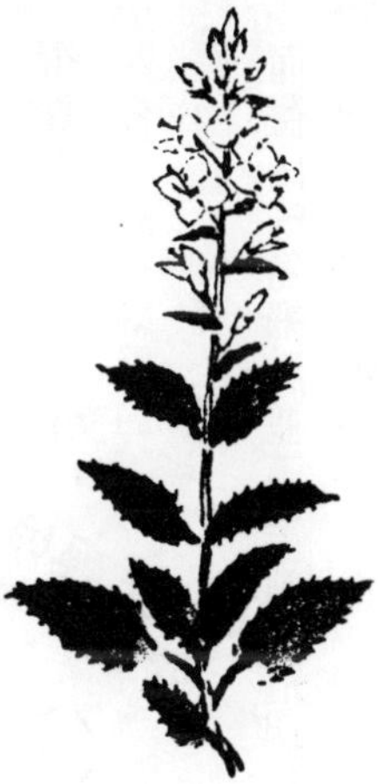

1 不論是誰都會形成「癌芽」

不知不覺中進行「癌化」

●得癌症的「名人」正在急增中

最近在日本的「名人」中，很多人得了癌症。因癌症而過世的有渥美清、手塚治蟲、逸見政孝、松田優作等，診斷得癌症的則有赤塚不二夫、立川談志、渡哲也等，真是不勝枚舉。

當然，一般人得癌症的人也增加了，因癌症而死亡的人也的確增加了。

根據日本厚生省的統計，一九六〇年時日本因癌症而死亡的人佔日本人全死亡者的十三%，到了八五年時約達二十五%，九六年時約達三十%。

也就是說，現在日本人每三～四人中就有一人因癌症而死亡。

●年輕時就已經形成「癌芽」

得癌症人口增加的一大要因，就是得癌症危險性較高的中高年齡人口急增。

事實上，三十五～八十四歲中高年齡層的死亡原因第一位就是癌症，而體內的癌細胞並不是到了這個年齡層之後，在短期內突然發生的。

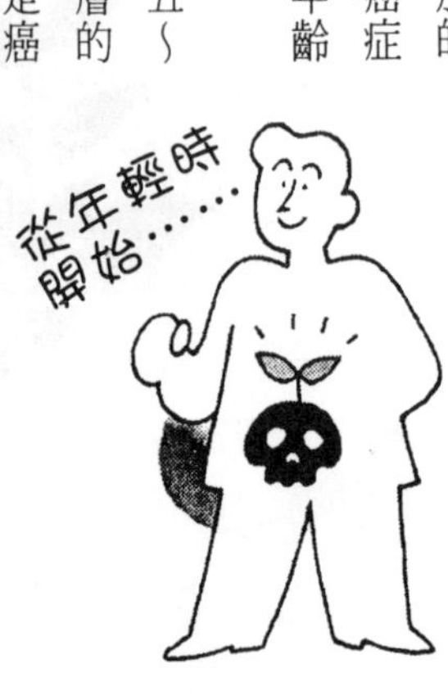

幾乎所有的人受到有害物質等的影響，從年輕時就在體內形成了「癌芽」，也就是初期的異常細胞（異形細胞）（癌細胞的預備軍⇩一〇四頁），經年累月之後，慢慢變成真正的癌，這是最近才得知的事實。

當然，並不是所有的「癌芽」都會變成癌，但是，當「抽煙、喝酒、不適當的飲食生活等，對身體不好的生活習慣」的影響較強時，則「癌芽」癌化的危險性就會增強。

不得癌症的有效方法

●巧妙改善飲食生活

國人得癌症受到飲食生活的影響很大，六十%左右得癌症的人是因爲受到不適當的飲食生活影響而發生的。

此外，受煙的影響得癌症的比率佔二十%，受酒、病毒、荷爾蒙不平衡等的影響，得癌症的比率佔十五%。

因此，如果能夠巧妙的改善每日的飲食生活，即使體內有「癌芽」也不會變成真正的癌。

『防癌十二條』（參考一七三頁）就是基於這個想法而製作的，也就是將能夠有效改善造成初期的異常發生，或是有會真正變成癌的「對身體不好的生活習慣」的秘訣整理爲十二項來敘述。

●活用自己所需要的菜單

本書在卷頭已經說明過了『防癌十二條』（以及美國的「防癌十五條」）的內容，要改善飲食生活需要「七大對策」（營養均衡對策、肥胖對策、脂肪攝取過多對策、喝酒者的肝臟對策、維他命不足對策、食物纖維不足對策、鹽分攝取過多對策），同時也介紹了很多典型菜單。

這些菜單不僅是對自己的飲食生活或生活內容感到在意的人，即使是對去除了初期瘜肉或癌的人也有效，但是爲了提高防癌效果，首先必須要瞭解癌。

COLUMN

「癌」漢字的秘密是什麼？

現在「癌」這個病名，我們寫的時候是使用「癌」這個字，在日本江戶時代，甚至曾經將「乳癌」寫成「乳岩」或「乳巖」等。

不光是「岩」字，在「巖」或癌字當中的「嵒」也具有「岩」的意義。人類的癌就像是大而硬的堅固岩石般，具有多種狀態，因此，會使用這些文字。

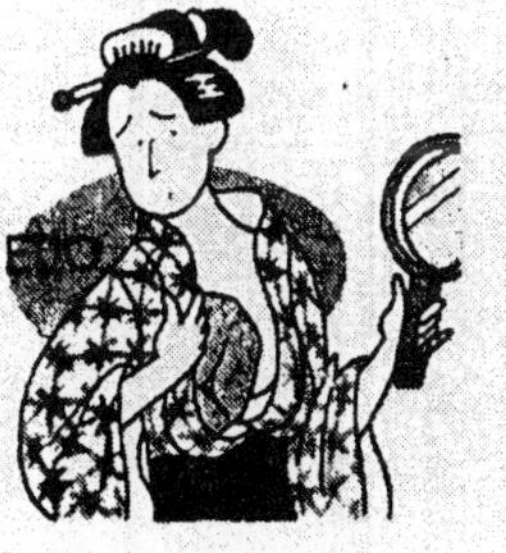

2 瘜肉與癌的不同

異常增殖的細胞有很多種

●身體的控制是重要問題

最近聽到別人說：「因爲是瘜肉，所以不要緊。」但是，瘜肉真的就不用擔心可能會變成癌嗎？附帶談及，人體是由大約數微米（一微米爲一千分之一毫米）的細胞，約六十兆個聚集而成的。

不論哪個細胞，在壽命終結時都會死亡，而新的細胞會經由細胞分裂而產生，因此經常保持一定的細胞數目（每天全身有二％的細胞會死亡，而由新的細胞取代）。

細胞分裂是經過調節控制才能保持整個身體的調和，但有時一部分的細胞可能會過剩分裂增殖。

像這樣的例子，在破壞身體調和的異常細胞任意增殖時就會出現。

MEMO

瘜肉與海葵相同嗎？

「瘜肉」這個名稱的意思是「很多的腳」，指的是一部分的海葵或水母等。從人類的胃或腸的壁面突出的腫瘤形狀，會讓人聯想起海葵，因此，將其命名為「瘜肉」。

●即使是瘜肉也不可以掉以輕心

像這種「一部分的細胞自己任意異常增殖」指的就是「腫瘤」（也稱爲「新生物」），包括只在身體一處增殖良性腫瘤，以及異常增殖擴散（轉移）各處的惡性腫瘤（癌）。

「瘜肉」是指這一類的過剩細胞增殖，出現在胃或腸等「管」狀器官，通常是指直徑二公分以下的小隆起（有的像蕈類一樣有「莖」，有的則像「腫包」一樣有各種的形狀）。

這種瘜肉主要是良性腫瘤以及腫瘤以外的物質（因爲發炎或過度生長而造成的非腫瘤性的增殖）

爲主，但有時也會混入一部分的惡性腫瘤（或惡性腫瘤的「芽」），因此必須注意。

癌（惡性腫瘤）的三大特徵

●連周圍正常的組織都會被侵襲

「良性腫瘤」的同類就是先前所敘述的「一部分的瘜肉」。此外，還有疣、雞眼、子宮肌瘤、軟骨瘤、脂肪瘤等都是。

在這些良性腫瘤中，也會含有少數會變化爲惡性腫瘤的腫瘤，不過大都只要配合必要動手術去除，就不會留下問題，能夠治癒。

另一方面，「惡性腫瘤」也就是所謂的「癌」（參考一一〇頁），是瘋狂的細胞破壞了整個身體的調和和控制，任意無邊無際的增殖，這是主要的特徵。因此，周圍的正常組織會陸續的被侵襲（浸潤），身體損傷的情形會日漸擴大。

腫瘤有很多種類…

腫瘤	一部分的細胞自己任意的增殖
惡性腫瘤	各種臟器或器官的癌等
良性腫瘤	疣、雞眼、子宮肌瘤、軟骨瘤、脂肪瘤、一部分的瘜肉及其他

●必須注意癌所形成的「惡液質」！

惡性腫瘤的第二特徵就是先前所敘述的，當異常增殖的細胞持續出現，會擴散到身體各處（轉移），而陸續產生新的癌細胞。

因此，一旦癌細胞開始活動時，其他正常組織所需要的營養素，便會被擴散的癌細胞搶走。結果身體消瘦衰弱，因爲貧血使得臉色非常不好。醫學上稱這種狀態爲「惡液質」，這是癌症末期經常看到的現象，也可以說是癌的第三特徵。

癌之所以被稱爲「惡性腫瘤」，就是因爲它具有這種「性質惡劣，會導致死亡」的特徵。

癌的3大特徵

①瘋狂的細胞破壞了整個身體的調和和控制，任意無限的增殖⇨侵襲周圍的正常組織（浸潤）。
②持續異常增殖的細胞，會擴散到身體各處（轉移）。
③為正常組織準備的營養素被癌細胞奪取，身體變得非常衰弱（惡液質）。

3 容易得癌症的形態

檢查是否為「癌家族系統」

●45歲以前的癌必須注意

你可能聽過「癌家族系統」這樣的說法，最近看過「骨肉至親得癌症，自己也得癌症」這樣的人。像這樣的人真的是因爲癌的家族系統，而一定有「會得癌症的命運」嗎？

雖說是「癌家族系統」，但是沒有明確的例子顯示「因家族系統上的遺傳而得了癌症」。事實上，這種情況只佔國人癌的五％左右。

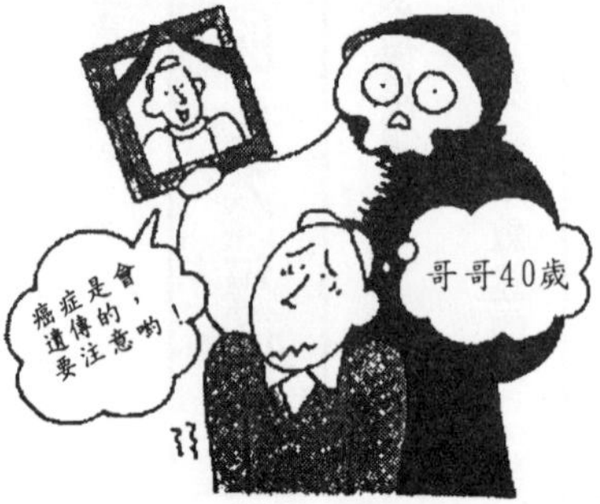

目前，已知因爲遺傳而引起的癌有幾種（參照右表）。這些癌包括兒童特殊的癌以及年輕時癌在內，大多是在四十五歲之前會發病的特殊癌。

會遺傳的癌症需要注意！（具有明確遺傳性的主要癌）

	病名	發生部位
小兒期	●網膜芽瘤	眼睛的網膜
	●神經芽細胞瘤	肝臟或腎臟
	●中樞神經腫瘤	神經系統
	●維耳姆斯腫瘤	腎臟
	●色素性乾皮症	皮膚
青春期以後	●基底細胞癌症候群	皮膚
	●多發性內分泌腺腫症（多發性內分泌腫瘤）	內分泌系統（賀爾蒙分泌）
	●家族性大腸瘜肉病	大腸
其他	●里夫拉烏梅尼症候群	各種臟器
	●一部分的內臟癌等	各種臟器

●癌家族系統的人也可以防癌

像這種「遺傳性的癌」會在四十五歲以前發病。如果親兄弟、叔伯、阿姨或祖父母等近親者（三等親以內）有人得癌症，則疑似有「癌家族系統」，必須要充分注意。

這類家族系統的人，①年輕時要確認是否有癌的遺傳，②年輕時就要注意每天的生活和飲食，遵守「防癌十二條」（參考一七三頁）的規定，③二十歲開始，一定要定期接受癌的檢診，這些都是很重要的。

癌家族系統的人需要注意的事項

①年輕時就要確認是否有特殊癌的遺傳。
②年輕時就要遵守「防癌12條」過生活。
③20歲開始一定要定期接受癌的檢診。

只要好好遵守這三項，即使是癌家族系統也可以防癌（但是，能夠確定是「癌家族系統」的例子非常少）。

不論是誰都有「癌基因」

●何種基因紊亂時就非常危險

國人的癌大都是四十五歲以後發病的「普通癌」，是由年輕時所形成的「癌芽（初期的異常細胞）」漸漸癌化而成的。雖然這些癌不會遺傳，但是「基因」卻有重要的作用。

身體的細胞都是被細胞膜包著，在正中央有核，核中塞滿了遺傳資訊，總共有十萬種的基因，當然其中也包括了『癌基因、制癌基因』在內。

癌基因是會促進癌化的油門，而制癌基因則是會停止癌化的煞車（還有一些與癌有關的基因，目

基因(DNA)塞在細胞核中的染色體內

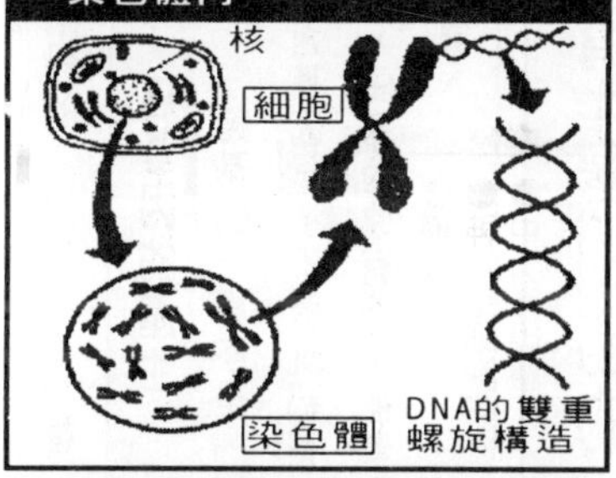

身體細胞的構造

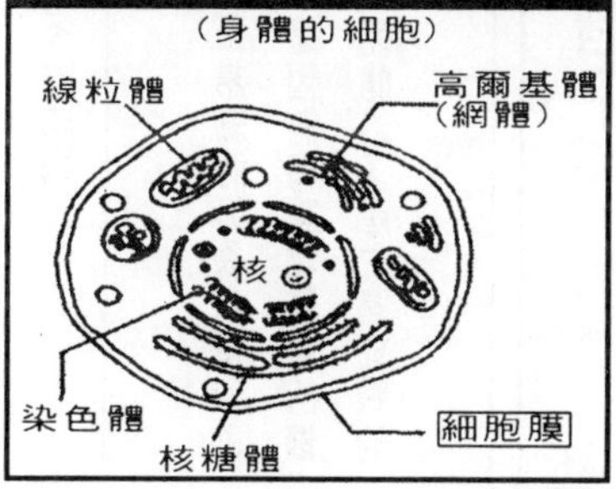

前已知大約有二百種的基因與癌有關）。

這些與癌有關的基因如果有一些受損時，就會產生突變而變得紊亂，因而產生癌的「根源」也就是「畸形的細胞」。

●多段基因發生突變

以前像這種「與癌有關的基因」因爲「誘發因子」這些有害物質而受損，會使細胞產生第一階段的變化，形成「癌芽」。然後，再受到「致癌促進因子」等各種有害物質的不良影響，而產生第二階段的異常，使得細胞癌化。

這是以二階段的形態加以說明癌細胞生成構造的有利想法（癌二階段發生說）。但是，根據後來的研究發現，「癌芽」也就是「初期的畸形細胞」會成爲癌，是因爲數十種以上的癌相關基因，長期陸續產生突變而造成的。

同時細胞也會產生幾階段的變化，逐漸惡性化、癌化。

所以，最近將以前「癌是以二階段發生」的看法加以修正，而產生了「細胞癌化之前會經過許多的階段的（變異）」這種（癌多階段發生說）。

MEMO

癌基因的產生

「癌基因」原本是「調節正常細胞分裂或增殖的普通基因」，不管誰都有，但是因為有害物質等的傷害，使基因原有的功能紊亂，而開始了產生癌細胞的作業。

請注意制癌的身體！

●一旦變成如乒乓球般大時就非常危險

當然，「癌芽」並不是在短期內增殖的。

例如，如大豆般大的癌（直徑一公分左右），是由十億個癌細胞聚集而成的，重量約爲一克，癌要成長到這樣的地步需要花二十年以上的時間。

初期的「癌芽」花很長的時間變成真正的癌細胞，典型的例子就是在四十～五十歲之前，大約會有一百萬個癌細胞（約一mg）增殖。

在這個階段肉眼還看不到，不是治療的對象。但是到了五十～六十歲時，出現如大豆般大的癌就

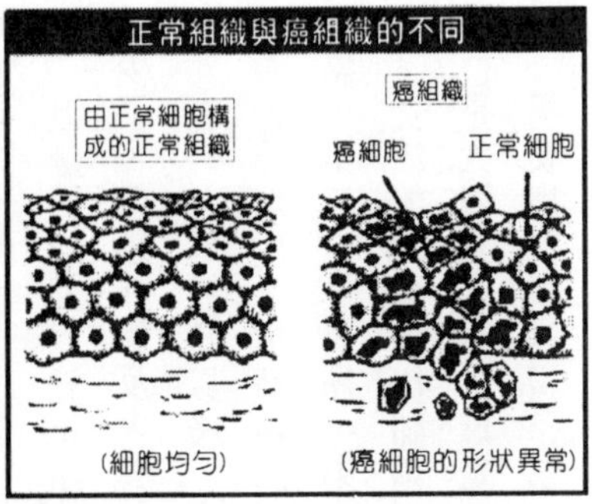

是「早期癌」。

如果在這個期間還沒有發現，那麼在六十～七十歲時，癌細胞就會增加為一百億個，聚集成如乒乓球般大小，並侵襲周邊組織（浸潤），或是擴散到較遠的地方（轉移），增殖速度也會不斷的加快而威脅生命。

●每天形成數萬個「癌芽」

癌在增大之前需要花很長的時間，因此，「制癌的身體作用」（免疫系統的機能或細胞的自衛機能等）會造成各種影響。

因為有這種作用，因此即使形成了「癌芽」，在還沒有變成癌症之前就會被消滅掉了。

由於各種化學物質或紫外線、放射線等原因，使得基因受到傷害而產生「癌芽」。此外，不適當的飲食生活或抽煙、喝酒等對身體不好的生活習慣也是要因。

因為這些原因『隨時隨地、大量存在』，所以，不論是誰，每天都可能會形成數萬個「癌芽」。

雖然保護身體的功能能夠抑制癌芽，但是到了中高年齡以後，身體的作用逐漸降低時，得癌症的危險性也會急速升高（參考一〇九頁）。

●改善生活習慣、防止癌化

「防癌的身體作用」受到平常的生活影響很大，持續對身體不好的生活習慣，會使得身體的功能降低，但是持續過著適當的生活，就能增強防癌的作用。

因此，「癌芽」會不會被癌化就要由日常生活來決定。由於我們從父母那兒承襲了每天生活習慣的基本因子，所以，如果父母或祖父母得了「普通癌」，則可能是因為承襲了容易引起癌的生活習慣而造成的。

所以，有很多人認為「骨肉至親得癌症，自己也會得癌症」。但是，與其說是遺傳，還不如說是因為與得癌症的骨肉至親具有類似的生活習慣而造成的。

4 注意最近增加的癌

經由口鼻進入者有問題

●肺癌及大腸癌急增

那麼，「普通的癌」大多是什麼樣的癌呢。

以前的日本人胃病較多，癌症也是同樣的，以前的胃癌比較多，胃癌的發生率長期以來，都是居於世界第一位。

但是從一九六五年開始，胃癌的死亡者男女都減少了，但是肺癌及大腸癌卻明顯的增加。

在一九九三年以後，男性的肺癌超過胃癌，居於領先的地位。男性癌的死亡人數，目前第一位是肺癌，第二位是胃癌，第三位是肝癌。

女性的大腸癌比肺癌更多，第一位是胃癌，第二位是大腸癌，第三位是肺癌，第四位則是肝癌。

男女總計胃癌還是第一位，第二位是肺癌，第

死亡率正在上升中的癌症也很多！

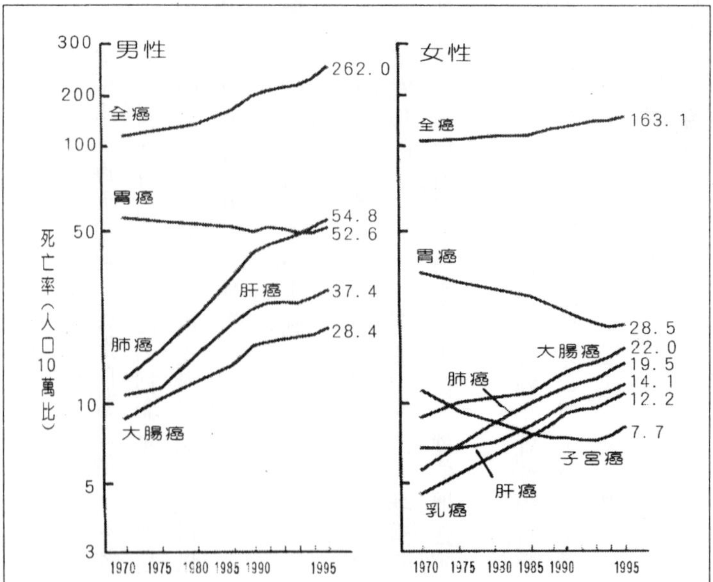

（根據日本厚生省「人口動態統計」）

三位是大腸癌。

●國人癌的最大特徵

雖然胃癌有減少的傾向，但還是經常看到。

大腸癌以往以歐美人較多，但是，近年來隨著飲食歐美化，脂肪的攝取量大幅度增加，而食物纖維的攝取量減少，因此，這個影響造成了大腸癌的增加。

國人得肝癌及胰臟癌等其他消化器官系統的癌很多，男性得消化器官系統的癌（胃、大腸、肝臟

癌死亡者排名順位

男性	全體癌	164,790人
	第1位：肺癌	35,016人
	第2位：胃癌	32,380人
	第3位：肝癌	22,903人
	第4位：大腸癌	18,103人
	第5位：胰臟癌	9,053人
女性	全體癌	106,304人
	第1位：胃癌	17,774人
	第2位：大腸癌	14,517人
	第3位：肺癌	13,020人
	第4位：肝癌	9,267人
	第5位：乳癌	7,898人

※1995 年

胃癌、肺癌、大腸癌的危險性增大

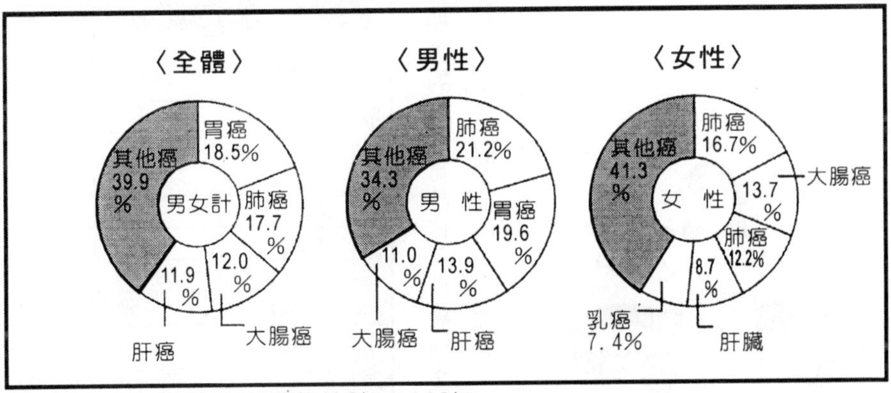

根據日本厚生省「人口動態統計／1996年」

、胰臟、食道、膽囊等的癌）佔五十九～六十%，而女性則佔五十五～五十六%（男女總計消化器官系統的癌佔全體的五十八～五十九%）。

國人癌的特徵是消化器官的癌較多，如果將近年來激增的呼吸器官、胸部的癌（肺、支氣管等癌）等一併計算在內，則「國人癌的七十六～七十七%是消化器官或呼吸器官癌」。

消化器官和呼吸器官都是經由口鼻進入、吸收的，所以談到癌，首先就要注意到「經由口鼻進入的東西」。

●女性和男性生殖器官癌也增加了

女性與男性相比，得胃癌、肺癌或肝癌的比率較少，但是乳癌、子宮癌、卵巢癌等女性特有的癌則較多見。

乳癌以往以歐美人較多，但是國人從七〇年代開始，便漸漸增加，目前女性癌有七～八%都是乳癌。

此外，出現在子宮深處的子宮體癌或卵巢癌等也增加了，乳癌與女性性器癌（卵巢、子宮、陰道、外陰部等的癌）總計佔女性癌的十六～十七%。

此外，男性隨著高齡化的進展，前列腺癌也增加了，這一點必須要注意。

日本人消化器官癌非常危險

癌發生的部位		在全體癌中所佔的比例	
		男 性	女 性
消化器官系統的癌	食道癌	4.5%	1.3%
	胃癌	20.1%	17.5%
	大腸癌	10.8%	13.5%
	肝癌	14.3%	8.6%
	胰臟癌	5.6%	6.8%
	膽囊癌	1.3%	4.0%
	其他癌	3.3%	3.9%
	合 計	59.9%	55.6%
	男女計	58.2%	
呼吸器官、胸部的癌	喉頭癌	0.6%	0.1%
	肺癌	20.9%	11.9%
	其他癌	0.3%	0.3%
	合 計	21.8%	12.3%
	男女計	18.1%	

※胸部得癌是「胸腔內臟器癌」
※肺癌也包括支氣管癌在內
（根據日本厚生省「人口動態統計/1995年」）

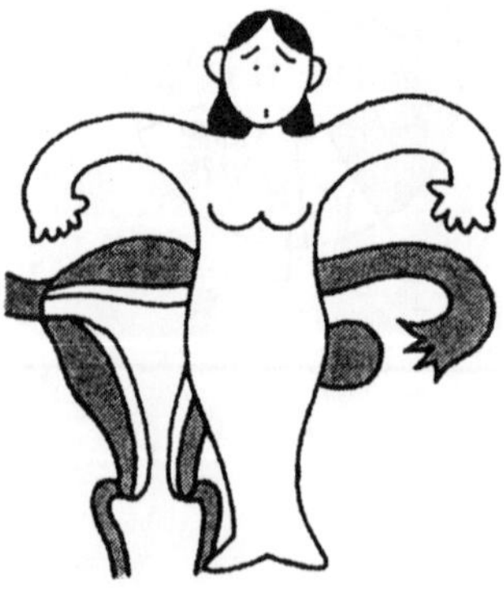

癌的死亡者逐漸增多

●隨著自己的年齡急速上升

因癌症而死亡的人，隨著年齡的上升而急速增加。根據日本厚生省的統計，四十～四十四歲之間因癌症而死亡的人「十萬人中有五十人左右」，但是到了五十～五十四歲時，則變成「一五〇人以上」，到了六十～六十四歲時則增加為「四二〇人左右」。

癌的危險性隨著年齡的增加而急速上升

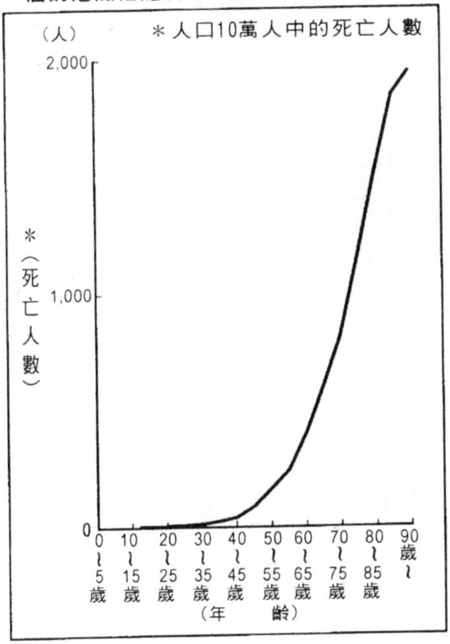

先前已經敘述過了，四十歲左右由於「制癌身體作用」急速降低，因此，得癌症的人大量增加，死亡者也大幅增加。

因此，『得癌症的危險度與年齡的四次方成正比，會急速增大』（乳房或子宮等女性特有的癌則另當別論）。

例如，四十歲與六十歲的人相比，六十歲在年齡上為四十歲的一・五倍，但是，得癌症的機率卻一舉提升了五倍以上（乳癌或子宮癌等，從更年期開始的十年內，是「患者人數」的顛峰期，然後就會逐漸減少）。

●三年後的人要繼續活下去

因此，要儘可能及早改善對身體不好的生活習慣，趁著癌還是「癌芽」時加以摘除，防止變成真正的癌才是根本的防制之道（這些對策稱為「癌的一次預防」，請參考第4章）。

此外，例如得了癌症，但是如果早期發現早期治療，幾乎都能治癒。因此，積極接受職場或自治團體的團體檢診非常重要（早期發現與治療是防止「癌症死亡」的對策，稱爲「癌的二次預防」）。

癌的症狀依癌形成的部位或個人體調不同而有所不同，不過通常初期幾乎都沒有什麼症狀，等到發現出現一些症狀時，已經進行到某種程度了。

得癌症也能夠長生

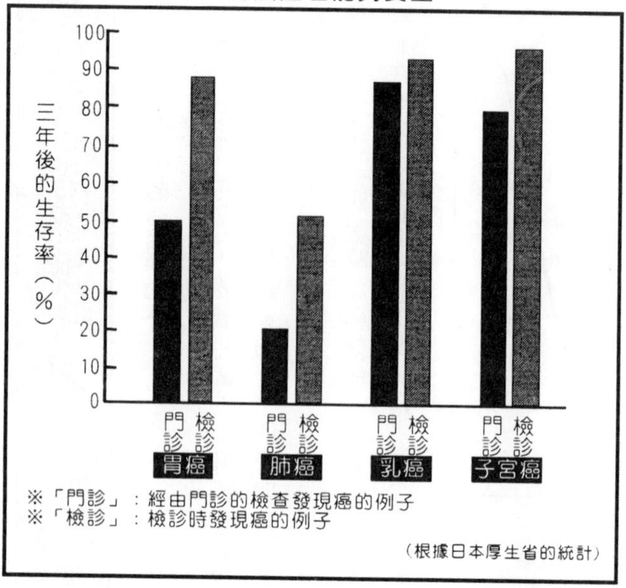

事實上，等到「癌症狀」出現後才到醫院看門診，發現得癌症時，「接受治療三年後，仍然存活的比例（三年生存率）」，比先經由團體檢診早期發現的比例更低。

所以，在癌症狀出現之前的階段發現癌非常重要。

COLUMN

「癌」和「癌瘤」是不同的東西嗎？

體內的內臟、器官等的黏膜和皮膚表面組織的細胞，稱為「上皮細胞」。人類的惡性腫瘤大多來自於上皮細胞，像這種惡性腫瘤的正式名稱為「癌瘤」。

另一方面，骨骼、肌肉及其他上皮細胞以外的細胞也會惡性化。像這類的惡性腫瘤，專門術語稱為「肉瘤」。

因此，如果將稱為「惡性腫瘤」的腫瘤詳細細分的話，則包括「癌瘤」和「肉瘤」。

5 癌的檢查與治療的重要事項

檢查技術不斷進步

●「畫像」檢查發揮威力

疑似得癌症的人需要作何種檢查呢。

癌檢查包括X光或內視鏡、超音波等，利用「畫像」的檢查，能夠發揮威力。

其中使用X光會進行胸部或消化器官等的X光檢查，以及X光CT檢查等。

■胸部X光檢查

最近經常進形的X光檢查，能夠觀察肺部或支氣管的狀態，是肺癌檢查不可或缺的項目。

■胃X光檢查

普通的X光攝影（單純攝影法）照不到胃，因此，必須要呑鋇劑才能夠鮮明的映出胃的畫像（造影法），在檢查的前一天晚上就要禁食、戒煙，使胃一空（檢查食道或十二指腸癌也要進行同樣的檢查）。

■大腸X光檢查

將鋇劑經由肛門注入進行攝影（稱爲「灌腸檢查」），在檢查前一天，檢查用的飲食吃了三餐之後，就要服用瀉藥，使腸一空。

■X光CT檢查

測量臟器或骨骼能夠吸收多少X光，將測量到的數值利用電腦作成「將身體環切的畫像」（這就是「電腦斷層掃描法」），能

X光CT對於癌的檢查是不可或缺的

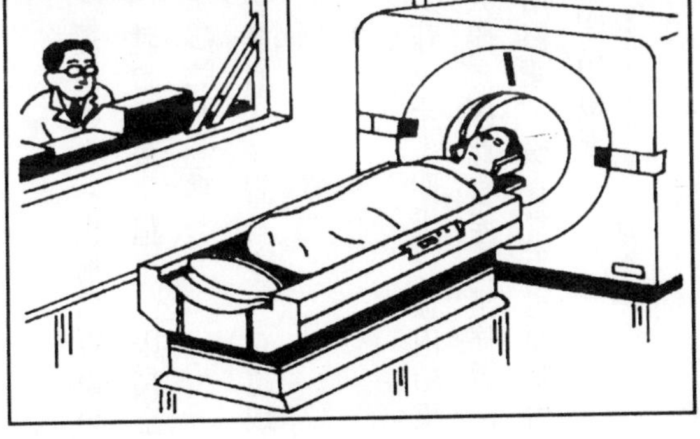

夠得到臟器的立體畫像，所以是癌精密檢查不可或缺的項目。

■ＭＲＩ檢查（磁氣共鳴畫像法）

磁氣與電波會對體內的基本物質（氫原子）產生作用，經由其反應數值而做成體內的畫像。不使用Ｘ光就能夠得到環切身體的畫像，同時也可以自由的做出將身體縱切或斜切的畫像，對任何癌症都有幫助，不過大多是用來檢查腦或骨等的癌。

●直接檢查自己的內臟

內視鏡檢查則是將前端帶有小透鏡的細長管（內視鏡）插入體內，然後再進行檢查，能夠直接觀察到內臟的狀態。

此外，超音波檢查也很重要，對於難使用內視鏡的臟器而言，是不可或缺的檢查。

胃或十二指腸的內視鏡檢查

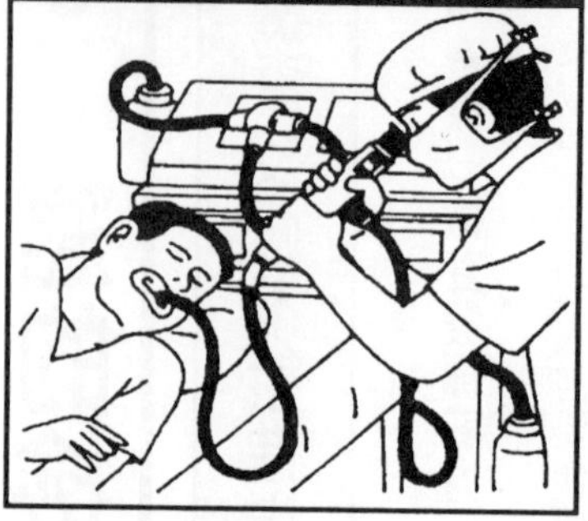

■胃內視鏡檢查

將內視鏡（纖維鏡）經口吞入（也稱爲胃鏡），通常在十～三十分鐘內就會結束，但是，因爲空氣進入胃中，因此會產生想吐的感覺。

檢查的前一天晚上要禁食，使胃一空（食道或十二指腸也要進行同樣的內視鏡檢查）。

■大腸內視鏡檢查

內視鏡由肛門插入，在三十～四十分鐘內結束檢查。由於有空氣進入大腸，因此會產生鈍痛感。檢查的前一天晚上要服用瀉藥，檢查當天也要服用瀉藥，使大腸排空之後再開始檢查。

■腹部超音波檢查

身體抵住耳朵聽不到的音波（超音波），測量其反射狀態，做成體內的畫像，非常簡便且安全性極高，對於肝臟或胰臟、膽囊等的消化器官，或子宮、卵巢、前列腺等癌的檢查是不可或缺的項目。

●癌檢查的「關鍵」

疑似癌時，一定要確認「是不是真的是惡性腫瘤（參考一〇一頁）」，因此，要進行「病理學的檢查」，這個檢查可以確定是不是癌。

此外，癌手術後也要進行腫瘤標記檢查。

■病理學的檢查

將感到懷疑部位的組織刮取一小部分，用顯微鏡檢查，如果發現癌組織，就可以確認是「癌」（要刮取組織，通常是利用附帶在內視鏡前端的刮取器具來進行刮取）。

這個檢查稱爲「組織診檢查」或「切片檢查」，而屬於同類的檢查則是「細胞診檢查」。

這些都是要採取含在痰或黏膜中的細胞，用顯微鏡檢查，對於肺癌及子宮癌的檢查是不可或缺的。

■腫瘤標記檢查

癌持續增殖時，血液中就會出現特殊成分（腫瘤標記），調查這種東西，就可以檢查出是否得了癌症（腫瘤標記有各種不同的種類，因癌的種類不同調查的腫瘤標記也不同）。

這種檢查與普通的血液檢查一樣，非常的簡單、方便，但是大多不確實，因此，主要是在治療癌之後，用來觀察經過（癌的復發或轉移狀態等）而使用的檢查。

手術療法有驚人的進步

●癌治療法有很多

發現癌時要把握癌的進行狀態，選擇適合個人的治療法。目前進行的治療法包括「手術、放射線、抗癌劑、其他治療法（溫熱療法、免疫療法、荷爾蒙療法）」。

■手術療法

如果是早期癌就不必動手術，只要用安裝在內視鏡上的小器具去除癌（內視鏡手術）。

放射線治療法也很進步…

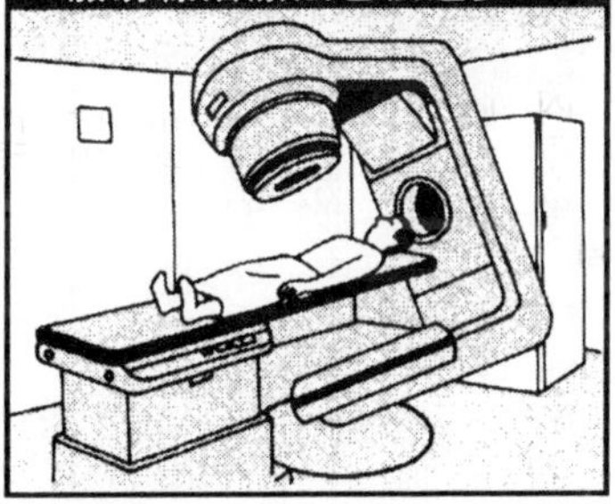

如果癌進行到某種程度時，則癌病灶必須要進行加以「根絕」的手術（根治手術）。近年來這種療法非常發達，現在已成爲癌治療的基本。

■放射線療法

用放射線照射癌組織

並加以破壞，這個治療法也不斷的改良，最近一部分的癌（喉嚨或舌頭的癌、一部分的皮膚癌等）只用放射線療法就能夠治好。

通常會併用手術療法（手術前或手術後照射放射線，減弱癌組織的力量）。

■抗癌劑療法（化學療法）

使用抗癌劑的治療法，通常是對已經進行到某種程度的癌來進行治療，也會併用手術或放射線療法等。抗癌劑的作用很強，相對的，其副作用也很強，因此在使用時還有檢討的餘地。

■其他的治療法

溫熱療法是利用特殊裝置將癌組織的溫度加熱，使得不耐熱的癌細胞被殺傷，通常會併用放射線療法或抗癌劑療法等。

所謂的免疫療法（BRM）則是用藥物增強與癌搏鬥的身體的功能（免疫機能），以往已經開發出了幾種藥物，不過目前由於效果不確實，今後還必須期待它的進展。

此外，像乳癌或前列腺癌等，則進行抑制性賀爾蒙功能的荷爾蒙療法。

●癌症治癒的例子增加了

近年來，癌治療法中的手術療法的重要性比以前增加了許多。

國立癌症中心在二十年前會併用手術、抗癌劑或放射線療法的例子達四十％以上，而現在只進行手術的例子則高達四十％以上，是最多的一種。

這是因為手術的進步以及早期發現的例子增加了，儘早進行內視鏡手術等的治療，能夠存活五年以上「癌治好」的人也增加了。

因此，現在所有的癌大約有六十％都能夠治好（但是進行到某種程度的癌，目前依然治療困難，治療成績無法提升）。

治療後存活5年以上的人的比例

（國立癌症中心的5年生存率的演變）

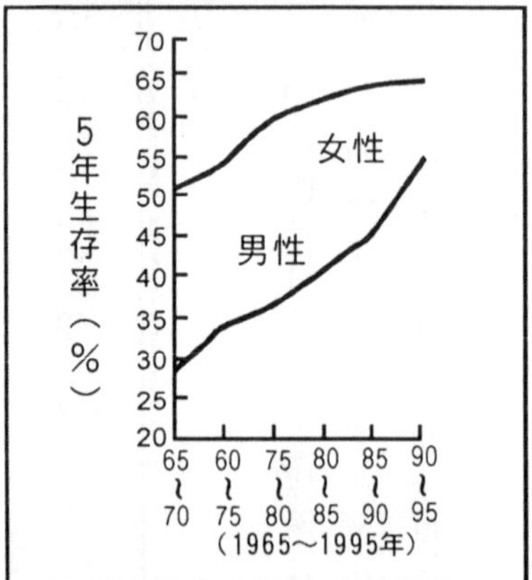

※最近接受治療的患者，男性約55%，女性約65%的人，能夠存活5年以上。

6 「消化器官癌」的對策

胃癌

首先要注意胃癌與大腸癌

其次，就各臟器癌為各位詳細探討一番。

在消化器官癌中，最多的就是先前所敘述的胃與大腸的癌。四十歲以上的人大約「五人中有一人」因為兩種癌中的一種而死亡。

●容易得胃癌的形態

胃是暫時儲存食物的「蛋白質袋」，藉著收縮運動和胃液的作用，將食物變成粥狀。

胃液具有溶解蛋白質的作用，一天分泌二～三ℓ，因此胃黏膜也可能會被胃液溶解（⇩胃潰瘍），健康人的胃的胃黏膜對胃液具有抵抗力，因此不會產生毛病。

但是，到了中高年齡之後，胃黏膜的抵抗力減退，胃容易受傷，有時黏膜變薄，產生胃液的胃腺會萎縮。

這種情形稱為「慢性萎縮性胃炎」，在這種狀態下容易誘發胃癌，據說得胃炎的人「得胃癌的發生率高達五倍以上」。

不適當的飲食生活等「對身體不好的生活習慣」，會使人容易得萎縮性胃炎或胃癌，因此要充分注意（參考第4章）。

胃與十二指腸的構造

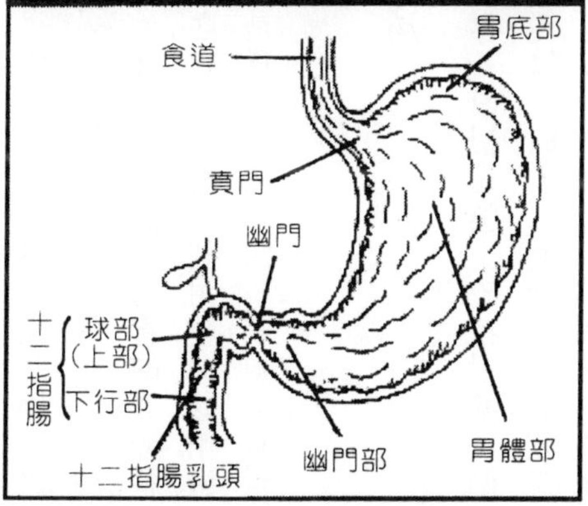

●得胃癌的人會出現的症狀

近年來因胃癌而死亡的人還是很多，一年大約會有五萬人因胃癌而死亡。此外，早期發現胃癌的人增加了，因此，胃癌的患者數也增加了很多（胃癌的患者數從四十幾歲開始增加，六十～七十歲達到顛峰，男女的比例爲五：三）。

容易形成癌的部位是十二指腸附近胃的出口（幽門部）周邊，四十～四十五%的胃癌都是發生在這個部位。

因為得胃癌而「接受診療的人」增加了

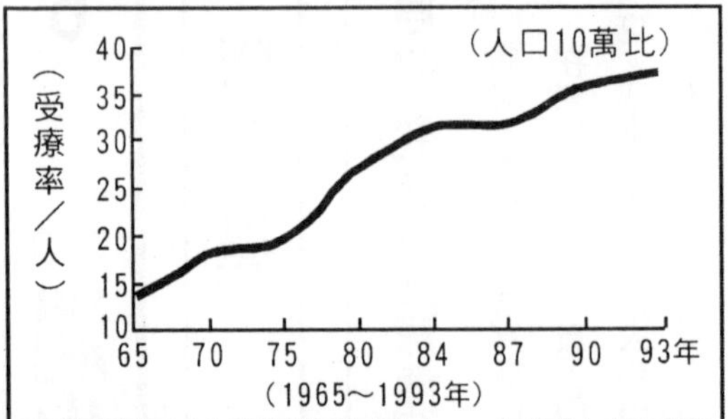

※因為胃癌而「在醫院接受診療的人」，在10萬人中到底有機人呢？我們來觀察一下（根據日本厚生省「患者調查」）

即使得了癌症，在初期時無症狀，但是飯後一～二小時（或空腹時）心窩會產生不快感或疼痛感（這些症狀在胃潰瘍或胃炎時也會出現）。繼續進行時，會覺得食物阻塞或想吐。在這些症狀出現之前，一年接受一～二次定期檢診非常重要。

如果疑似是胃癌，就要進行前述的胃的X光檢查以及內視鏡檢查，必要時則必須利用組織診來確認癌的有無（有很多是胃的良性瘜肉，其中只有百分之幾將來會發展爲癌）。

●最近的胃癌治療法

胃癌發生於胃黏膜，最初癌僅止於在胃壁（偈限癌→這個階段九十%以上的人都能治癒，參照左圖表），其次會擴散到周圍的組織（所屬淋巴結轉移、鄰接臟器轉移、遠隔轉移）。

患胃癌，但得到救助的人也在急增中
（國立患症中心1985～1991年統計）

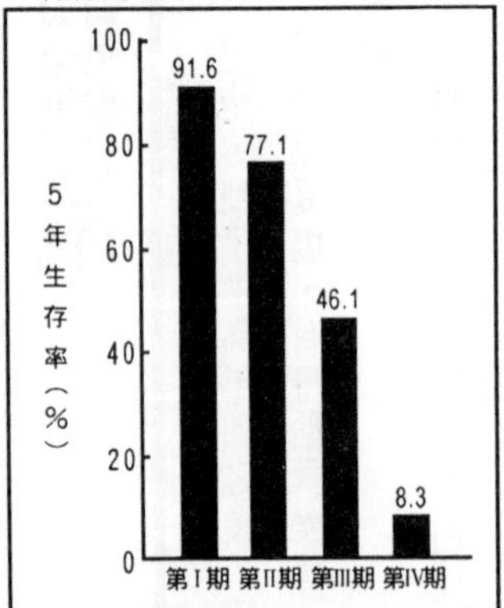

癌的進行度(階段)
- 第 I 期→癌存在於胃壁內
- 第 II 期→轉移到附近的淋巴結
- 第 III 期→轉移到附近的臟器
- 第 IV 期→轉移到較遠的臟器

※「5年生存率」是指治療後存活5年以上的人的比例。
（「癌的統計98」／財・癌的研究振興財團）

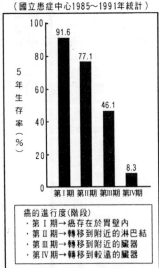

在早期可利用內視鏡手術去除癌（利用雷射光線燒掉癌），但是，如果癌擴散到周邊時，則必須摘除六十～七十%的胃，或進行胃的全體切除手術（配合必要切除周邊的器官或組織，不留下任何癌組織）。

進行的癌除了動手術之外，還必須要搭配抗癌劑療法或放射線療法。

不過，最近早期癌的患者增加，光動手術就能夠治好的例子也很多（國立癌症中心只動手術治療胃癌的例子超過六十%）。

大腸癌

大腸癌今後仍會持續增加

近年來，年輕一代的「胃癌發生率」有降低的趨勢。這是因為國人的飲食生活顯著的歐美化，而這個影響卻導致大腸癌的增加。因為大腸癌而死亡的人，一年超過三萬人，預估今後仍會持續增加。

●脂肪引起大腸癌嗎？

大腸是由「盲腸、結腸、直腸」所構成的，盲腸不具有重要的作用。來自胃的食物首先在十二指腸加入消化液（膽汁與胰液），在小腸消化、吸收之後，直接通過盲腸送達結腸。

結腸通過「升、横、降」的部位（升結腸、横結腸、降結腸），最後成爲「S字形（乙狀結腸）」與直腸相連。

食物的殘渣在結腸水分被吸收之後，積存在乙狀結腸或直腸，變硬之後從肛門排泄出來。

這時，如果來自十二指腸的膽汁量較多的話，就「容易得大腸癌」。

膽汁是「使脂肪容易消化、吸收的消

大腸的構造

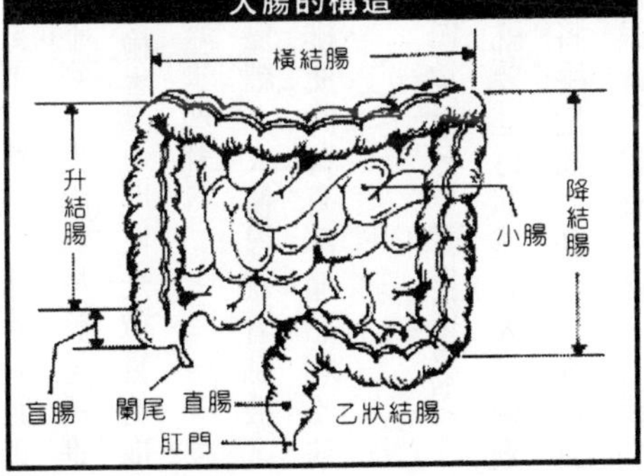

化液」，因此，如果攝取過多的脂肪，膽汁的分泌量增加，得大腸癌的危險性就會增高。

此外，「食物纖維攝取較少的人」也容易得大腸癌（參考一四四頁）。

●大腸癌會產生的症狀

大腸癌大多是「乙狀結腸或直腸癌」，而兩者總計佔整個大腸癌的七十五～八十％（兩者都是四十歲時開始增加，七十歲時達到顛峰）。

其他癌是以男性居多，但是乙狀結腸的「結腸癌」則是男性與女性的數目大致相同。

接受大腸癌診療的人急增

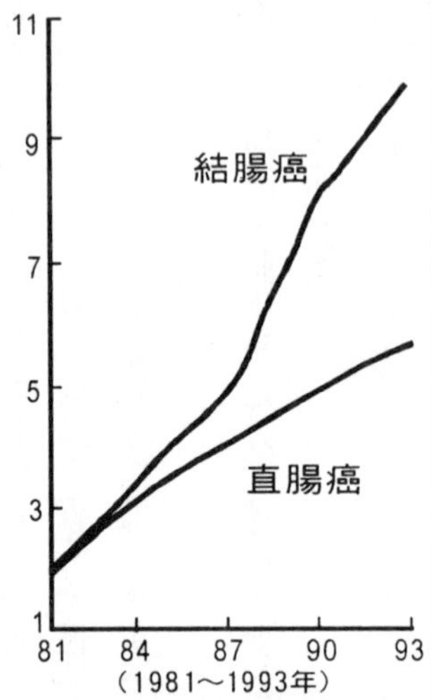

※各年10月中的某1天，在醫療設施（醫院或診療所等）接受診療的患者數。
※直腸癌則包括「直腸乙狀結腸移行部、肛門及肛門管」的癌在內。

在症狀方面，血便是重要的徵兆，不過初期的血便太過於微量，所以看不到（大腸癌檢診等所進行的檢便「糞便潛血反應檢查」，即使是微量的血便也能夠發現，所以有助於早期發現）。

癌成長之後，「大便變細、大便摻雜著黏液、便秘和下痢會交互出現、排便時會有疼痛感和不快感」等症狀會出現。

即使沒有自覺症狀，但是定期檢診也很重要。

如果疑似爲大腸癌，就要進行前述的X光檢查及內視鏡檢查，必要時要將手指插入肛門，進行直腸指診或利用直腸用內視鏡進行檢查（必要時要利用組織診確認癌的有無）。

此外，如果大腸出現瘜肉（⇩一〇〇頁），則要用內視鏡手術加以去除，其中一〇％以上會發現癌。

●大腸癌手術最近使用的方法

大腸癌是發生於腸的黏膜，然後逐漸朝著黏膜下或肌肉層（黏膜下層、固有肌層）擴散，最後會進入腸管的肌肉層。

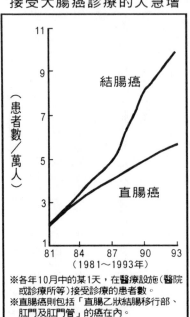

此外，癌細胞也會轉移到附近的淋巴結（參考左表），到了最後階段，則可能會「轉移」到肝臟等其他距離較遠的部位。

如果在早期利用內視鏡手術（用專用器具切除或用雷射光燒除）就能夠治好，但如果是進行的結腸癌，則必須動真正的手術（剖腹手術）去除長癌的腸管，將剩下的腸連接起來。

此外，進行的直腸癌有必要時，必須去除肛門，安裝人工肛門（最近儘可能不要使用人工肛門，而要留下肛門）。

現在，如果是最初階段的癌，九十％以上可以得到救助。

得大腸癌能夠存活5年以上的人
（國立癌症中心1985～1995年的統計）

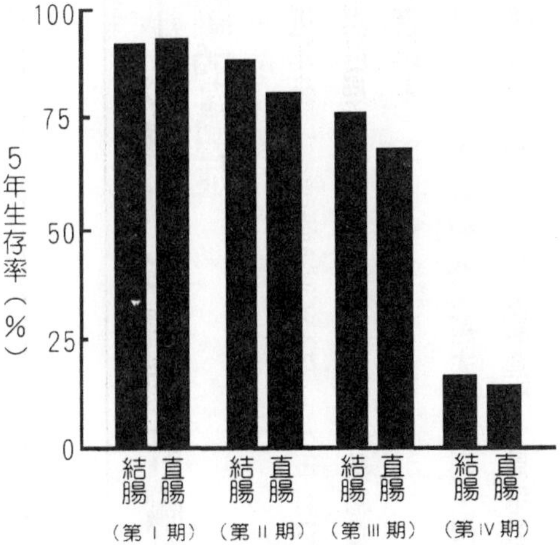

大腸癌的進行度
- 第 I 期→癌僅止於腸管的肌肉層內
- 第 II 期→癌超越了肌肉層，但並沒有轉移到附近的淋巴結
- 第 III 期→轉移到附近的淋巴結
- 第 IV 期→轉移到距離較遠的臟器

※「5年生存率」是指治療後存活5年以上的人的比例。
（「癌的統計97」／財・癌的研究振興財團）

MEMO

「淋巴結」的「秘密」

破壞體內細菌或病毒，保護身體的成分（抗體），是由一種白血球「淋巴球」製造出來的。

細密的血管遍及全身的細管（淋巴管）中，流動的半透明液體（淋巴液）中含有淋巴球，淋巴球隨著淋巴液一起運送到體內。而淋巴管的匯流點就是「淋巴節」，一旦癌擴散到此處時，癌細胞會透過淋巴管擴散到全身。

肝癌

要小心難以治療的肝臟及胰臟的癌症

近年來肝癌患者急速增加，一年有三萬人以上因為肝癌而死亡（男性的死亡人數為女性的三・五倍以上）。

死亡者的總數與大腸癌大致相同，但是根據日本厚生省的統計（患者調查），患者數僅佔大腸癌的四分之一。

這是因為肝癌早期發現的例子很少，所以很難治癒。

●肝癌的「根源」

肝臟是人體最大的臟器，具有五百種以上的功能。其功能大致可分爲：①營養素的再加工以及儲藏、②膽汁的合成、③有害物質的解毒、分解等。

體內只有一個肝臟，是「重要的臟器」，但其代償能力和再生能力很強，即使切除了三分之二，但是通常在幾天之內就能恢復正常的作用。

肝臟的大敵是病毒和酒，肝癌有九十％都是病毒引起的慢性肝炎慢慢進行而造成的，剩下的一〇％則是因爲喝酒所造成的慢性肝病轉移成肝癌。

病毒性肝炎有一〇％會轉移成慢性肝炎，一部分會變成肝硬化，一部分則變成肝癌，其中大約有二十％是由B型肝炎病毒所引起的，另外將近八十％則是由C型病毒所引起的。

B型病毒除了在母親體內就感染給新生兒之外，也可能經由性行爲或血液感染。C型主要是由於輸血的血液造成感染（參考一四六頁）。

肝臟的所在位置

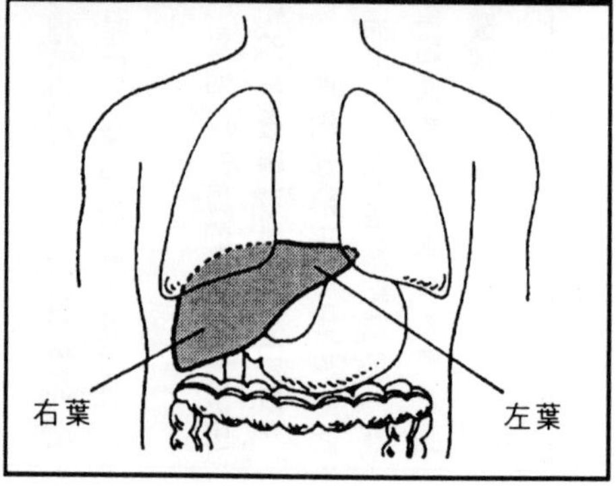

●容易得肝癌的部位

肝臟中塞滿了成爲肝臟功能中心的「肝細胞」，其中也有收集由肝細胞所製造的膽汁，並加以運送的管（肝內膽管）通過。

肝癌最初發生於肝細胞（肝細胞癌），佔九十%以上，剩下的則是來自於肝內膽管（膽管細胞癌等）。

兩者在初期時幾乎都無症狀，症狀出現後會有腹部的不快感、食慾不振、噁心等一般的消化器官症狀，因此容易被忽略。

繼續進行時，全身會感覺非常倦怠、體重逐漸減輕、引起貧血等症狀，到了末期時會出現腹痛、腹水積存、黃疸等症狀。

在自覺症狀出現之前，就要定期接受檢診，努力早期發現。

肝炎、肝癌、肝硬化的關係

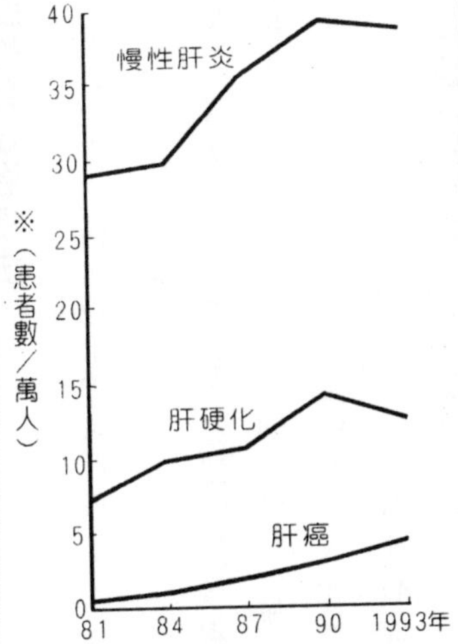

※「患者數」→10月的某1天，在醫院或診療所接受診療的「患者數」。
（根據日本厚生省「患者調查」）

MEMO

即使沒有得肝炎的人也要注意

肝臟的根源慢性肝炎或肝硬化，通常一年要接受二—四次的檢查，而如果是B型或C型肝炎病毒，即使在體內也沒有發病的人（B型或C型的帶原者→兩者皆有三百～四百萬人），也要定期接受檢診。

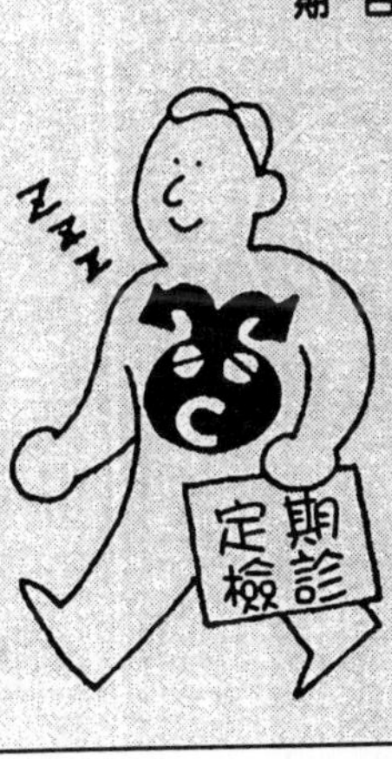

●肝癌的有效治療法

肝癌的檢查包括血液檢查（GOT、GPT等的肝功能檢查、腫瘤標記檢查及其他）、或腹部超音波檢查、X光CT檢查等，必要時則必須進行病理學的檢查（切片檢查）確認癌細胞的有無。

如果有癌，則要利用肝臟的血管X光檢查（將鋇劑注入血管的造影法），或是MRI檢查、腹部用的內視鏡（腹腔鏡）等的檢查。

在治療方面，如果是早期癌，要切除長癌的部位，或注入酒精（乙醇）殺死癌細胞並加以凝固的方法（經皮乙醇注入療法），非常有效。

此外，阻塞長癌部位對面的血管，防止血液流入的方法（肝動脈塞栓術）等，也是很好的治療法。

肝癌五年以上的存活率佔四十％，不過，如果癌還沒有擴散到周圍內臟的階段，則有五十～六十％以上的人可以得到救助。

得肝癌要得到救助…

（國立癌症中心1985~1994年的統計）

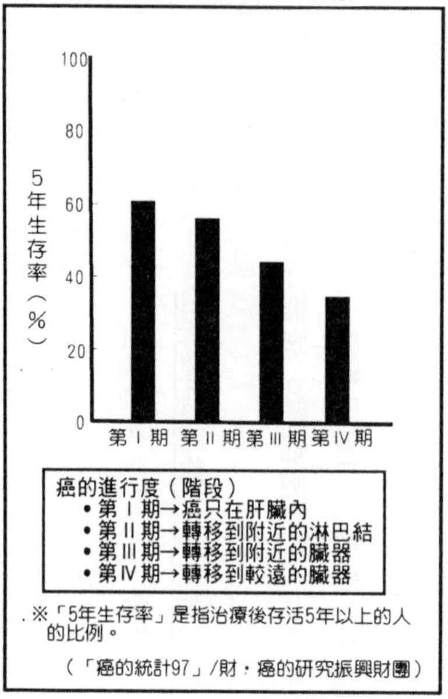

5年生存率（%）
100
80
60
40
20
0
第Ⅰ期
第Ⅱ期
第Ⅲ期
第Ⅳ期
癌的進行度（階段）
• 第Ⅰ期→癌只在肝臟內
• 第Ⅱ期→轉移到附近的淋巴結
• 第Ⅲ期→轉移到附近的臟器
• 第Ⅳ期→轉移到較遠的臟器
※「5年生存率」是指治療後存活5年以上的人的比例。
（「癌的統計97」/財・癌的研究振興財團）

COLUMN

注意「癌的基因治療」

最近注意到的「癌基因治療」大多是活用癌的免疫療法。

免疫具有保護身體、從體內去除細菌或病毒、癌細胞的作用。要對付癌則要用特殊的白血球（殺手T細胞及殺傷其他癌的淋巴球，或是巨噬細胞等貪食細胞），直接攻擊癌細胞。

以往癌的免疫療法，會用藥物提高免疫作用（干擾素、ＩＬ２等），而最近的基因治療則是注入「攻擊癌、增強免疫機能的基因」。這種基因治療的歷史尚淺，期待今後的發展。

胰臟癌

胰臟癌無法治癒的例子很多

消化器官癌，還有胰臟癌和食道癌。因胰臟癌而死亡的人一年超過一萬六千人，以女性較多見，今後還會持續增加。

此外，因食道癌而死亡的人一年為九千人，這十年來死亡人數維持穩定。

●出現腹痛的症狀時為時已晚了嗎？

胰臟是位於胃的內側、細長的臟器，分泌消化液（胰液）幫助胃腸的功能，也會分泌荷爾蒙類（胰島素等）。

胰臟容易受到每天生活習慣的影響，酒喝得過多、煙抽得過多、脂肪攝取過多、咖啡喝得過多，持續這種生活，得胰臟癌的危險性就提高了許多。

胰臟癌在三十五歲以後開始慢慢增加，五十歲以後患者數急速上升。

胰臟癌在初期沒有症狀，等到進行時，心窩及其左右會感覺疼痛，同時傳達到背部和腰部會覺得疼痛、體重減輕、出現黃疸等的症狀。

肝臟的構造

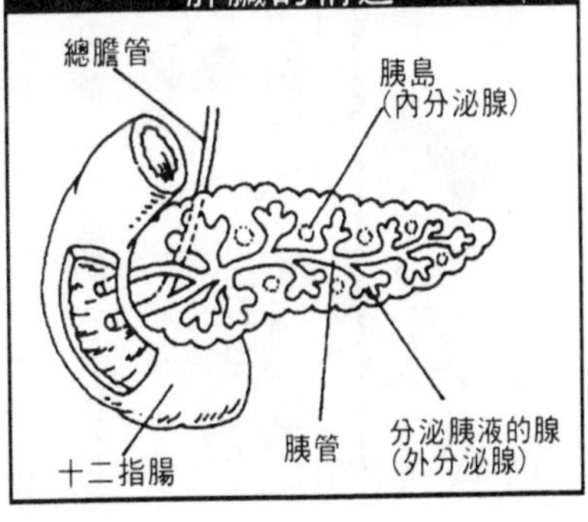

接受定期的檢診，在無症狀時發現很重要，但是，目前等到出現腹部疼痛的症狀之後才發現的例子並不少。

●治療技術慢慢進步

胰臟癌的檢查要進行腫瘤標記、腹部超音波、X光CT等檢查，必要時要進行ERCP檢查（內視鏡的逆行性胰管攝影法）。

也就是說內視鏡經口進入，由十二指腸將檢查用藥劑（造影劑）注入胰臟（胰管），進行X光攝

胰臟癌的治療技術逐漸提升…

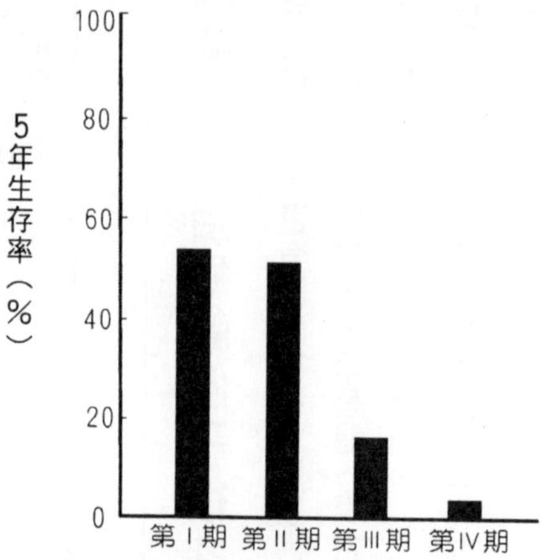

癌的進行度（階段）
- 第Ⅰ期→癌僅止於胰臟內
- 第Ⅱ期→轉移到附近的淋巴結
- 第Ⅲ期→轉移到附近的臟器
- 第Ⅳ期→轉移到較遠的臟器

※「5年生存率」是指治療後存活5年以上的人的比例。

（「癌的統計97」/財・癌的研究振興財團

影，即使是小的癌也可以發現。

此外，必要時要進行MRI檢查以及腹部血管X光檢查（造影法）等。

治療以手術療法爲主，不過在早期，與胰臟的一部分相鄰的臟器的一部分也要加以去除。如果繼續進行，則要將胰臟全部摘除，周邊的臟器和器官的一部分也要加以去除。

胰臟癌大多是發現已晚，不能動手術的例子，所以能夠存活五年以上的人不到二十%。但是，治療技術慢慢的進步，在沒有轉移的早期階段，有半數以上的人可以獲得救助。

食道癌

●要注意「喉嚨有刺痛感」

食道是長二十五公分左右的管子，上方稱爲頸部食道，中間部稱爲胸部食道，接近胃的部分則稱爲腹部食道。

容易長癌部位的是胸部食道，佔食道癌的八十%。每天喝烈酒或抽煙的人，較容易得食道癌（參考一五四頁），男性的死亡人數爲女性的五倍以上。

沒有初期

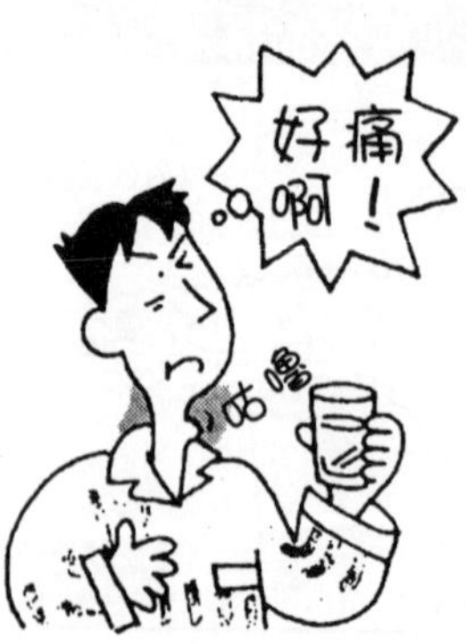

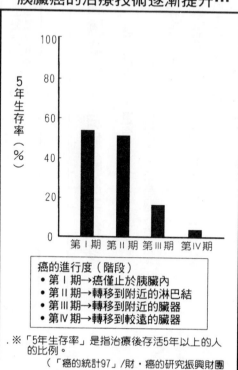

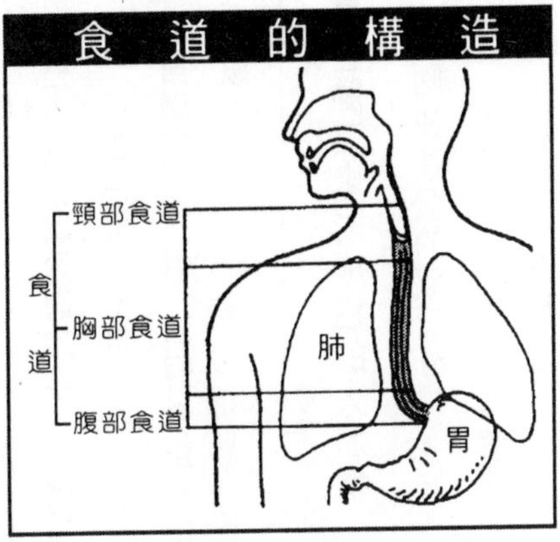

症狀，但是會感覺刺痛，再繼續進行時，會產生吞嚥時的阻塞感，此外，還有胃灼熱、胸骨內側疼痛、聲音嘶啞等都是食道癌的症狀。

在症狀出現之前就要好好的接受檢診。

●食道癌的手術療法效果

食道癌的檢查是進行X光檢查（造影法）或內視鏡檢查（將盧戈爾液〈濃碘溶液〉吹入食道黏膜，正常細胞會染成黑色，癌細胞則會變成白色，因此可以發現），必要時則要進行病理學檢查。（參考一一二頁）

在治療方面，初期使用內視鏡，利用雷射光燒除（簡單、方便、能迅速復原）。進行到某種程度時，則必須要動手術去除廣泛的部分，將一部分的胃或腸與食道相連，代替食道來使用。此外，對食道癌有效的放射線療法有時也可與手術併用。

此外，也會併用抗癌劑療法或溫熱療法等。

食道癌五年以上的存活率佔全體的四十%，如果是早期的食道癌，則達到八十%以上。

得食道癌卻治癒的人持續增加

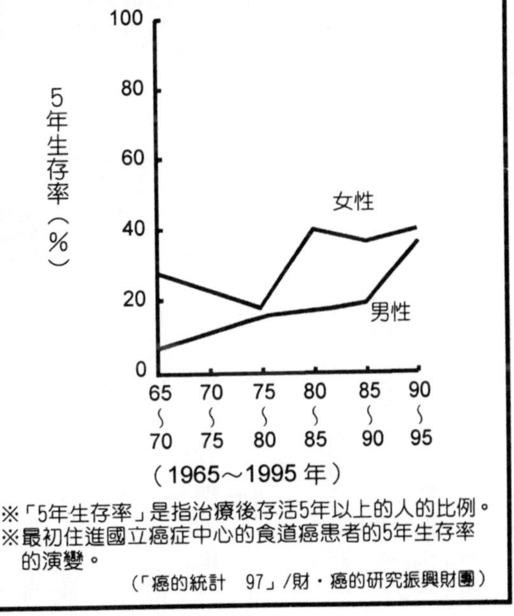

※「5年生存率」是指治療後存活5年以上的人的比例。
※最初住進國立癌症中心的食道癌患者的5年生存率的演變。
（「癌的統計　97」/財・癌的研究振興財團）

7 「呼吸器官癌」增加六倍！

肺癌

每年有四萬五千多人因肺癌而死亡

呼吸器官癌包括鼻子或喉嚨的癌，但是最多的則是「肺或支氣管癌」。

歐美在二十～三十年前，肺癌居於領先地位，日本也在急速增加中，有隨後追趕的趨勢。

日本「肺、支氣管癌」的死亡人數三十年來一舉增加了六倍，估計今年一年會死亡四萬五千人以上。

●在肺深處形成癌的人激增

肺運送氧的氣管分為二條，形成支氣管進入左右肺，陸續分岐之後逐漸變細，末端形成小袋狀的組織（肺泡），如葡萄串一般。

肺泡總共有三億個，具有交換新的氧和血液中二氧化碳的作用（氣體交換）。

二條支氣管在左右肺中分岐二次之前的部分稱為「肺門部」，前端廣大的部分稱為「肺野部」。

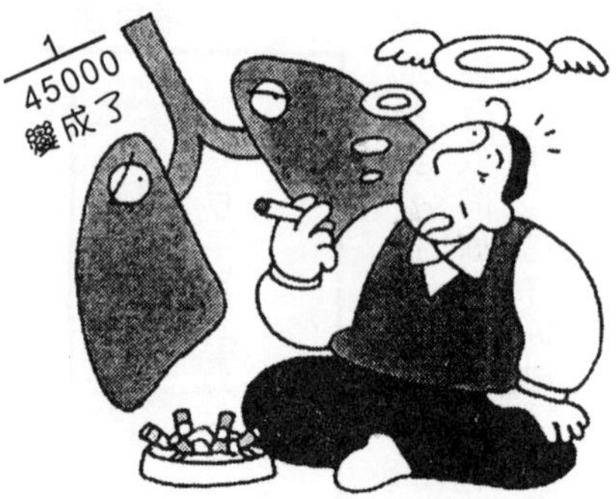

肺癌在肺門部形成的癌（中心型肺癌）約佔四十％。而在肺野部形成的癌（末梢型肺癌）則約佔六十％。

肺門部的癌較多，是因為支氣管內側黏膜表面形成型（扁平上皮癌），受煙的影響強烈，主要出現在男性身上。此外，肺野部的癌則是以發生在接近支氣管末端的細微部分，或是肺泡的細胞（腺癌）佔大多數。

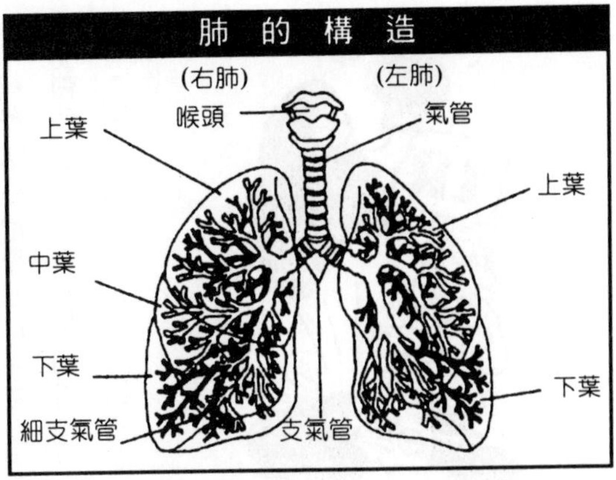

這一型即使是不抽煙的人或女性，也容易發現，近年來有增加的趨勢（參考第四章）。

此外，肺門部～肺野部稍微粗大的支氣管黏膜下形成的癌（小細胞癌），是屬於進行度較快、惡性度較高型，還是以吸煙的男性較多見。

●出現咳嗽或血痰時

肺癌是男性較多見的癌，肺癌的男性死亡人數爲女性的二・五～三倍。

肺門部的癌很早就會出現咳嗽和痰、血痰的症狀，較容易發現，但是肺野部的癌不會出現症狀，等到發現時爲時已晚。

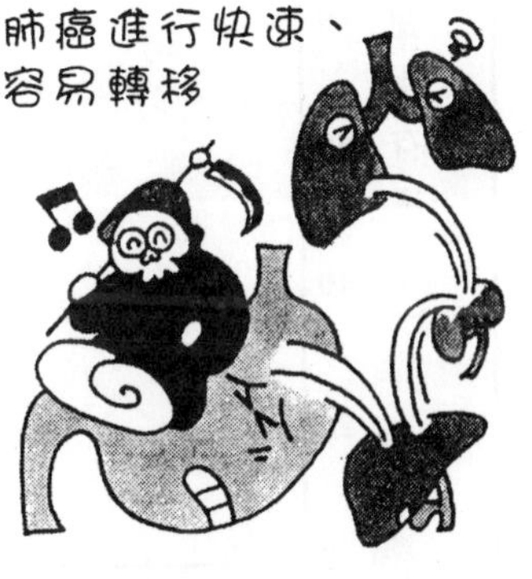

總之，一旦進行時，就會出現咳嗽和痰、血痰增加、胸痛等的症狀。

肺癌進行得很快，同時也容易「擴散（轉移）」到其他部位，因此即使沒有症狀，一年也要接受一～二次的檢診。在檢診時進行的痰檢查（喀痰細胞診），可以檢查出肺門部的癌，而胸部X光檢查則可以檢查出肺野部的癌。

疑似爲癌的時候，要利用X光CT檢查或內視鏡（支氣管纖維鏡）進行檢查，經由細胞診（參考一一二頁）確認。

●肺癌最近的治療法

肺癌的進行狀態從癌還僅止於肺中的第Ⅰ期，到轉移到較遠臟器的第Ⅳ期爲止（參考一二八頁右下表），除了最後階段的第Ⅳ期以外，都是以手術療法爲主。

早期的肺門部癌則是使用雷射光燒掉癌的方法（光線力學的治療等）。

真正的手術（開胸手術）近年非常進步，最近儘可能只切除小的範圍，防止肺功能降低。

癌進行時（主要是指第Ⅱ～Ⅲ期），通常是組合放射線療法或抗癌劑療法來進行。

利用這些治療而得到救助者，佔肺癌全體的三十％左右，如果是早期癌，則有七十六％以上可以得到救助。

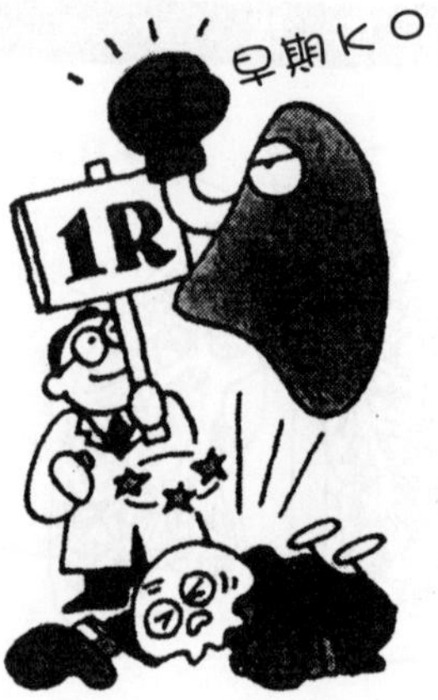

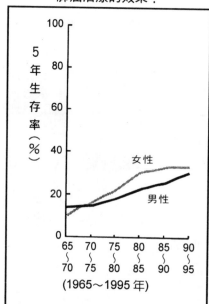

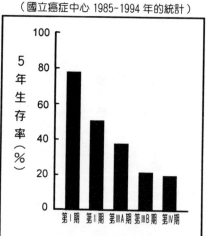

肺癌治療的效果？

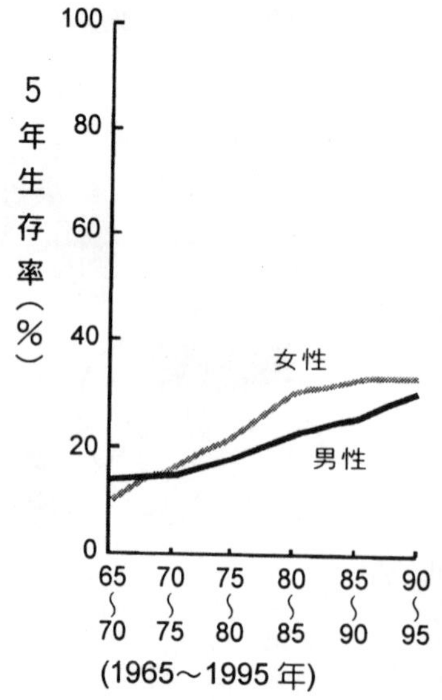

※「5年生存率」是指治療後存活5年以上的人的比例。
※最初住進國立癌症中心的肺癌患者的5年生存率的演變。
（「癌的統計97」）

肺癌在早期大多是能夠治癒的
（國立癌症中心 1985~1994 年的統計）

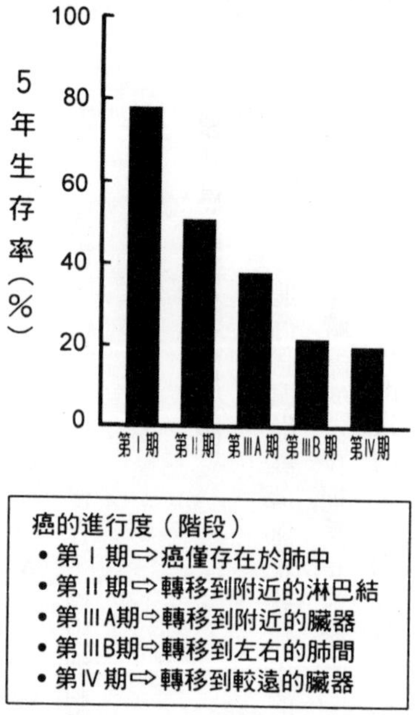

※「5年生存率」是指治療後存活5年以上的人的比例。
（「癌的統計97」/財・癌的研究振興財團）

喉頭癌

吸煙者較容易罹患喉頭癌

呼吸器官的癌，僅次於肺和支氣管癌的就是「喉頭癌」。

喉頭癌與肺癌相比少了很多，一年間的死亡人數大約一千人左右，但是卻比皮膚癌等更多，是大家比較熟悉的癌症。

●要注意原因不明的「聲音嘶啞症狀」！

喉頭是指在咽頭下方約五～六公分的器官，是指喉節上方到氣管入口爲止的部分。

喉頭的中央部有「聲帶」，最容易長癌，癌發生於聲帶的例子（聲門癌）佔喉頭癌的六十～六十五％（聲帶大多會出現良性的喉頭瘜肉）。

此外，聲帶上的癌（聲門上癌）則爲三十～三十五％左右，聲帶下的癌（聲門下癌）僅佔少數。

喉頭癌大多是男性、老煙槍較容易罹患的癌症，聲門癌很早就會出現聲音嘶啞症狀，因此有助於早期發現（原因不明的聲音嘶啞持續一個月以上，而且越來越嚴重時就要注意了）。

但是，其他的例子則是初期症狀較少，等到發現時已爲時已晚（一旦進行時，喉嚨深處出現不規則疼痛和異常感）。

●治療技術飛躍提升

喉頭癌的檢查是進行內視鏡（喉頭鏡、喉頭纖維鏡）的檢查，或X光檢查（造影法）、X光CT，必要時要進行組織診。

如果是小癌，在治療時使用放射線治療法就有效，利用專用的內視鏡，用雷射光燒掉也可以。如果是進行到某種程度的癌，則要留下一部分的聲帶，切除長癌的部位，或是去除全部的喉頭（喉頭全摘）。

這時，一旦進行喉頭全摘就無法發出聲音，但是如果學會「食道發聲法」，則對日常生活就不會造成不便，能夠回到社會（最近開發了電動式人工喉頭）。

喉頭的構造

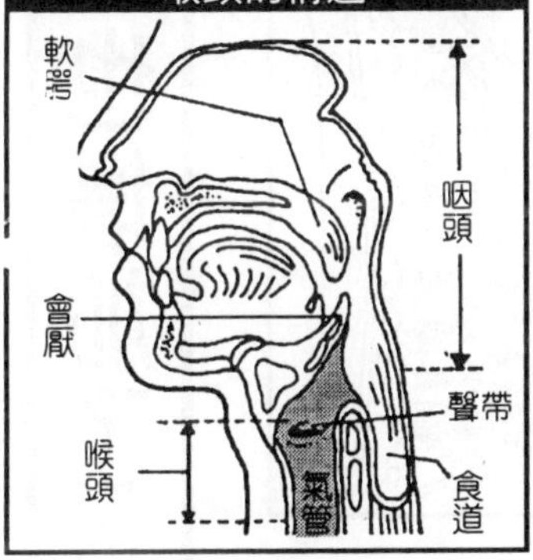

8 「女性特有的癌」也增加了

乳癌

最近歐美型的飲食很危險

「女性特有的癌」是指子宮或卵巢等女性生殖器官的癌症。另一方面，男性也會罹患乳癌，但是發生率為女性的一百三十分之一以下，非常的少。通常女性的乳癌與女性荷爾蒙有關，可以說是一種「女性特有癌」。

女性的乳癌先前已經敘述過，最近有急增的趨勢，這三十年來死亡人數增加了四倍，目前每年有八千人因乳癌而死亡。

●容易形成乳癌的部位

在女性的乳房中，乳腺組織具有重要的作用。乳腺組織會製造母乳運送到乳頭，因此母乳會通過許多乳管，製造母乳的細胞組織如葡萄串（乳腺葉）一般相連（乳腺組織以外的空間則由皮下脂肪填滿）。

乳房的構造

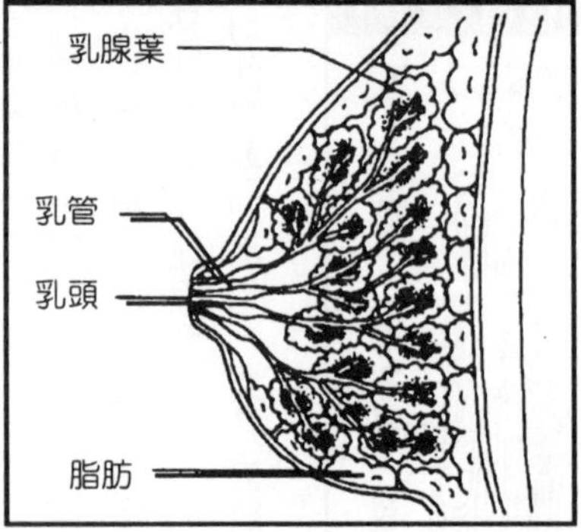

乳癌就是發生於乳腺組織的癌，從三十幾歲開始急速增加。「初經年齡較早、停經年齡較遲、未婚、未生產」等的女性較多見。因此，可以視為是受到女性荷爾蒙分泌異常的影響而發生的癌。

此外，高脂肪的歐美型飲食生活，會增強女性荷爾蒙的致癌作用，所以容易得乳癌，這一點需要注意（詳情請參考第4章）。

●要注意乳房上部的硬塊！

一旦乳癌形成時，乳房會出現「硬塊」，所以成為早期發現的線索（但是，乳房也可能因為良性腫瘤或乳腺炎等出現硬塊，因為癌而出現的硬塊只佔一〇％）。

乳癌的硬塊通常會出現在單側的乳房，而且發生在乳房外側上部的機會比較多，佔乳癌的四十五～五十％（乳房的側上部也很多，佔二十～二十五％…參考一五一頁）。

乳房的「硬塊」在二公分以下，如一元硬幣大，則可能是早期癌，治癒的機率較高。

此外，也會有如酒窩狀的痙攣或乳頭陷凹、乳頭有分泌物或出血等症狀。

為避免忽略這些症狀而能夠早期發現，因此，要學會「乳癌的自我檢診法」（參考一五一頁）自己檢查，且三十歲以後要定期接受檢診。

●乳癌治療法的效果

乳癌的檢查首先由專門醫師仔細檢查乳房的形狀和硬塊的狀態、淋巴結的硬塊等。

如果疑似為乳癌，則要進行乳房X光檢查或超音波檢查、病理學的檢查等。

治療以手術療法為主，通常要切除乳房，但是如果為初期癌，則儘可能進行小切除而留下乳房（乳房溫存療法）。

必要時則要使用抗癌劑療法或放射線療法、荷爾蒙療法搭配來進行（荷爾蒙療法是吞服抑制女性荷爾蒙作用的藥物）。

藉著這些治療，目前七十五％左右的乳癌都能治好。

乳癌治癒者有多少？

（國立癌症中心 1985~1991 年的統計）

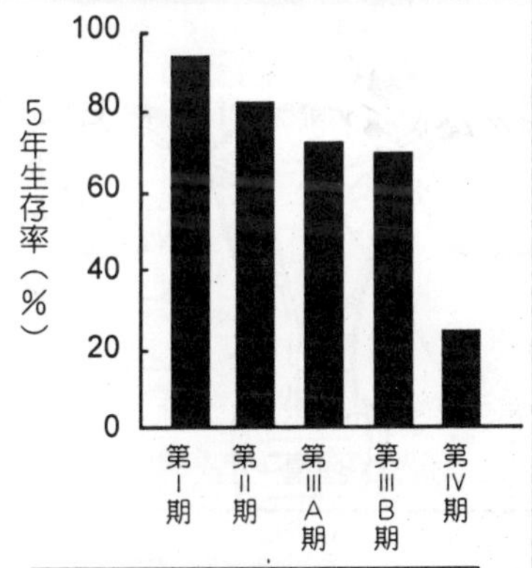

癌的進行度（階段）
- 第Ⅰ期⇨癌為2cm以下
- 第Ⅱ期⇨癌為2~5cm
- 第ⅢA期⇨癌為5cm以上
- 第ⅢB期⇨高度轉移到淋巴結
- 第Ⅳ期⇨轉移到較遠的臟器

※「5年生存率」是指治療後存活5年以上的人的比例。

（「癌的統計97」/財・癌的研究振興財團）

子宮癌、卵巢癌

子宮體癌和卵巢癌也要注意

女性生殖器癌較多見的是子宮癌與卵巢癌。子宮癌的死亡數一年約五千人，卵巢癌死亡人數約四千人。

●要注意過度的性行為

子宮癌是包括在子宮入口形成的子宮頸癌，以及在子宮深處形成的子宮體癌。子宮頸癌數目較多，爲體癌的二～三倍，但是現在已經漸漸減少了。

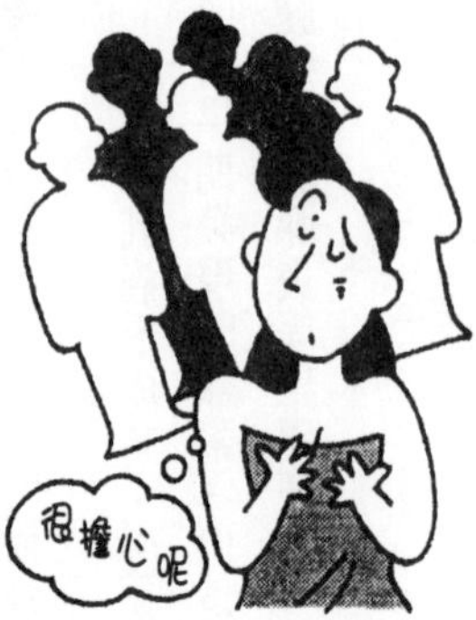

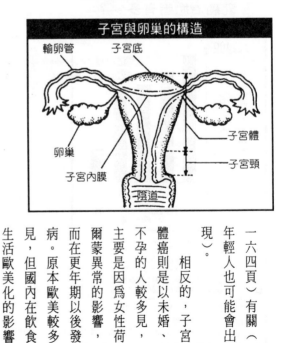

頸癌以「早婚、多產、與多數的對象進行性行爲」的人較多見。此外，也與病毒（參考一六四頁）有關（年輕人也可能會出現）。

子宮與卵巢的構造

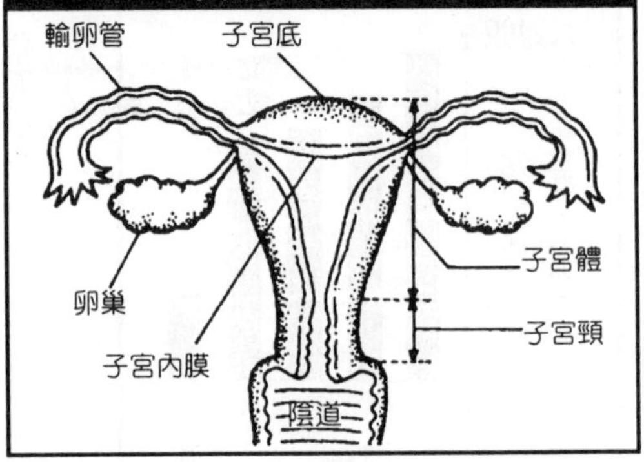

相反的，子宮體癌則是以未婚、不孕的人較多見，主要是因爲女性荷爾蒙異常的影響，而在更年期以後發病。原本歐美較多見，但國內在飲食生活歐美化的影響下，也有增加的趨勢。

兩者初期都無症狀，然後會出現不正常出血或異常分泌物、疼痛等症狀，定期檢診很重要。檢查是使用專用的內視鏡，進行病理學的檢查（組織診或細胞診…參考一一二頁）等。

治療以手術爲主，切除子宮，必要時要去除周邊組織，如果是早期癌，則可使用雷射燒除，或只去除一部分的子宮（子宮頸癌將近八十%、子宮體癌將近八十五%以上都可以治癒）。

●卵巢的良性腫瘤會癌化嗎？

卵巢在子宮的兩側，會製造卵子、具有分泌女性荷爾蒙的作用。這裡容易出現腫瘤，有八十五%是良性，癌則爲十五%左右（近年卵巢癌也在增加中）。

卵巢癌在四十五歲以後開始出現，隨著年齡的增長而逐漸增加。但是，在進行之前不太會出現症狀，所以很難早期發現。

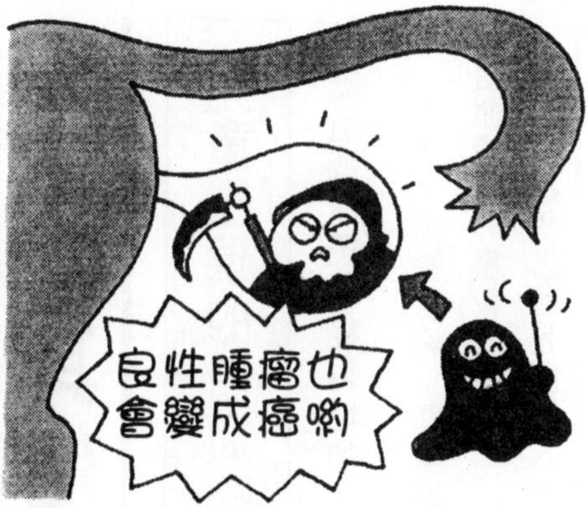

疑似爲卵巢癌時，要進行超音波檢查或X光CT、腫瘤標記檢查等，但是只有在動手術時才可以確定爲良性或惡性。

如果有腫瘤就要動手術，如果知道是卵巢癌，則要切除卵巢、輸卵管、子宮，必要時要去除周圍的組織，同時併用抗癌劑與放射線的治療。此外，即使是良性腫瘤，在五十歲以上有癌化的可能性，因此，通常會將卵巢全部切除（停經前也可以留下卵巢）。

COLUMN

令人期待的「夢幻抗癌劑」

癌細胞需要營養及氧等成分，以及加以搬運的血管，因此癌要成長一定會製造新的血管（血管新生）。

根據近年的研究，已經發現了加以抑制的物質，利用這些物質抑制血管的新生，癌細胞無法得到必要的成分，就不能活動。

最近注意到這些「使癌消失的夢幻抗癌劑」，這些物質（血管新生阻礙物質）有待今後研究的進展。

9 「其他癌」也要注意

兒童出現的白血病或腦腫瘤

●膽道或尿道的癌也增加了

此外，像膽囊癌、腎臟癌、膀胱癌、前列腺癌、白血病等的癌較多見。因為這些癌而死亡的人，一年間高達數千人。

膽囊癌、膽管癌

膽囊是暫時儲存肝臟所產生的膽汁（參考一五五頁）的袋狀臟器，配合必要，將膽汁流入細長的管子（膽管），供給十二指腸。

膽囊癌或膽管癌有增加的傾向，死亡人數（一年一萬四千人）僅次於胰臟癌（膽囊癌以女性較多見，約為男性的二倍）。

當膽囊或膽管癌進行時，會出現黃疸（皮膚或眼白發黃，出現白色便和褐色尿），因此，可發現癌症，而最近經由檢診，在初期無症狀時就能夠發現的例子也增加了。

檢查是利用超音波或X光CT、X光造影檢查（見一一一頁說明）、腫瘤標記檢查等，如果是初期癌，利用內視鏡進行手術（腹腔鏡下膽囊切除等），就能夠治療。

如果是進行中的癌，則要切掉膽囊或膽管，也要去除周邊的臟器與一部分的淋巴結。（見一一九頁說明）

腎臟癌、膀胱癌

腎臟是過濾血液，製造尿液的臟器，左右各有一個。膀胱則是暫時儲存由腎臟所製造的尿液的袋狀臟器。近年來這些臟器癌都急增。

腎臟癌或膀胱癌初期無症狀，進行時血尿出現二～三天後便停止，然後會再度出現。膀胱癌則是在排尿時會出現疼痛感或殘尿感、頻尿等。

不管是哪一種，都要利用超音波、X光CT、內視鏡等來檢查。

在治療方面，如果是腎臟癌，要動手術切除一邊的腎臟，併用抗癌劑療法或放射線療法。

如果爲初期的膀胱癌，可用內視鏡消除癌，如果是進行的話，則必須去除一部分或全部的膀胱（必要時要安裝人工膀胱）。這些治療使得八十％以上的男性、將近七十五％的女性能夠得到救助。

前列腺癌（攝護腺癌）

前列腺是在膀胱下方如「栗子」般大的臟器，中央有尿道通過，只有男性才有，會分泌精液。

但是，六十歲開始機能減退，因爲這個影響而發生前列腺肥大（前列腺的良性腫瘤）或前列腺癌。前列腺癌原本以歐美人較多見，但是，近年國內也有急增的趨勢。

一旦罹患前列腺癌，會出現排尿不順暢、夜間排尿次數增加、殘尿感等症狀。當這些症狀出現時，就要立刻接受直腸診（醫師將手指插入肛門的診察法）。

檢查是使用超音波或X光CT、內視鏡、腫瘤標記等的檢查，如果是初期，可動手術摘除前列腺或睪丸，如果是進行，則要利用抑制男性荷爾蒙作用的荷爾蒙療法，或放射線療法較容易治癒，七十％以上都能治癒。

白血病

白血球是保護身體對抗細胞或病毒等外敵的細胞，混入血液中運送到全身，與外敵作戰。

白血球是以骨髓所產生的細胞（骨髓幹細胞）爲母體而製造出來的。當這個「白血球的母體細胞」發生異常時，白血球就會大量增殖，出現「血癌」。

白血病的患者以中高年齡者較多見，兒童也會出現。與中高年齡相比，兒童較少見，但是，因爲兒童較少得其他的癌症，所以白血病所佔的比例很大，將近半數的兒童癌都是白血病。

一旦發病之後，會持續一週原因不明的高燒，並出現頭暈和心悸、呼吸困難、貧血、全身倦怠感等症狀。此外，牙齦和鼻子可能會出血，而且有內出血的現象。

近年來由於藥物療法（化學療法）及骨髓移植

等的治療技術的進步，治療成績提升了。

●腦和甲狀腺腫瘤也要檢查

腦腫瘤或甲狀腺癌、皮膚癌分別佔全體癌的一%以下（死亡人數的比例），數目並不多，但是腦腫瘤一年要進行一萬三千件的手術（轉移性腫瘤則另當別論）。此外，甲狀腺癌或皮膚癌的發生率也接近卵巢癌或前列腺癌。

腦腫瘤

腦腫瘤發生在兒童身上的例子並不少，而最多的還是六十歲以後。

一旦出現腦腫瘤時，會有頭重感或頭痛、噁心、視覺異常（視野狹窄、出現雙重影像）以及運動麻痺、語言障礙、精神障礙等各種不同的症狀，一旦進行時，症狀會增強。

治療以手術療法爲主，必要時會併用放射線抗癌劑。

甲狀腺癌

甲狀腺在喉頭（見一二九頁圖）的下方，會分泌調節新陳代謝的荷爾蒙。在這裡形成的癌以三十～五十歲層爲主，將近九十%都是女性。

甲狀腺癌在較早期時，喉嚨會出現硬塊，是發現的關鍵。此外，吞嚥時會有拉扯感且有聲音嘶啞的症狀。

治療以手術療法爲主，必要時也要進行藥物療法（碘劑與荷爾蒙劑等）或放射線療法。治療成績非常好，九十%以上的女性、八十%以上的男性都能治癒。

皮膚癌

皮膚癌會出現在皮膚各處（長期大量暴露在紫外線中容易發生）。

疣或雞眼、痣、瘀青等慢慢隆起，表面好像結痂一樣，出現不痛不癢的濕疹，無法治癒時就必須要注意了。

此外，在腳底或指甲下出現痣或新的瘀青，而且越來越大時，就要立刻接受診察。

治療以手術療法爲主，必要時要將其他部位的皮膚移植到切除癌的部位。

第4章

對癌有效的飲食作法

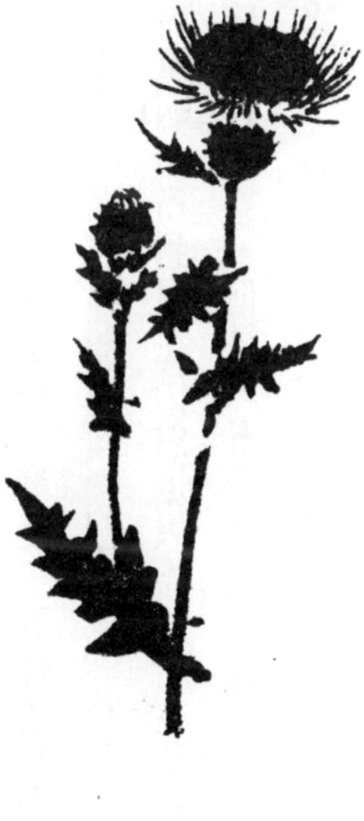

1 恐龍腫瘤與人類癌的不同

癌在「神話時代」就已經出現

●恐龍的化石中發現了腫瘤！

國人的癌幾乎都是四十五歲以後發病的「普通癌」（見一一三頁）。在第3章已經敘述過，致癌的重要原因是對身體不好的生活習慣，但實際上到底什麼樣的生活比較有危險性呢？

「腫瘤」（見一〇〇頁）這個疾病，早在人類在地球上登場之前就已經有了。

在美國發現的一～二億年前的恐龍背骨的化石中，出現了「骨骼及血管良性腫瘤」的痕跡。在歐洲發現的舊石器時代的「穴熊」腿骨的化石中，也發現了一種「惡性的骨肉瘤」的癌。

在人類誕生時就已經有癌了，但是在只有自然環境的時代，到底因為何種原因而形成癌，則不得而知。

●埃及木乃伊的癌之謎

人類的癌在遠古時代就已經有了，在埃及五千年前的幾萬個木乃伊中，發現了惡性的骨肉瘤以及鼻子深處的癌（鼻咽頭癌）的痕跡，各有三例。

鼻咽頭癌到現在仍然是以埃及所在地的非洲東部地區較多見，但是『五千年前同樣的癌在該地區較多見』，讓人覺得很不可思議。

古埃及人在三千五百年前，寫下了「與癌有關的最古老文書」。

上面記載的主要是乳癌和皮膚癌。關於乳癌的記錄是「乳腺（產生母乳的器官）的腫瘤擴散到整個乳房，變硬、變冷、沒有熱感、沒有肉芽（外傷治癒時所形成的組織）或分泌液時則是乳癌，沒有適當的治療法」。

此外，皮膚癌的記錄則是「在腳形成的腫瘤」

，可能是愛滋病末期出現的「卡波濟肉瘤」（一種皮膚癌，腳會出現褐色的發疹）。

癌的原因是各種化學物質嗎？

●陸續發現致癌物質

由此可知，在遠古時代就已經出現關於癌的化石或記錄了，但是，長期以來都不明白「癌是如何形成的」？

在十八世紀後半期開始注意到「致癌物質」，當時的英國外科醫師發現「掃煙囪的工人在股間和陰囊會得皮膚癌」，後來根據調查，發現是煙囪的煤造成的皮膚癌，而提出了最初的報告（一七七五年）。

後來又報告出與煤同樣是致癌物質的砷以及煤焦油、礦物油等其他的各種物質，因而得知由這些化學物質形成癌的例子非常多。

因此，各國開始使用據說具有致癌性的化學物質，「實際進行動物實驗來製造癌」。

逐漸發現致癌物質

年號	致癌物質與產業	癌	到1960年為止，歷史上的患者數（估計）
1775	煤煙	陰囊癌	190人
1822	砷	皮膚癌	＜25人
1875	煤製造出來的粗劣品	皮膚癌	254人
1876	煤焦油	皮膚癌	＞3,000人
1876	頁岩油	皮膚癌	＞200人
1879	放射能	肺癌	＞300人
1894	紫外線	皮膚癌	不明
1895	芳香族胺類	膀胱癌	＞1,200人
1898	雜酚油	皮膚癌	20人
1906	X光	皮膚癌	＞125人
1910	頁岩油及礦物油（潤滑油）	皮膚癌	2,000人
1911	鉻製造	肺癌	140人
1917	粗製蒽	皮膚癌	20人
1926	硝石	皮膚癌	17人
1929	鐳	骨肉瘤	9人
1932	精鍊鎳	肺、副鼻腔癌	135人
1935	製造石綿	肺癌	59人
1952	異丙乙醇產業	喉頭、副鼻腔癌	10人

參考資料　「日本人的癌」　渡邊　昌/金原出版

●日本人對於癌研究有「大貢獻」！

利用動物實驗人工製造癌，最初成功的是日本學者（山極勝三郎），他將煤焦油塗抹在兔子的耳朵上好幾次，製造出皮膚癌（一九一五年）。

後來實際證明皮膚癌是由煤焦油等化學物質所造成的。

在內臟癌方面，還是日本的學者（吉田富三郎）利用動物實驗，最初成功的製造出內臟癌來（一九二九年）。

將會引起細胞增殖作用的特殊色素讓老鼠吃，

吃了一定的期間後，成功的製造出人工的肝臟癌。

這個實驗證明了不只是皮膚癌，連內臟癌的原因之一也是化學物質。

結果，找出了各種化學物質（致癌物質），並且逐漸瞭解到避免這些化學物質，就能夠防癌的重要性。

因地區的不同，癌形成的方式也不同

●脂肪攝取過剩會引起癌症

在我們的周遭各處，存在著很多具有致癌作用的致癌物質和刺激。

因此，我們通常沒有察覺到這些危險物質或刺激，各種不同的生活習慣、飲食生活或生活環境等，會使我們經常接觸致癌物質。

這些危險的習慣或環境大多是「某個特定的地區或團體」，具有共通性。也就是說，在這種情況下，該地區或團體的人出現癌症的方式也有不同的特徵。

因此，調查、統計「某個地區或團體癌症形成的特徵」，一直熱衷的持續著這個探索原因的研究（稱爲「疫學」），得到了很多的成果。

結果發現，「喜歡喝熱茶的地區或喜歡喝燒酒的地區，容易得食道癌」、「脂肪攝取量較多的地區，容易得大腸癌、乳癌、胰臟癌、前列腺癌」、「喜歡嚼煙草的地區，容易得口腔癌」、「紫外線較強的地區的白人，容易得皮膚癌」，也就是說，各地區特有的癌的誘因各有不同。

●胃癌減少的日本人

日本人較多罹患胃癌，藉由這方面的研究（「疫學」的調查）得知很多的事實。

「因胃癌而死亡的人到底有多少（胃癌的死亡率）？」以國別來比較時，日本一直居於領先的地位，十萬人中就有五十人會死亡。

第二位是俄羅斯，十萬人中約有四十一人死亡，接著就是義大利約二十八人，中國某縣約二十六人。由這個數字顯示，日本胃癌的死亡率非常高。

會出現這麼大的差距，當然不是因爲日本人的肉體條件造成的。

可以證明這一點的就是，在日本貧窮時代所進行的日本移民的追蹤調查。

日本胃癌死亡率佔第1位！
（人口 10 萬人中胃癌死亡人數）

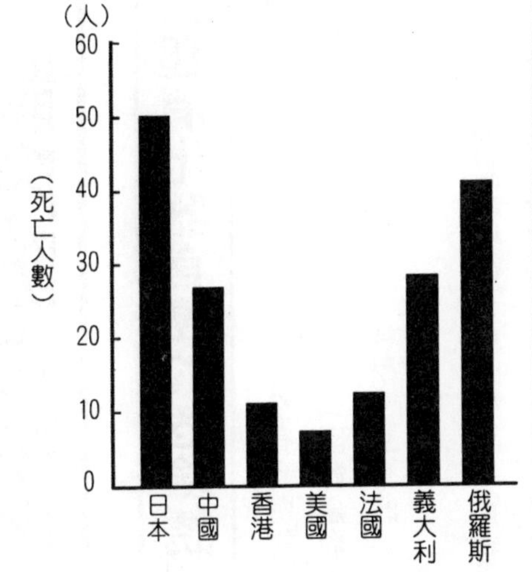

※日本、中國、香港、俄羅斯是1994年的資料，法國是1993年，美國、義大利是1992年的資料（世界衛生組織）

移居到加州的人，癌形成的方式也改變了！

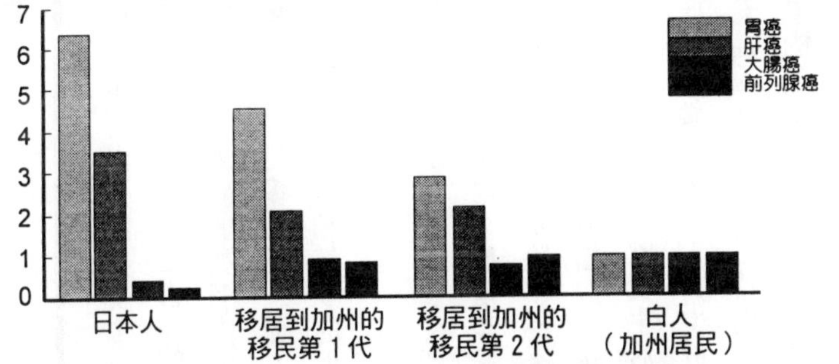

加州居民白人為「1」　（「癌能夠預防嗎？」/John Calrns）

移民到美國、夏威夷和加州的日本人的子孫（日本後裔），雖然明顯具有日本人的特徵，但是較少得日本人較多見的胃癌或肝癌，反而是美國白人較多見的大腸癌和前列腺癌有增加的傾向。

結果顯示出「個人所居住地區的飲食生活習慣、生活或環境」等，對癌的發生會產生重大的影響。

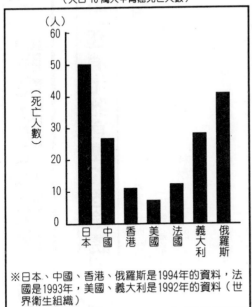

2 體內防止癌化的方法

引起消化器官癌的危險誘因

對於在體內持續增殖的癌有沒有高明的防治法呢？先前所敘述的調查「各地區或團體癌形成方式的不同」的研究，也就是「疫學」調查的結果，可供參考。

根據到目前爲止的許多調查發現，胃癌或大腸癌、肝癌及其他「各種癌的誘因」都已經明白了，首先要瞭解這些原因。

防止胃癌的秘訣

●過剩的鹽分及蔬菜不足非常危險！

胃癌是國人較多見的癌，與海外比較時，胃癌較多的地區，都是吃很多鹽分較多的魚或醃漬菜的地區，而且是新鮮黃綠色蔬菜攝取較少的地區。

像日本國內不論男女，秋田縣、新潟縣、石川縣等日本海沿岸，都是胃癌的主要多發地帶。

有趣的是，隔著奧羽山脈在秋田縣旁邊的岩手縣，胃癌的死亡率很低。而在日本海側和太平洋側，胃癌較多的地區和較少的地區，也是以面對面的形態存在著。

調查這二個縣的飲食生活發現，秋田縣攝取較多「米飯、味噌湯、醃漬菜、日本酒」，食品數比較少，而岩手縣則是除了「米飯、味噌湯、醃漬菜」、日本酒之外，還攝取「新鮮蔬菜、雜糧、小魚」，是食品數較多的飲食生活。

此外，像秋田縣、新潟縣等，從醃漬菜及其他的鹽藏品攝取的鹽分量特別多。

鹹的鹽藏品是日本人最喜歡吃的東西，以前在其他地區會大量的攝取。從一九六〇年代開始，由於冰箱急速普及，因此新鮮蔬菜或魚、肉的攝取量增加，鹽藏品的攝取量減少。

因此，胃癌的死亡率開始降低。

●要預防以黃綠色蔬菜和牛乳比較好

由這些調查可以瞭解到，「食品數較少、偏重穀物的飲食形態，或高鹽分食品攝取過多、新鮮蔬菜不足」等飲食生活，容易發生胃癌。

此外，「烤焦的乾貨以及燻製的食物和熱騰騰的茶泡飯一起吃，或吃得很快、經常吃宵夜、一邊抽煙一邊喝烈酒」，這些習慣都容易對胃造成負擔，成爲胃癌發生的基礎。

消除「胃癌芽」的有效方法

飲食生活的對策	菜單、調理	◎增加食品數，攝取均衡的營養(見180頁）。 ◎控制鹽分的攝取量（見199頁）。 ◎充分攝取新鮮蔬菜與水果。 ◎喝許多牛乳。
	飲食習慣	◎不要吃太多烤焦的乾貨或燻製品。 ◎避免吃熱騰騰的茶泡飯。 ◎不要吃太多的飲食、吃宵夜或吃得太快。 ◎充分咀嚼、慢慢的吃。
其他的對策		◎慢性胃炎要接受適當治療。 ◎不抽煙（戒煙）。 ◎戒酒或節制飲酒。

有這些飲食生活或生活習慣的人，容易得慢性胃炎（慢性萎縮性胃炎等參考一一五頁），胃功能非常低，對胃癌的抵抗力也會減弱。

因此要防止胃癌，首先必須要避免這些胃癌的誘因。

同時「充分咀嚼、慢慢吃、多吃新鮮蔬菜或黃綠色的蔬菜水果、要喝很多牛乳」，這種飲食生活也很重要。

另外，戒煙、戒酒或節制飲酒也是預防胃癌不可或缺的方法。

預防大腸癌的秘訣

●過剩的脂肪或食物纖維不足都很危險！

大腸癌在國內有急增的趨勢，據說在廿一世紀可能成爲癌的第一位（見一一七頁）。

原本歐美人較多見的癌國人較少見，但是關於先前移居到美國的日本人的調查顯示，持續美國的生活，因此胃癌減少而大腸癌增加。

由這些調查結果可知，胃癌的發生受人生的初期，也就是幼兒期飲食生活的影響較強烈，但是大腸癌則是受當時飲食生活的影響較強烈。

此外，在二十多個先進國家中進行調查發現，脂肪的消費量增加時，大腸癌（結腸癌）會增加；食物纖維消費量增加時，大腸癌會減少。

在大腸癌（結腸癌、直腸癌）較多的國家中，大腸癌患者攝取較少的黃綠色蔬菜；相反的，菜食主義者因大腸癌而死亡的人較少。

●大腸癌的犯人是膽汁的成分嗎？

根據這些調查的結果，①大腸癌的發生與脂肪類（尤其是飽和脂肪酸）的攝取有關，②食物纖維具有抑制大腸癌的作用，③黃綠色蔬菜具有預防大腸癌發生的作用——瞭解了這些事實。

先前已經敘述過大腸癌和脂肪類（脂質）的關係，隨著脂肪的攝取量增加，「膽汁分泌量增加，因此提高了得大腸癌的危險性」，亦即膽汁中所含的「膽汁酸」具有致癌作用。

事實上，根據報告顯示，在大腸癌發生率較高的地區的人，糞便中的「膽汁酸」量比較多。

用老鼠作動物實驗，發現給予脂肪量四倍的飲食時，糞便中的「膽汁酸」量會增加約四十%。

●治療痔瘡及便秘也很重要

國人的大腸癌不只是乙狀結腸癌，直腸癌也備受矚目（見一一八頁）。

直腸癌的原因與國人常見的痔瘡及便秘有關（國人痔瘡較多，可能是受到了榻榻米、蹲式廁所、便秘等的影響）。

當痔瘡繼續進行時，肛門的發炎症狀偶爾會波及到直腸。

日本人的直腸癌凌駕於歐美之上嗎？
（人口 10 萬比）

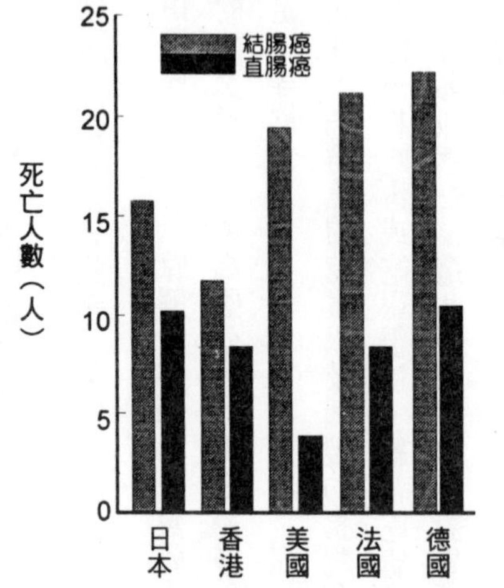

※人口10萬人中的死亡人數/日本、香港、德國是1994年，法國是1993年，美國是1992年的資料。

（世界衛生組織）

有效消除《大腸癌芽》的方法

飲食生活的對策	◎控制脂肪的攝取量，抑制膽汁的分泌量。 ◎充分攝取食物纖維（多吃蔬菜、豆類、海藻類，見196頁）。 ◎大量攝取黃綠色蔬菜。
其他的對策	◎痔瘡要好好治療。 ◎不要便秘。 ◎保持肛門清潔。 ◎平常就要仔細觀察糞便的狀況，覺得異常時就要立刻接受檢查。

這時含有「膽汁酸」和其他致癌物質的糞便通過直腸，如果一年中糞便因爲便秘而持續停滯的狀態，對直腸黏膜會造成不良影響，因此容易得癌症。

因此，要預防大腸癌，「減少脂肪的攝取量、大量攝取食物纖維、多吃黃綠色蔬菜、治療痔瘡或便秘」等注意事項很重要。

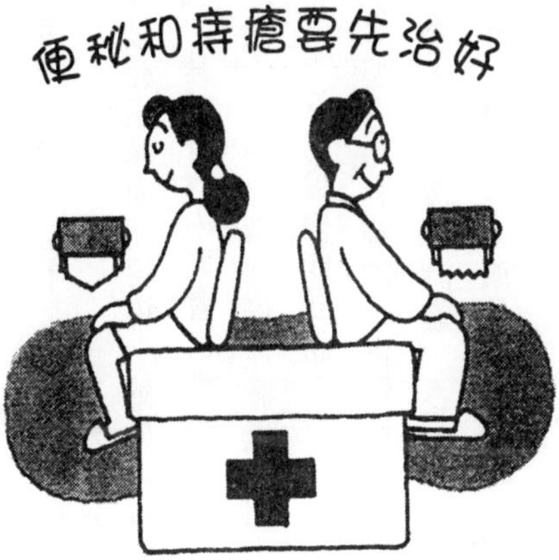

預防肝癌的秘訣

●肝癌的犯人是病毒嗎？

肝癌也是近年國內急增的癌症（參考一二〇頁）。

先前敘述過，國人的肝癌大多是因爲B型或C型肝炎病毒造成的慢性肝炎轉移而來的。此外，因爲酒等的影響，癌的發生大約佔十%左右。

B型肝炎病毒在四歲之前是從母親那兒感染，沒有發病且病毒一直殘留在體內，有這種狀態的人就稱爲「帶原者」。

根據最新的報告顯示，B型肝炎的「帶原者」有十%會變成慢性肝炎，二十%變成肝硬化，三十五%變成肝癌。

B型肝炎的病毒也可能經由性行爲或輸血而感染，根據最近的研究結果發現，成年後感染而暫時出現急性肝炎的症狀，就不會成爲「帶原者」或得慢性肝炎。

●B型或C型的感染者要注意！

C型病毒大多是經由輸血而感染，感染後會先出現急性肝炎症狀，其中有四十％會自然痊癒。

但是，剩下的六十％則會轉爲慢性肝炎，四十％會變成肝硬化，二十五％會變成肝癌。

我國與B型或C型病毒有關的「慢性肝炎、肝硬化、肝癌」非常多，患者數總計達一百七十萬～一百九十萬人（此外，還有B型或C型病毒的「帶原者」，總計三百萬～四百萬人，參考一二二頁）。

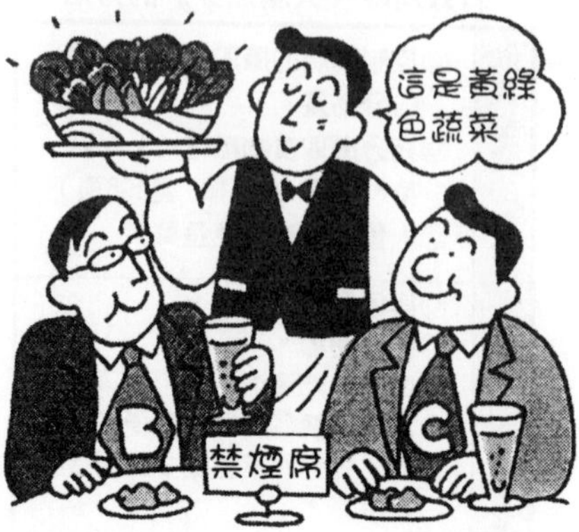

因此，包括「帶原者」在內，感染了B型或C型肝炎病毒的人最需要注意，如果對肝臟造成過重的負擔，將來有可能會得肝癌。

最近「擁有B型病毒的母親生下的嬰兒一定要注射B型病毒的疫苗」，因此，嬰幼兒成爲B型「帶原者」的情況銳減。

此外，因爲C型是由輸血造成感染，目前已經能夠完全防止，所以「帶原者」減少。因此，與B型或C型病毒有關的各種肝病，在不久的將來就會確實減少了。

●要注意煙及酒

問題在於已經感染過B型或C型病毒的人，如果已經得了慢性肝炎或肝硬化，就要定期接受專門醫師的檢查及指示，好好的管理肝臟。

最近慢性肝炎和肝硬化的治療、管理法進步了，只要好好遵從醫師的指示，就能夠抑制進行。

另一方面，還沒有發病的「帶原者」，要注意日常生活和飲食，儘可能不要對肝臟造成負擔。

首先必須要戒酒（或節酒）、戒煙、吃大量黃綠色蔬菜，這些是基本條件（抽煙、喝酒會提高肝癌的危險性，吃黃綠色蔬菜可以降低肝癌的危險性）。

在飲食均衡方面，要確保蛋白質的足夠量，但不要攝取過多的良質蛋白質。脂肪和醣類攝取過多會導致肥胖，脂肪積存在肝臟（脂肪肝）會降低肝功能。

飯後一小時要躺下來，減輕對肝臟的負擔，要有足夠的睡眠。此外，要持續運動，但是不能讓自己太疲勞。

此外，「藥物」中有些會對肝臟造成損傷，因此，在服藥之前要充分注意再服用（參照表）。

有效消除《肝癌芽》的方法

飲食生活的對策	◎大量攝取黃綠色蔬菜。 ◎確保良質蛋白質的足夠量，但不能攝取過多 ◎避免攝取過多的脂肪或醣類。 ◎飯後1小時要躺下來休息，減輕對肝臟的負擔。
其他的對策	◎如果得了慢性肝炎或肝硬化，一定要定期接受醫師的診察，遵從指示，抑制進行。 ◎要戒酒（或節酒）。 ◎不抽煙（戒煙）。 ◎擁有足夠的睡眠。 ◎持續適度的運動，避免疲勞殘留。 ◎服藥時要多注意（參照左表）。

MEMO

小心會造成肝癌的「霉菌」

會造成肝癌的化學物質有很多，像花生或玉米等的「霉菌」毒素（黃麴毒素）備受矚目。

事實上，在非洲及東南亞等「霉菌」較多的地區，肝癌也很常見。由此可知，黃麴毒素的影響很大（保存狀態不良的花生和玉米，不要吃，要丟掉）。

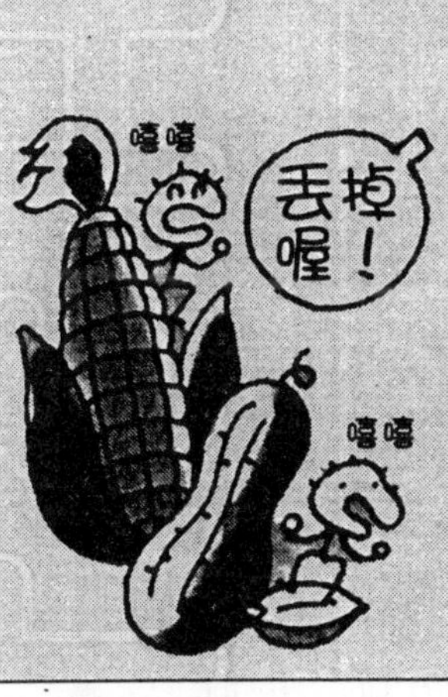

應避免長期或大量服用的藥物

◎抗痙攣劑（苯巴比妥、二苯乙內酰脲等）。
◎一部分的鎮靜劑。
◎各種抗生素。
◎解熱劑、鎮痛劑。
◎化學療法劑（抗癌劑等）。
◎全身麻醉劑。
◎口服避孕劑等。

※尤其得了慢性肝病的人，一定要多注意→與醫師商量

注意肺癌及乳癌對策

最近不斷增加的肺癌（尤其是男性）或乳癌、子宮癌等女性特有的癌症，經過許多調查之後，終於明白了各種「誘因」。

防止肺癌的秘訣

●丈夫的煙會侵襲妻子的肺

先前敘述過近年來肺癌急增，在男性癌中已經超過了胃癌，而居於領先的地位。

但是與歐美人相比，國人的肺癌死亡率還很低，可以說是介於歐美人和亞洲人（中國、香港等）之間。

大家都知道肺癌的最大要因是煙，但是，喉頭癌受到煙的影響也很大（參考一二九頁）。

根據國內的調查，每天吸煙者的「肺癌死亡率」，爲不吸煙者的將近四・五倍，而喉頭癌的死亡率更高達三十二・五倍。

開始吸煙的年齡越早，得肺癌的危險性也就越高。「二十歲以前開始吸煙的人」的肺癌死亡率，約爲不吸煙者的五・七倍；「二十五歲開始吸煙的人」的死亡率會上升爲四・七倍。

讓周圍的人吸（被動吸煙）因爲吸煙而產生的煙（二手煙），也是必須要注意的問題。「吸煙男性的妻子」雖然不吸煙，但是得肺癌的危險性會高出將近二倍。

日本人的肺癌正在急速增加！
（人口 10 萬比）

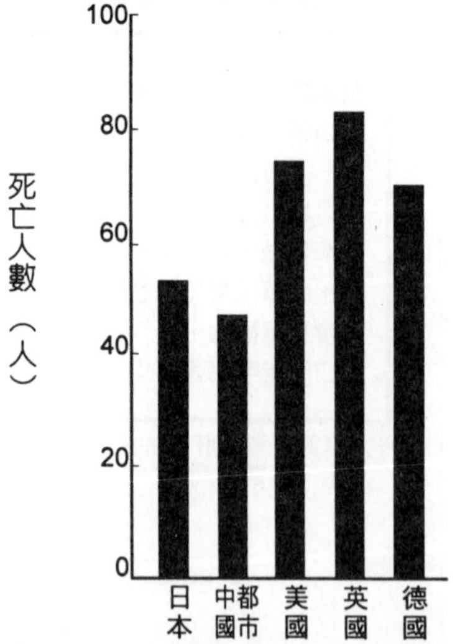

※人口10萬人中的肺癌死亡人數（美國以外的國家是1994年，美國則是1992年的資料）
（世界衛生組織）

●維他命A及脂肪的攝取工夫

此外，經常處理像石綿以及特殊化學物質（鉻、鎳、砷等）的工作，得肺癌的危險性會提高。

此外，柴油車排放的廢氣及大氣污染的影響也需要注意。大氣污染嚴重地區的吸煙者，得肺癌的危險性比空氣乾淨地區的吸煙者高了四倍。

因此，要防止肺癌首先要注意「戒煙、避免對肺不好的工作、儘可能不要住在大氣污染的地區等」的事項。

在戒煙方面，戒煙期間越長，得肺癌的危險性就越低。戒煙五年內的人的肺癌死亡率，起初爲不吸煙者的二倍以上，但是戒煙十年之後，死亡率降低爲一・四倍。

另一方面，飲食生活的影響也不能夠忽視。從黃綠色蔬菜中攝取維他命A的量較少的人，或脂肪及膽固醇攝取量較多的人，得肺癌的危險性較高。

因此，要多攝取黃綠色蔬菜，但是脂肪和膽固醇不可以攝取太多。

從年輕時就開始吸煙的話…

（人口 10 萬比）

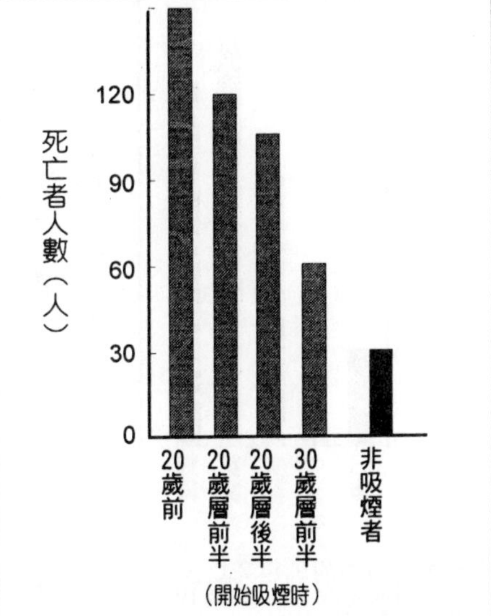

※人口10萬人中的肺癌死亡人數（1966~1982）

（「癌的統計97」/財・癌的研究振興財團）

有效消除《肺癌芽》的方法

飲食生活的對策	◎多攝取黃綠色蔬菜。 ◎避免攝取太多的脂肪或膽固醇。
其他的對策	◎立刻戒煙。 ◎避免從事或注意對肺不好的工作（處理石綿、鉻、鎳、砷等的工作）。 ◎避免居住在大氣污染的地區。

防止乳癌或子宮癌的秘訣？

●罹患乳癌危險性較高的女性？

乳癌以歐美女性較為多見，在美國、英國、加拿大等地是女性癌死亡率的第一位。

最近日本女性罹患乳癌也有急增的趨勢，不過未及美國白人的三分之一。

初經年齡在十二歲以前，停經年齡在五十歲以上，也就是女性荷爾蒙分泌時間較長的人，較易罹患乳癌。此外，「初次懷孕在三十歲以上、未生過小孩、曾罹患乳腺疾病（乳腺症、乳腺纖維瘤、乳腺炎等）、親人有罹患乳癌者」等的女性，也比較容易罹患乳癌。

三十五歲初產的人較之於十八歲初產的人而言，罹患乳癌的危險性高達三倍，如果親戚（二等親以內）有人罹患乳癌，則危險性高出二倍。

另一方面，乳癌以身材高大的女性罹患得較多，身高一百五十五公分以上，體重六十五公斤以上的女性，比起身材矮小的女性（一百四十四公分以下，體重四十四公斤以下）罹患乳癌的危險提高了十一・五倍。

今後罹患乳癌的日本人仍會增加

（人口10萬比）

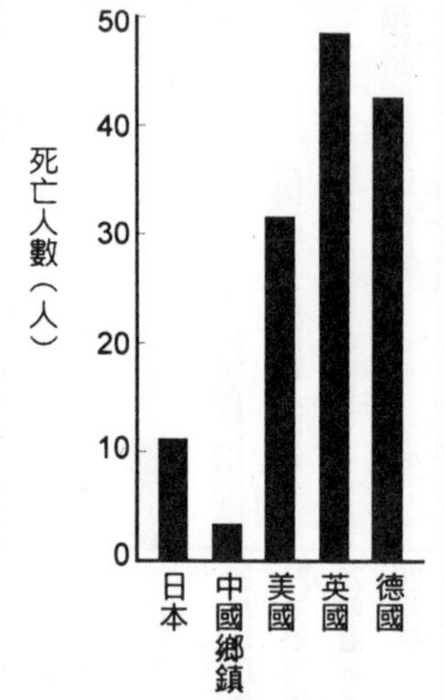

※十萬人口中的乳癌死亡人數（資料來源美國以外為1994年，美國為1992年）

（世界衛生組織）

●飲食生活的改善與自我檢診很重要

乳癌受飲食生活的影響非常強烈，由於「食用油脂、肉類、牛乳」等的攝取過多，導致脂肪、蛋白質的攝取過剩，或者「甜點、蛋糕」吃得過多而攝取了過多的熱量，都會使罹患乳癌的危險性顯著提高。

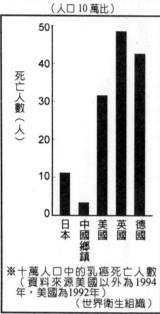

尤其是脂肪攝取過多所造成的不良影響更大，一天脂肪攝取量為一百六十克的美國人，比起脂肪攝取量為四十克的日本人而言，罹患乳癌的危險性

學會「乳癌的自我檢診法」！

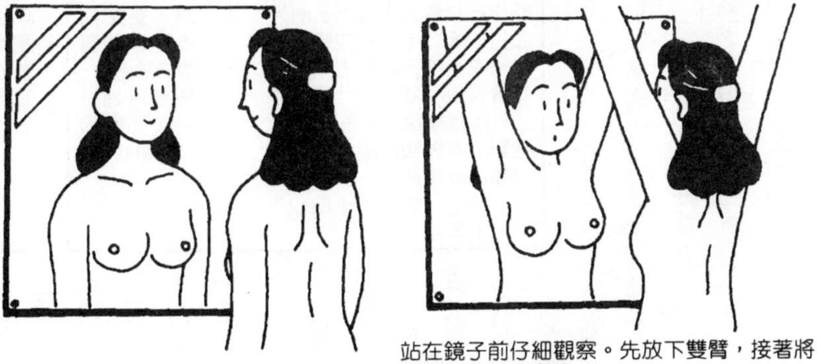

站在鏡子前仔細觀察。先放下雙臂，接著將雙臂抬高仔細觀察。

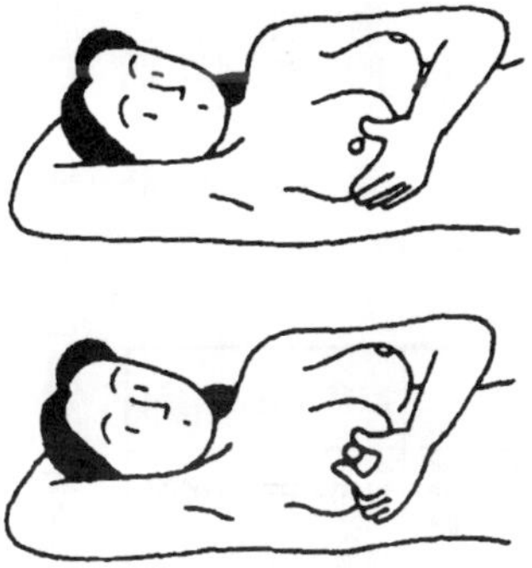

仰躺將一手置於腦後，另一隻手仔細觸摸乳房。最後擠壓乳頭，看看會不會有分泌物流出。

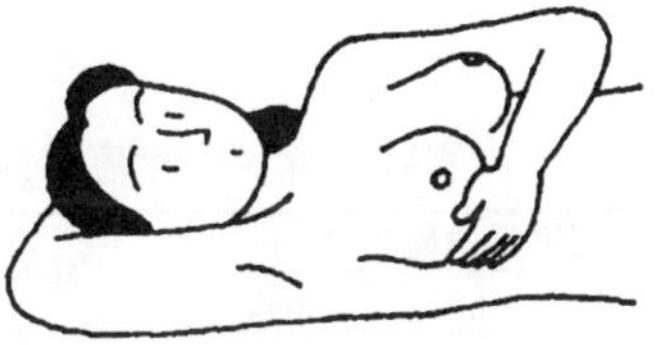

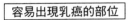

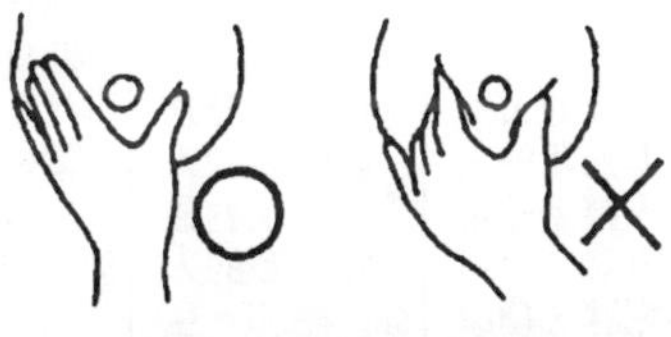

容易出現乳癌的部位

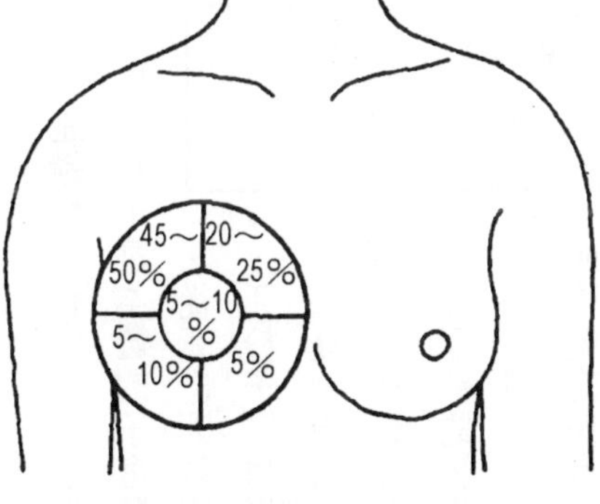

※整個乳房出現乳癌的例子：5～10%

注意的症狀

- 硬塊
- 陷凹狀的痙攣
- 乳頭陷凹
- 乳頭有出血或分泌物

有效消除《乳癌芽》的方法？

乳癌高危險群	其他的對策	飲食生活的對策
◎初經年齡十二歲以前的人 ◎停經年齡五十歲以上的人 ◎三十歲以上才初次懷孕的人 ◎沒有生產經驗的人 ◎曾得過乳腺疾病（乳腺症、乳腺纖維瘤等）的人 ◎親人有罹患乳癌者 ◎體格壯碩的人（身高 155 公分以上，體重四十四公斤以上）等等	◎得過乳腺症的人要定期接受專門醫師的診治 ◎每個月進行一次乳癌的自我檢診	◎多攝取黃綠色蔬菜 ◎避免攝取過多脂肪或膽固醇

要高出七～八倍。

因此，先前所提之罹患乳癌危險性較高的人，特別要注意每天的飲食生活，避免高熱量、高脂肪、高蛋白質的飲食，巧妙地攝取均衡的營養（詳細參考一七九頁以後）。

自己每個月要檢查乳房一次，持續進行乳房的自我檢診。

根據美國的調查，持續乳癌自我檢診的人，發現乳癌時的直徑平均爲二・一～二・四公分，其中 七十五%能存活五年以上。反之，未進行自我檢診者發現時平均直徑爲三・二公分，能夠存活至五年以上的人只有五十七%，產生有很大的差距。

●去除子宮癌的誘因

至於子宮癌先前已敘述過包括有出現在子宮入口處的子宮頸癌，以及出現在子宮本體的子宮體癌。從死亡人數來看，死於子宮頸癌的人高達七十%。

子宮頸癌在非洲及亞洲的罹患者較多，經由性行爲而感染的病毒（人乳頭瘤病毒），對於癌症的發生具有關鍵的作用。

容易罹患子宮頸癌的人，多屬「經濟並不富裕、懷孕與生產次數較多、性經驗較早、性對象特別多、生殖

有效消除《子宮癌芽》的方法？

子宮癌高危險群		其他的對策	飲食生活的對策
子宮體癌	子宮頸癌		
◎脂肪攝取量較多的人 ◎懷孕或生產經驗較少的人 ◎吸煙過量的人 ◎親人罹患子宮體癌者 ◎有肥胖、糖尿病、高血壓等生活習慣病的人	◎外陰部、生殖器不衛生的人 ◎懷孕生產次數較多的人 ◎性行為對象特別多的人 ◎外陰部、生殖器有慢性發炎症狀的人等等	◎注意避免罹患生活習慣病（肥胖、糖尿病、高血壓等）。（若是罹患有生活習慣病，必須持續加以治療） ◎外陰部保持清潔，如有慢性發炎需加以治療 ◎不抽煙（戒煙）	◎避免攝取過多脂肪 ◎避免攝取過多蛋白質 ◎肥胖者要限制熱量的攝取，以接近標準體重(參考 184 頁)

器出現慢性發炎現象的人」，不過日本近年來的罹患人數持續減少。

子宮體癌則以「高收入、懷孕或生產經驗較少、吸煙、親人有罹患子宮體癌者」的人，較易發生。此外，罹患過肥胖、糖尿病、高血壓等生活習慣病的人，也很容易發生。

子宮體癌受飲食生活的影響極大，發生誘因與乳癌、大腸癌同樣是攝取過多的脂肪和蛋白質。

所以唯有積極去除各種危險的要素（因子），才能預防子宮癌。

胰臟或食道、卵巢癌的誘因？

先前已有敘述，胰臟癌（一二三頁）或食道癌（一二四頁）等在我國較為多見。

針對這些癌症進行各種調查（疫學調查），研究其誘因及預防的方法。

防止胰臟癌或食道癌的秘訣

●高脂肪、高蛋白很危險

胰臟癌不若其他消化器官癌般地具有明確的誘因，目前認為攝取動物性脂肪和蛋白質過多的人，較易罹患胰臟癌。

胰臟所分泌的「胰液」具有分解脂肪或蛋白質的作用，因此持續高脂肪、高蛋白質的飲食生活，便會需要大量的胰液而造成胰臟的負擔，長期下來當然容易發生癌症。

此外，也注意到與吸煙的關係。雖然吸煙的影響不比喉頭癌與肺癌強烈，卻會造成比胃癌或大腸癌、肝癌更不良的影響。

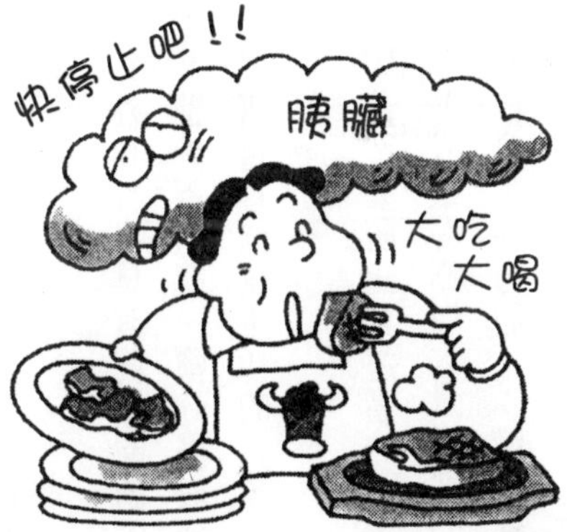

酒類則與胰臟癌沒有直接的關係，不過平常飲酒過量會導致慢性胰臟炎，亦是胰臟癌的

誘因。

以前認爲咖啡飲用過多也是胰臟癌的誘因，不過現在已否定這種說法。

●注意酒類或熱的飲食

另一方面，食道癌的一大誘因就是「大量地飲用高濃度的酒精飲料、平常攝取茶或粥等太燙的飲食」。

此外和胃癌具有同樣的誘因，意即「食品種類較少、營養不均衡、鹽分攝取過多、新鮮蔬菜不足」，過著這種飲食生活的人，或者是吸煙的人都很容易發生食道癌。

因此，要防止食道癌的話，首先「避免每天喝烈酒，並且避免攝取大量過熱的飲食」。

在飲食生活方面，「增加食品種類、保持營養均衡、不要攝取過多鹽分、大量攝取蔬菜（尤其是黃綠色蔬菜）或海藻和水果、不抽煙」。

有效預防《其他癌症》的方法？

胰臟癌	食道癌	喉頭癌	卵巢癌	前列腺癌	腎臟、膀胱癌
◎避免高脂肪、高蛋白的飲食 ◎戒煙、避免飲食過量 ◎如果罹患慢性胰臟炎要好好治療 ◎充分休養、避免壓力積存	◎避免高濃度的烈酒 ◎儘量避免食用太熱的飲食 ◎增加食品種類、攝取均衡的營養 ◎控制鹽分、攝取足夠的蔬菜	◎立刻戒煙 ◎與肺癌的對策相同	◎避免高脂肪、高蛋白的飲食 ◎戒煙或減少吸煙量	◎避免攝取過多的脂肪 ◎肥胖的話要減重至標準體重 ◎充分攝取黃綠色蔬菜	◎攝取營養均衡的飲食 ◎充分攝取黃綠色蔬菜 ◎控制鹽分的攝取量、避免攝取糖精 ◎戒煙

MEMO

癌的基因診斷

最近認為只要調查基因的變異狀態，即可知道腫瘤是否為「惡性的」或「惡性度很高」。活用於實際診斷方面的就是「基因診斷」，對於一些很難發現是否是癌的例子，或遺傳性較強的癌，某些醫院已經採用這種基因診斷法。

3 自我飲食生活的「癌危險度」高不高？

蔬菜不足與過剩的脂肪最危險？

●膽汁的成分會變成致癌物質！

每天的飲食生活對於胃癌或大腸癌等其他各種癌症的形成及增殖，影響很大。那麼每天持續何種飲食生活的人最危險呢？稍加詳細地探討一番。

先前敘述過調查『各種癌的「誘因」（危險因子）的多數調查（疫學調查，一四二～一五四頁）』的報告中顯示，最多的就是「黃綠色蔬菜不足」與「脂肪攝取過多」，這兩點是許多癌症共通的誘因。

事實上，黃綠色蔬菜含有很多抑制癌細胞形成的成分，只要充分攝取，罹癌的危險性就會減低。一旦缺乏，罹癌的危險性也就相對地提高（參考一六七頁）

另一方面，脂肪攝取過多，由於「使脂肪容易消化吸收的消化液」，也就是膽汁（參考一四四頁）的分泌增加，就會提高大腸的危險性。

膽囊的構造？

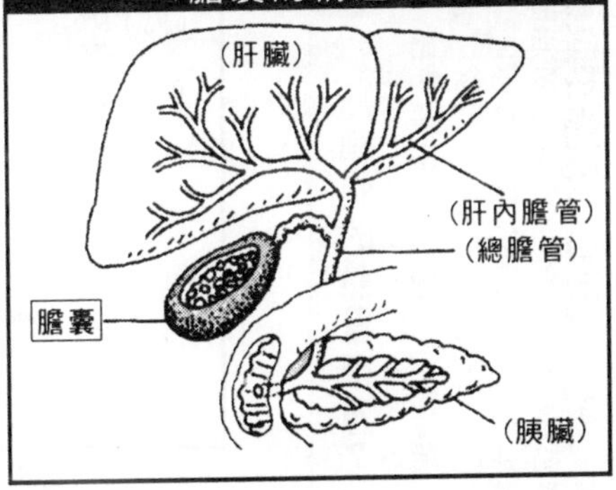

膽汁由肝臟製造出來，儲存在膽囊這個袋狀的臟器中，然後送至十二指腸。但是膽汁中的膽汁酸一部份成分，受到腸內細菌的影響，會變成致癌物質。一旦膽汁增加時，會損傷大腸黏膜的細胞膜，導致容易罹患大腸癌。

●持續肥胖容易罹患癌症而死亡

脂肪比砂糖、澱粉等醣類的熱量更高，因此攝取過多就會變成「熱量過剩」而導致肥胖。

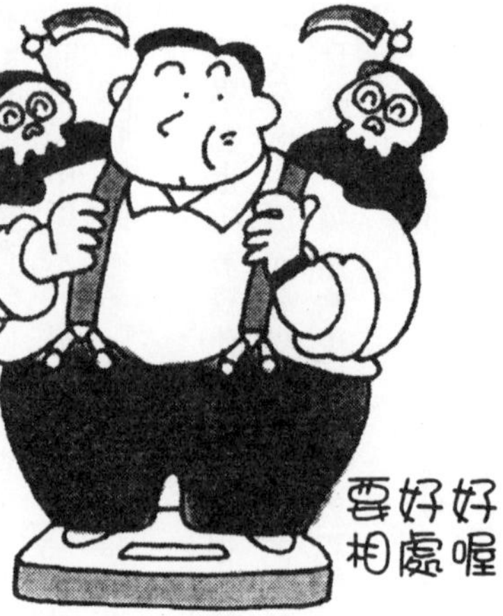

雖然目前肥胖對癌症的影響上不清楚，不過在歐美很多的癌症（大腸癌、乳癌、前列腺癌等），可能因肥胖度的增加，而導致因癌症死亡的人數大幅度地增加。

當持續肥胖時，多餘的脂肪積存在肝臟（脂肪肝），對肝臟造成不良的影響。此外，罹患糖尿病、高血壓等生活習慣病的危險性也會提高。

事實上，日本從西元一九六〇～七〇年代開始，動物性脂肪的攝取量急速增加，因此各種生活習慣病激增，而以往歐美人較多罹患的癌症最近也增加了。

因為脂肪攝取過多而導致肥胖時，對於身體會造成不良的影響，也有可能變成「容易罹患癌症的體質」。

此外，脂肪攝取過多，也會使得與乳癌或子宮體癌發生有關的女性荷爾蒙（活性型）增加。

日本人的脂肪攝取量大幅度改變

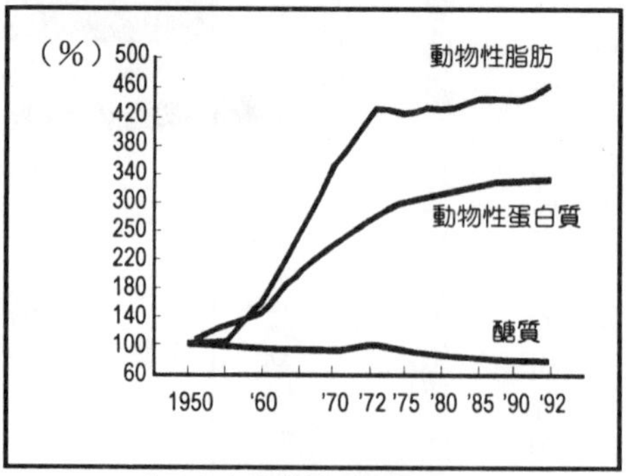

（日本人的營養所需量）

COLUMN

癌細胞的熱量來源？

脂肪是由「脂肪酸」成分所聚集而成（參考一八八頁）。

脂肪酸（因化學構造的微妙差距），分為飽和脂肪酸與不飽和脂肪酸，飽和脂肪酸會成為身體的熱量源，但是體內一旦罹患癌症時，就會成為癌細胞的熱量來源。

事實上，經由動物的實驗確認，當飽和脂肪酸攝取量增加時，癌細胞的增殖會加速。

而另一方面，不飽和脂肪酸具有預防生活習慣病的效果，並且能抑制癌細胞的增殖（乳癌除外）。

「癌危險度」的測驗？

最近營養均衡出現了問題

「營養不均衡、缺乏食物纖維、攝取過多鹽分」都是癌症的「誘因」。

營養不均衡主要是營養素（醣類、蛋白質、脂肪）中的醣類太多，這是國人過去的飲食形態，不過近年來則完全相反，出現蛋白質和脂肪攝取過多的傾向。

營養不均衡，保護身體的功能則會降低，無法抑制體內的「癌芽」，便容易罹患癌症（攝取均衡營養秘訣參考一七九頁）。

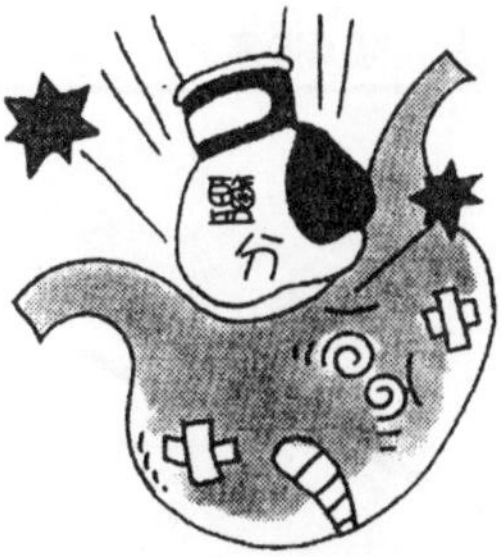

缺乏食物纖維則成爲大腸癌的原因之一，不過有些人則抱持否定的看法，目前原因仍然不明。

然而缺乏食物纖維，的確會對人體造成不良的影響（參考一九六頁），所以仍應攝取必要的數量。

鹽分會減弱胃壁的抵抗力

鹽分攝取過多，主要會造成胃部的損傷。

先前敘述過胃液（參考一一五頁）中分解蛋白

胃液成分的「秘密」？

胃液成分	主要特徵
鹽酸	強酸（PH值一・五～二），具有使皮膚糜爛的力量。會殺死食物中的細菌，具有軟化食物纖維的作用。
胃蛋白酶	具有分解蛋白質的作用
脂肪酵素	脂肪在十二指腸消化時進行「前處理」的成分。
唾液	從口中分泌，具有消化作用，可與食物一起進入胃中，在胃中幫助消化。
黏蛋白	保護胃壁，避免胃液所含之鹽酸及胃蛋白酶的強力消化作用侵襲（胃黏膜的黏液成分）。
其他	維持身體機能所不可或缺的各種礦物質成分（鉀、鈣、鈉、鎂等），都有包含在胃液中。

質的酵素含有「鹽酸」，具有使皮膚糜爛的作用。

因此，胃液的作用很可能會損傷胃壁，不過胃黏膜分泌的黏液通常能覆蓋胃壁表面的黏膜，藉由黏膜的表面中和胃液，進而保護胃壁。

但是，過多的鹽分會降低黏液的保護作用，減弱胃黏膜的抵抗力。

如果飲用烈酒、抽煙、吃過燙的食物，再加上壓力的影響，就會使胃壁出現糜爛，持續下去便引發慢性胃炎，甚至建立了胃癌的「基礎」。

所以，每天不可吃太多過鹹的食品，像先前所敘述的乾貨或燻製的「鹽魚」都要特別注意。

日本人的鹽分攝取量？（日本人１人的食鹽攝取量）

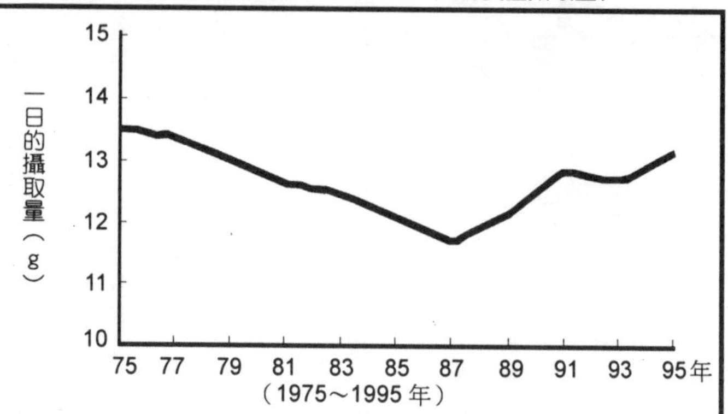

※日本人的鹽份攝取量有減少的傾向，但是並非直接的減少，在此可看出鹽分需求量的強度。（「國民營養調查」／厚生省）

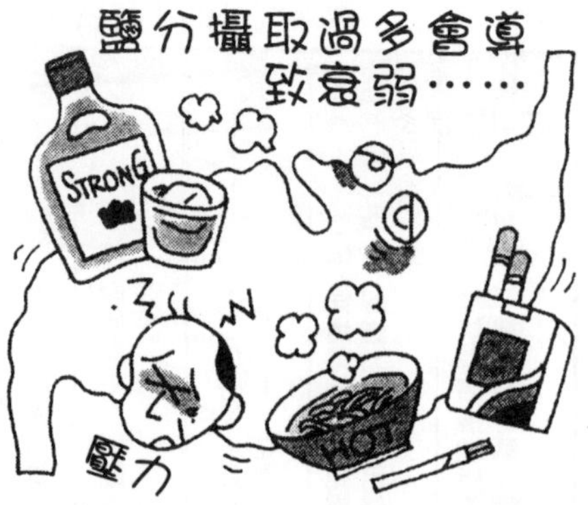

●自我飲食生活的問題點？

就飲食生活而言，還有報告顯示「吃太多過燙的飲食、吃得太多太快、宵夜、過多的甜點或蛋糕」等等的飲食習慣，都會提高罹患癌症的危險度。

本書考慮到這些飲食上的問題，做成『飲食生活的「癌危險度」』測驗。

利用這個測驗，不妨檢查一下「自我飲食到底危險到何種程度」，將結果牢記在心裡，以謀求有效的對策。

飲食生活的《癌危險度》測驗

❶經常不吃黃綠色的蔬菜。 YES：1點／NO：0點	❷每餐幾乎都不吃蔬菜類。 YES：1點／NO：0點	❸每天幾乎都不吃水果類。 YES：1點／NO：0點
❹食用脂肪較多的肉類，以及使用奶油、乳酪所製成的食品。 YES：1點／NO：0點	❺每天至少吃1餐以上的外食。 YES：1點／NO：0點	❻每天至少吃3種以上「食材原料不明的加工食品」。 YES：1點／NO：0點
❼嗜吃甜點，蛋糕吃得很多。 YES：1點／NO：0點	❽經常不喝牛乳（1～2杯）。 YES：1點／NO：0點	❾很少吃海藻、蕈類、豆類、芋類、根莖類。 YES：1點／NO：0點
❿喜歡吃魚乾或燻製、醃製菜等鹹的食物，並且吃很多。 YES：1點／NO：0點	⓫不吃早餐或只吃些簡單的食物。 YES：1點／NO：0點	⓬經常吃消夜，用餐時間不規律。 YES：1點／NO：0點
⓭喜歡吃熱騰騰的茶泡飯或熱湯。 YES：1點／NO：0點	⓮不會充分咀嚼，吃得很快。 YES：1點／NO：0點	⓯因為要吃得飽飽的，所以吃得很多。 YES：1點／NO：0點

飲食生活《癌危險度》測驗的判定法

- ●YES為10-15個(10-15點)的人→癌的危險度較高　（要盡量改善飲食生活）
- ●YES為 6-9 個(6-9 點)的人→癌的危險度稍高　（還要花點工夫改善）
- ●YES為 3-5 個(3-5 點)的人→有一些癌的危險性（如果能改善就很理想了）
- ●YES為 0-2 個(0-2 點)的人→癌的危險度較低　（不可掉以輕心要持續目前的飲食生活）

食品中的致癌物質也要留意

●致癌物質無所不在

要掌握自我飲食生活的「危險度」，就必須瞭解各種食品中所含的「致癌物質」。

致癌物質會使細胞產生突變，形成畸形的細胞，並且促使該細胞癌化。不僅是食品，像煙、大氣污染物質、藥物以及其他各種化學物質中也都含有，普遍存在於自然環境當中。

食品中所含有的致癌物質包括：(1)植物所含的物質、(2)亞硝基胺類、(3)加熱調理所形成的物質、(4)食品添加物、(5)霉菌製造出來的物質，這些物質都可能經由口而進入體內，所以要多加留意。

●許多植物都含有致癌物質

(1)所含有致癌物質的植物是「蕨菜、款冬莖、浦公英、雛菊根蘇鐵子」等。不過這些植物只要去除澀液，就可使致癌作用減半，而利用灰汁去除澀液，更可減至三分之一以下。

致癌作用較弱的蕨菜，如果不是持續每天吃三百五十克的量，就不會致癌。

所以，有時少量攝取也不用擔心，只要徹底去除澀液就不會有問題。

另外像艾草、問荊、薇菜、白果、草鐵蘇、山當歸、竹筍、蓮藕、牛蒡、枸杞等植物具有刺激性，雖然疑似具有致癌作用，但是經動物實驗並未有進一步的發現。

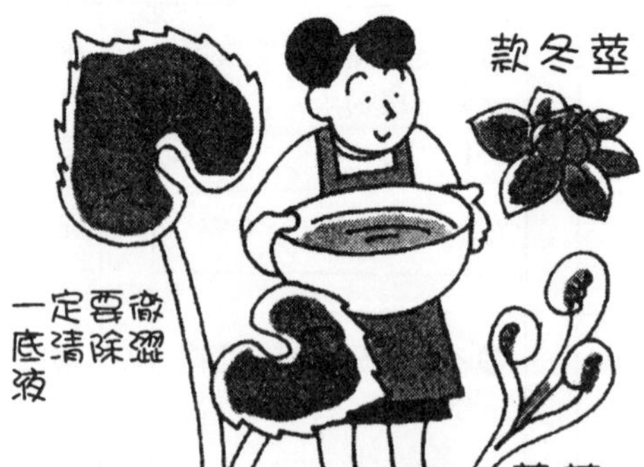

●具有致癌作用的食品添加物？

(2)的亞硝基胺類，是指使用發色劑（亞硝酸鹽）的火腿、培根、義大利香腸或味噌、醬油等，所含有的致癌物質。

通常這些物質只有微量，例如，培根所含有的亞硝基胺，除非每天吃五十公斤的培根，否則不會致癌，所以實際上沒有什麼危險性，不必太過於神經質。

關於(3)加熱調理所產生的致癌物質，則是指將魚或肉烤焦時所產生的致癌物質。通常只會有一小塊的部分焦黑，是「動物實驗使老鼠致癌的二萬分之一量」，由於只是微量存在，所以，吃下肚子也沒什麼危險性。不過肝臟不好的人，最好還是不要食用。

至於(4)的食品添加物，像一部分如糖精等的人工甘味料，或者是做麵包時所用的小麥改良劑（溴酸鉀）、奶油、或乳瑪琳油所使用的氧化防止劑（BHA），乾青魚子的殺菌漂白劑（過氧化氫／規定使用後必須再加以處理，不能讓致癌物質殘留）等都具有致癌性。

不過，最近這一些食品添加物安全性的基準，非常的嚴格，所以危險性比以前低得多了。

(5)的霉菌所製造出來的致癌物質，也就是先前所敘述的花生或玉米所產生的「霉菌」（詳細參考一四七頁）。

此外，像米或豆類、醃製菜的「霉菌」也具有致癌作用，不過比起花生或玉米的「霉菌」，致癌作用就顯得較弱，只有百分之一左右（爲了安全起見，一定要將這些「霉菌」去除之後再食用）。

食品中所含的各種致癌物質

形態	含有致癌物質的食品
(1)植物中所含的物質	・蕨菜、款冬莖、款冬、浦公英、雛菊根、鐵蘇子等
(2)亞硝基胺類	・火腿、培根、義大利香腸、味噌・醬油等
(3)加熱調理所形成的物質	・魚或肉烤焦的部分等
(4)食品添加物	・一部份人工甘味料（糖精）等、一部份的小麥改良劑（溴酸鉀）等、一部份的氧化防止劑（BHA）、殺菌漂白劑（過氧化氫）等
(5)霉菌製造出來的物質	・花生或玉米的「霉菌」（黃麴毒素）等

4 每天生活習慣的「危險度」？

又抽煙又喝酒

●最惡劣的「致癌物質」

除了飲食生活以外的生活習慣，還是以煙最爲危險。事實上，香煙的煙所含的焦油包括有四十多種的致癌物質（苯并芘、酚類、亞硝基胺類及其他），法國的「國際對癌聯合研究所」指出這是「性質最惡劣的致癌物質」。

煙所造成最強烈的不良影響之處是喉頭癌及支氣管肺癌，而先前已敘述過，這些癌症的最大要因就是吸煙（參考一四八頁）。

此外，煙的成分經由肺部吸收，隨著血液運送至全身，因此對於食道、胃、膀胱、胰臟、肝臟及其他臟器都會造成不良影響。所以較之於不抽煙的人，他們罹癌的危險性會更高。

吸煙者罹患肺癌及喉頭癌以外癌症的危險性也很高
（1966～1982）

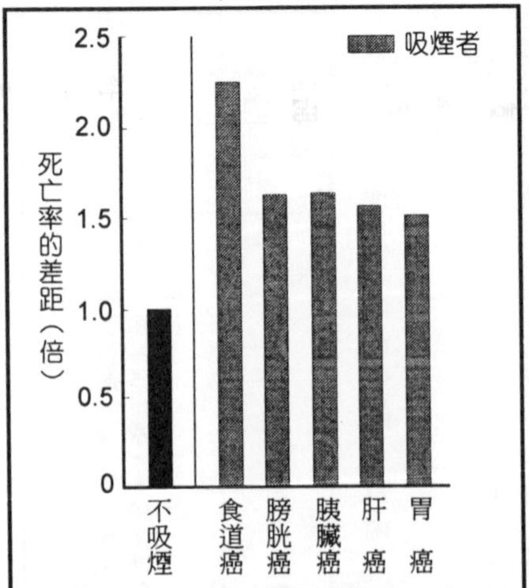

※非吸煙者「各種癌」的死亡率為「1」時，吸煙者的死亡率到底有多高呢？依癌症的種類別來探討。
※食道癌為 2.2 倍、 膀胱癌與胰臟癌為 1.6 倍、肝癌與胃癌為 1.5 倍比非吸煙者的死亡率更高。
（平山雄／『癌症預防醫學』）

●從二十幾歲開始，每天抽二十根煙

長期吸煙者的「癌危險度」《一天的吸煙根數×（乘）吸煙年數》，可以經由計算來掌握，稱之爲「吸煙係數」。這個數字達到六百以上的人，即表示致癌的危險性很高。

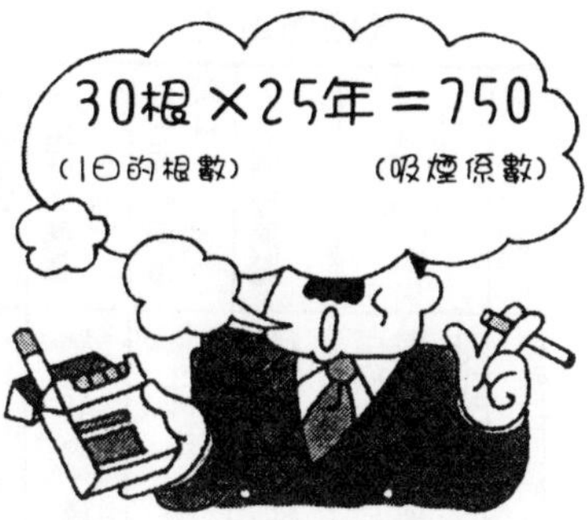

「吸煙係數」六百以上，指的是一天如果抽三十根煙，持續二十年以上，二十歲開始吸煙的話，四十歲以後的危險性就很高。如果一天只抽十根煙的話，則要花六十年以上的時間，才會達到這個數字，所以就計算上來說，即使到八十歲都不要緊。

但是，實際上再加上酒、壓力及體力減退等各種其他不良的影響，到了中高年齡之後，罹患癌症的危險性仍然比普通人要來得高（二手煙也很危險，參考一四九頁）。

此外，根據報告顯示，吸煙者「易受到大氣污染等的不良影響」（參考一四九頁）。

●煙的成分溶於酒精之中

目前已知酒與肝癌有關。

國人的肝癌大部分都與肝炎病毒有關（參考一四五頁），如果酒喝得過多，則會成爲惡化的要因。

烈酒也會損傷口腔及喉嚨、食道的黏膜，大量飲酒會罹患慢性胰臟炎，形成癌的「基礎」。

如果常喝烈酒或喝得太多，則會使胃的黏膜受損，降低胃的功能，長期下來就會減弱身體「對抗癌症的抵抗力」。

特別需要注意的就是「又抽煙又喝酒」的人，如果煙的根數再加上酒量，則煙中所含的大量致癌物質會溶於酒中進入體內，罹癌的危險性就會顯著增大。

MEMO

癌與蟹殼的關係

癌的英文「cancer」，是源自於古希臘文，意指螃蟹的「karkinons」。

這個字中的「kar」表示硬的意思，是指癌的孩子。

要注意病毒及慢性疾病

●還有很多致癌的病毒

癌症的發生有不少的例子是與病毒有關，其代表為「肝炎病毒與肝癌」。此外，還有人乳頭瘤病毒或者是EB病毒等，也與癌症有關。

人乳頭瘤病毒是會形成疣的病毒，同類的病毒也是子宮頸癌（參考一三二頁）的原因之一。子宮頸癌就是受到這種病毒感染，再加上疱疹病毒（單純疱疹病毒Ⅱ型）的感染，以及吸煙、慢性發炎等各種誘因互相影響而發生。

致癌病毒？

病毒名	造成的疾病
B型肝炎病毒（HBV）	急性肝炎、慢性肝炎、肝硬化、肝癌
C型肝炎病毒（HCV）	急性肝炎、慢性肝炎、肝硬化、肝癌
人乳頭瘤病毒（HPV）	疣類（尋常性疣贅等）、子宮頸癌等
EB病毒（EBV）	由病毒所造成的發疹症（傳染性單體細胞症）、一部分的惡性淋巴瘤（巴基特淋巴瘤）、一部分的胃癌與鼻咽頭癌等
成人T細胞病毒（HTLV-1）	特殊白血病（成人T細胞白血病／ATL）

※根據推測，引起性器官疱疹的「單純疱疹Ⅱ型病毒」與子宮頸癌有關。

另一方面，EB病毒則是惡性淋巴瘤的原因，這是一種特殊癌，會使得保護身體免於細菌或病毒侵襲的淋巴系統組織（脾臟、扁桃、淋巴結等⇩參考一一九頁）的細胞異常增殖，一部分成因正與EB病毒有關。

而胃癌或喉嚨癌由特殊的白血病（成人T細胞白血病）等的一部分引起，也與病毒有關。

MEMO

引起胃癌的細菌？

皮洛里菌與胃潰瘍有關，感染這種細菌以及慢性萎縮性胃炎（參考一一五頁）會使得罹患胃癌的危險性增高，這是最近所發現的事實。

國內感染皮洛里菌的人很多（四十歲以上有七十％會感染），所以有慢性胃炎的人必須充分注意（需利用專門治療來驅除皮洛里菌，持續預防胃癌的對策）。

●容易形成畸形細胞的部位？

慢性疾病或發炎、傷口、瘜肉等，都會成為癌的誘因。慢性疾病與發炎，或者是有傷口的部位，細胞會反覆不斷地由生到死，因此很容易產生畸形

慢性疾病或發炎、傷口等所引起的癌？

慢性發炎症狀等	發生的癌症
慢性萎縮性胃炎	胃癌
慢性肝炎	肝癌
慢性胰臟炎	胰臟癌
慢性食道炎	食道癌
潰瘍性大腸炎	大腸癌
慢性副鼻腔炎	上顎癌
口或舌的潰瘍	口腔或舌癌

※「大面型瘢痕狀燙傷疤痕、外傷的痙攣等」也會 產生皮膚癌。

細胞，當然也就具有癌化的危險性。

不只是先前所敘述的「慢性肝炎、慢性胃炎、慢性胰臟炎」，還有「慢性食道炎、潰瘍性大腸炎、大型瘢痕狀的燙傷疤痕、外傷的痙攣」等形成的部位，也容易發生癌，因此要多加注意（參照圖表）。

瘜肉在一〇〇頁也已說明，胃的瘜肉一般而言大多屬於良性，而大腸的瘜肉則容易癌化（有瘜肉時一定要接受精密的檢查，加以適當的處置）。

●輕易地長期服用藥物

「性荷爾蒙、藥物、放射線、紫外線、壓力」等，也是癌症的「誘因」。

例如，性荷爾蒙先前已有敘述，「性交頻繁、懷孕與生產的次數、脂肪攝取過多」都會有所影響，而各種荷爾蒙劑的連續使用，也會造成不良的影響，所以要多加注意。

關於藥物方面，先前則敘述「抗痙攣劑、部分的鎮定劑、抗生素、解熱鎮痛劑等」，具有致癌作用（參考一四七頁表），儘可能避免長期服用這些藥物。

在放射線方面，據說在廣島、長崎、車諾比等地照射到放射能污染的人，「罹患乳癌、白血病以及其他癌症的發病率極高」。至於從事處理放射線工作的人，同樣也要充分地留意。

此外，紫外線則會成為皮膚癌的誘因。進行戶外休閒活動時，必須要有適當的抗紫外線對策（塗抹防曬用品、使用帽子或洋傘等）。

關於壓力，據說「壓力積存會降低身體的功能、減少抵抗力」。

「平常就要提高身體的抵抗力」是防癌的基本對策，所以要多加注意壓力的問題，避免過度疲勞，藉由興趣或休閒、運動等活動，巧妙地消除壓力。

除了飲食生活之外，癌症還有許多誘因，請利用以下的『日常生活的「癌危險度」測驗』仔細檢查一番。

日常生活的《癌危險度》測驗

❶每天持續抽 20 根以上的煙。 YES：1點／NO：0點	❷自己不吸煙，但是同處一室的人每天抽相當多的煙。 YES：1點／NO：0點	❸每天都喝烈酒或3壺以上的日本酒（3大瓶啤酒）。 YES：1點／NO：0點
❹經常喝酒，同時也會抽煙。 YES：1點／NO：0點	❺曾罹患慢性疾病或發炎、有難以治癒的傷口、以前有過外傷的痙攣。 YES：1點／NO：0點	❻醫生說有胃潰瘍或慢性胃炎。 YES：1點／NO：0點
❼持續服用某種荷爾蒙劑。 YES：1點／NO：0點	❽長期服用抗痙攣劑、鎮定劑、抗生素、解熱鎮痛劑等藥物。 YES：1點／NO：0點	❾因工作、人際關係、家庭的問題，造成壓力的積存，而且不懂得調適心情。 YES：1點／NO：0點
❿忙於工作或家事，造成過度疲勞、疲勞殘留。 YES：1點／NO：0點	⓫每天的飲食和睡眠時間不定時，過著不規律的生活。 YES：1點／NO：0點	⓬有點不乾淨也不怎麼在意，經常不洗澡。 YES：1點／NO：0點
⓭經常是運動不足的狀態，有肥胖的傾向，無法維持在適當的體重。 YES：1點／NO：0點	⓮不易熟睡、淺眠、睡眠時間較短、生活起居不正常。 YES：1點／NO：0點	⓯覺得體調不好，卻一直忍耐。 YES：1點／NO：0點

日常生活《癌危險度》測驗的判定法

- ●YES為10-15個(10-15點)的人→〔癌的危險度較高〕(需要大幅度改善生活習慣)
- ●YES為 6-9 個(6-9 點)的人→〔癌的危險度稍高〕(還要花點工夫改善)
- ●YES為 3-5 個(3-5 點)的人→〔有一些癌的危險性〕(如果能改善就很理想了)
- ●YES為 0-2 個(0-2 點)的人→〔癌的危險度較低〕(不可掉以輕心要持續目前的生活)

5 有效防止癌化的食品

植物性食品含有較多的好成分

●防癌作用最強的食品？

各種「癌症的誘因與原因」存在於我們的周遭，但是也有很多具有「減弱」這些不良影響效果的食品。

將這些食品巧妙地納入每天的飲食生活當中，就是防止癌細胞增加的最大對策。

在美國，以國立癌症研究所為主，進行這種「防癌飲食對策」的研究，並在九二年發表相關的內容。

根據其內容，在蔬菜和水果、穀類和豆類、香辛料、嗜好品等植物性食品中，總共選出六十種具有「防癌效果」的食品，依「效果強度的不同」，共分爲三群。

防癌效果較高的食品？

效果最高的食品 →	第1群	高麗菜、大豆、蒜、薑、紅蘿蔔、西洋芹、明日葉、甘草等
效果第2高的食品 →	第2群	洋蔥、茄子、番茄、青椒、菠菜、花椰菜、花菜、高麗菜蕊、糙米、全粒小麥、橘子、檸檬、葡萄柚、茶、薑黃等
效果第3高的食品 →	第3群	香瓜、羅勒、龍艾、燕麥・薄荷、牛至、小黃瓜、麝香草、細香蔥、迷迭香、鼠尾草、馬鈴薯、大麥、草莓等

防癌效果最高的是「第一群」，包括「高麗菜、大豆、紅蘿蔔、蒜、薑、西洋芹」（參照圖表）。

效果次高的則是「第二群」，包括「洋蔥、茶、糙米、橘子、番茄、茄子、青椒及其他」。效果第三強的就是「第三群」，包括「香瓜、羅勒、龍艾及其他」。

●巧妙攝取防癌成分

事實上，這些「防癌食品」中的防癌成分，大多具有「增強對抗癌症等生活習慣病的抵抗力」的優良作用，這是從近年的研究所得知的事實。

代表爲維他命A、C、E等維他命類，以及食物纖維、兒茶素等其他各種的植物成分。

維他命A、胡蘿蔔素

●保護細胞膜的作用備受矚目！

維他命A具有許多功能，尤其是「保護將身體細胞一一包住的『細胞膜』，使其維持在健康狀態的作用」最爲重要。

因爲這個作用，而使得皮膚和黏膜的細胞、眼睛的神經細胞等非常地強健，並且能增強對抗病原體的抵抗力。

這種「細胞膜的保鏢」的作用，對防癌來說，非常的重要。細胞膜一旦缺乏維他命A而衰弱時，就很容易受到致癌物質的影響（癌症大多是由於黏膜的細胞膜異常而發生，因此一旦細胞膜衰弱，便容易罹患癌症）。

這時體內利用的維他命A，是以(1)主要是「肝臟、奶油、乳酪、蛋黃及其他」等動物性食品所含有的東西（稱爲「視黃醇」）、(2)蔬菜中所含的維他命A的「原料」，這二種形態所製造出來。

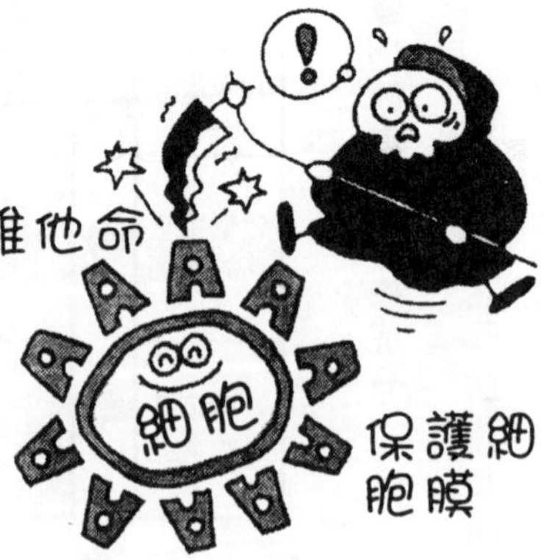

第(1)種形態，只要從普通的食品中攝取即可，每天如果從維他命劑中攝取過多的話，蓄積在體內反而會產生過剩症，對身體反而有害。

此外，(2)的維他命A的原料（前維他命A），則是一種「胡蘿蔔素類」的天然色素（參考一七一頁），以胡蘿蔔中含量豐富的β胡蘿蔔素最爲有名（α胡蘿蔔素等也具有同樣的作用）。

●注意胡蘿蔔素類！

這些胡蘿蔔素類進入體內之後，大約三十～五十％會轉換爲維他命A，剩下的則直接以β胡蘿蔔

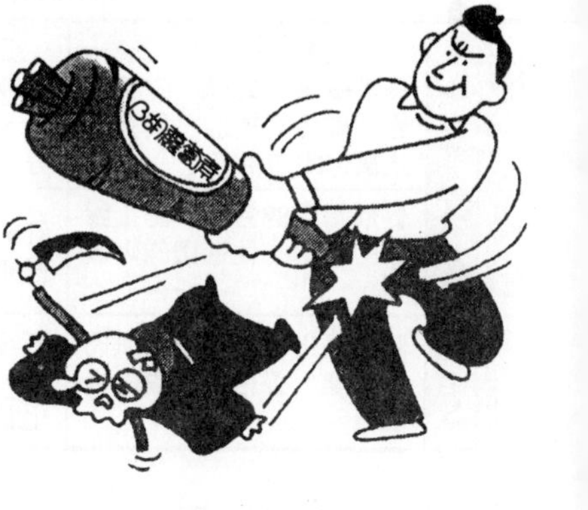

素或α胡蘿蔔素的形態來利用。

β胡蘿蔔素或α胡蘿蔔素，本身即具有防癌的優良效果。

而且即使攝取過剩也沒有副作用，危險性較少，因此是適合「防癌」的成分。

在這種情況下，近年來掀起一陣β胡蘿蔔素的旋風，爲了確認β胡蘿蔔素的「防癌效果」，世界各地都在進行正式的實驗。

但是，這些實驗並未獲得有力的結果，一般認爲是因爲只用了β胡蘿蔔素的緣故。因此，今後的主流將會是以「和其他胡蘿蔔素類均衡搭配來防癌」。

此外，「胡蘿蔔素類」中也有許多「完全無法成爲維他命A」，但是這些成分也具有很好的防癌效果（番茄紅素、葉黃素及其他）。

維他命C、維他命E

●膠原與癌症也有關

談到防癌，維他命C「促進膠原合成的作用」也很重要。膠原是使細胞和細胞相連的纖維成分，當膠原功能降低時，便容易發生癌症。

維他命C會減低致癌物質（亞硝基胺⇩參考一六〇頁）的作用，具有防止細胞膜氧化的作用。

所謂「氧化」，就是「某種物質與氧任意結合」，例如鐵與氧任意結合就會生鏽，同樣地，當身體的細胞膜與氧結合氧化時，細胞膜就會受損。

最近特別注意到「活性氧」或「過氧化脂質」等的不良影響。

●活性氧的危險性質？

活性氧就是「活性化」性質不良的氧，會使周圍的物質不斷地氧化。

這個氧在「飲食生活、有害物質、紫外線」等的不良影響強大時，會大量地產生，被氧化的成分

抑制癌症發生的維他命？

形態		主要功能	缺乏症	含量較多的食品
維他命A	脂溶性	保護皮膚、黏膜、眼睛神經、維持其機能、具有防止氧化的作用等	皮膚或角膜的乾燥、夜盲症、脫力感、抵抗力降低等	肝臟、乳酪、奶油、蛋黃、鰻魚、黃綠色蔬菜等
維他命C	水溶性	促進膠原的合成、防止膠原的氧化、促進鐵的吸收等	牙齦出血(壞血病)、成長停滯、貧血、肌膚乾燥等	黃綠色蔬菜、淡色蔬菜、柑橘類、柿子、草莓、芋類、綠茶等
維他命E	脂溶性	防止氧化作用、維持肌肉的機能、強化細胞膜的機能等	不孕症、皮膚的抵抗力減退、血液循環不良、過氧化脂質的發生等	植物油、胚芽、花生、鰻魚、鰹魚、鹹鮭魚子、鱈魚子等

（化學構造）出現不穩定的狀態時，不良的影響便不斷地擴大（稱做「自由基」），使得周圍的細胞組織急速受損。

細胞膜被活性氧氧化時，會產生不良物質「過氧化脂質」，造成細胞膜破爛不堪、損傷基因。

過氧化脂質就是「脂肪類嚴重氧化所形成的物質」，根據近年的研究瞭解到『活性氧或過氧化脂質的有害作用，與動脈硬化或癌症有密切的關係』。

維他命C具有抑制活性氧或過氧化脂質發生的作用，所以可以防止癌症及其他生活習慣病。而這些作用（抗氧化作用），維他命A、胡蘿蔔素類以及維他命E也都具有，因此，成為「防癌作用」的根源。

防癌的其他成分

●持續缺乏食物纖維

近年來，食物纖維的作用備受矚目。食物纖維是與澱粉非常類似的成分，但是在體內無法被消化，不能像澱粉般變成熱量源來加以利用。

但是，食物纖維卻具有各種作用（參考一九六頁），能清掃腸內、調整腸內的環境，支撐腸子的健康。

食物纖維缺乏時，會使腸功能減退，有益身體的腸內益菌會為之減少，害菌反而增加。因此對身體有強烈的不良影響，便秘增加、罹患各種生活習慣病（高血壓、糖尿病、高脂血症）的危險性也會增加。

此外，食物纖維具有將大腸癌成因之一的膽汁酸（見一四四頁），在腸內加以吸附排出體外的作用。

植物的色素成分可防止癌症的發生

類別	色素的種類	特徵	含量較多的食品
胡蘿蔔素類	β胡蘿蔔素	黃橙色系、一部分為維他命A	紅蘿蔔、菠菜、小油菜、荷蘭芹等
	α胡蘿蔔素	黃橙色系、一部分成為維他命A	紅蘿蔔、南瓜、栗子、綠茶等
	葉黃素	黃橙色系	菠菜、橘子、蛋黃等
	番茄紅素	紅色系	番茄、西瓜等
黃酮類	槲皮黃酮	淡黃色或無色系	洋蔥、蔥、荷蘭芹、艾爾塔莓等
	芹苷	淡黃色或無色系	西洋芹、荷蘭芹等
	芸香苷	淡黃色或無色系	蘆筍、蕎麥等
	葉綠素	黃綠或青綠色系	黃綠色蔬菜等

先前已敘述過，根據各種調查報告顯示「一旦缺乏食物纖維時，就會使得大腸癌增加」。

●植物的香氣和苦味成分也很重要

另一方面，各種植物的成分（多酚類、黃酮類、葉綠素、萜類等），也具有「抑制癌症發生的作用」。

其中「多酚類」是使植物的葉子和果實，隨著時間逐漸變成褐色調的相關成分，種類有很多種，不過最近則注意到茶的「澀味成分」兒茶素（丹寧）。

綠茶的生產地日本靜岡縣，胃癌的死亡率非常低，根據動物實驗顯示，綠茶的兒茶素具有抑制胃或大腸、肝臟、胰臟等消化器官癌發生的效果。

此外，「黃酮類（類黃酮）」與先前所敘述的胡蘿蔔素類分屬不同系統的色素（是一種多酚），在西洋芹、綠蘆筍、荷蘭芹的淡黃色與無色部分都有。

這些成分可強力抑制細胞突變，所以能夠防止癌症的發生。

MEMO

蔬菜可以防癌的理由？

植物的色素大致分為①胡蘿蔔素類、②黃酮類、葉綠素。胡蘿蔔素屬黃橙色或紅色系，黃酮類主要是淡黃色或無色系（也有美麗的紅色或綠色），而葉綠素則是青綠色或黃綠色系的色素。

胡蘿蔔素類也存在於動物食品當中，不過其他的色素則只存在於植物中，其中有不少據說有防癌的作用。

蔬菜和水果中不僅含有這一類豐富的色素，同時也富含維他命類與食物纖維，因此是最適合用來防癌的食品。

防止癌化的海鮮？

●魚的脂質與肉的脂質的差異！

魚類等海鮮，具有防癌的效果。

魚類不僅和肉類同樣具有「良質蛋白質（參考一九一頁）」，它還含有許多肉類所沒有之優良性質的（脂肪類）。脂質脂質是「脂肪酸」這種「基本成分」以各種形態結合而成。先前已敘述過，這些成分因化學構造的不同，大致分為「飽和脂肪酸與不飽和脂肪酸」。

「飽和脂肪酸」在肉類的脂肪和蛋黃、乳製品等動物性脂肪中較多，成為「有效的身體熱量源」，具有重要的作用，但是，也具有使血液中的膽固醇增加的作用。

●魚類含有較多的防癌成分？

「不飽和脂肪酸」則在植物油和魚的脂肪中較多，具有減少血液中膽固醇的作用，還能抑制血液的過度凝固，因此能有效預防心臟病及腦中風等。

尤其是不飽和脂肪酸ＩＰＡ（二十碳五烯酸／舊稱ＥＰＡ），或ＤＨＡ（二十二碳六烯酸）等成分的這類作用很強，成為受人歡迎的健康食品。

ＩＰＡ或ＤＨＡ在沙丁魚或鮪魚及其他的「青背魚」中含量較多，不過這些成分是否真能抑制癌症的發生，經由動物實驗已確認能抑制大腸癌或乳癌等的發生，同時能抑制癌細胞的增殖或「轉移」。

此外，海帶芽或昆布等海藻類也是維他命、礦物質、食物纖維的寶庫。所以，一定要和魚貝類及蔬菜、水果一樣積極地攝取。

防癌成分較多的魚？
（100g魚中的IPA與DHA含有量）

魚的種類	IPA	DHA
遠東沙腦魚	1.38g	1.14g
真鮪魚	1.29g	2.88g
鯖魚	1.12g	1.78g
鯡魚	0.99g	0.86g
鰤魚	0.90g	1.78g
秋刀魚	0.84g	1.40g
鰻魚	0.74g	1.33g
鮭魚	0.48g	0.82g

※真鮪魚是指「脂肪」的數值

MEMO

蒜的「秘密」？

蒜或洋蔥、野蒜等蔥類，具有極高的防癌效果，而蒜的含硫化合物（蒜素）的功能，更是備受矚目。蒜等的蔥類，一定要巧妙地活用於每天的菜單中。

6 日本與美國的癌症預防法？

日本策定的「防癌十二條」

●防癌的四大基本策略

國人所罹患的癌症以普通生活所造成的「普通癌」佔八十％，如果能詳細瞭解其誘因，或者是瞭解具有防癌效果的食品，就能夠得知防止普通癌的「綜合預防法」。

糟糕了
癌症預防法
15條
12條

基本要件方面，第一就是不讓「致癌物質」進入體內；第二是改善會加速癌的發生與增殖的「有害身體的生活」；第三為不可放任「病毒的感染、慢性疾病或發炎症狀」不管，第四則是要提高「解毒致癌物質、排除癌細胞以保護身體的力量」。

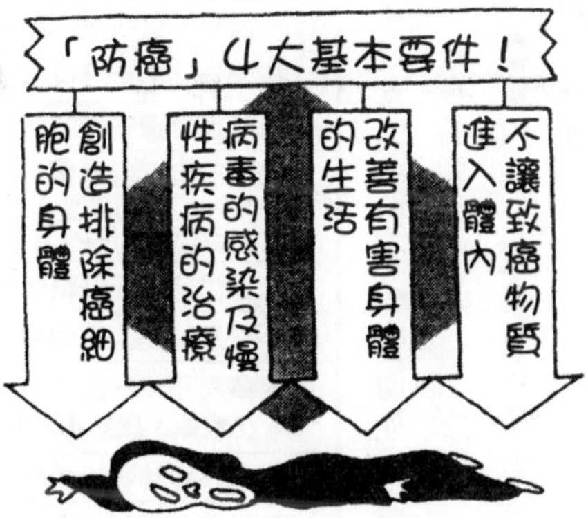
「防癌」4大基本要件！
不讓致癌物質進入體內
改善有害身體的生活
病毒的感染及慢性疾病的治療
創造排除癌細胞的身體

包括基本要件在內，同時列舉了一般人立刻就可進行的方法，共計為「防癌十二條」。

●十二條中七項與飲食生活有關

「防癌十二條」是由國立癌症中心所策定，為癌症預防對策的基本，是非常「簡單明瞭的十二項內容」。

其中有七項都是與飲食生活有關的注意事項，其餘五項則是與其他生活習慣有關的注意事項。

防癌十二條

■第一條　攝取均衡的營養

所謂「攝取均衡的營養」就是指不偏食，各種食物都要吃，適當地攝取各種營養素，成爲保護健康的基本要件（參考一七九頁）。

■第二條　擁有每天都富於變化的飲食生活

包括自然食品在內，有些食品中會含有微量的致癌物質（參考一六〇頁），所以，同樣的食品不要經常而反覆地食用。

■第三條　避免吃得過多、控制脂肪的攝取量

吃得過多會導致肥胖，並且使因生活習慣病而死亡的危險性提高。脂肪攝取過多會成爲大腸癌、乳癌、胰臟癌等的原因。

■第四條　不要大量飲酒

大量飲酒或飲用烈酒，會提高罹患消化器官癌的危險性。如果又喝酒又抽煙就更加危險了。

真正想要喝酒的話，那麼請遵守「適當飲酒十條例」的表。

「適當飲酒 10 條例」

(1)一邊笑一邊快樂地飲酒。
(2)按照自己的步調慢慢地飲酒。
(3)養成邊吃邊喝酒的習慣。
(4)僅止於自己的適量。 （國人的平均適量是啤酒 1 ～ 2 瓶、日本酒 1 ～ 2 壺、威士忌雙份 1 ～ 2 杯）
(5)一週設定兩天肝臟休息日。
(6)不要勉強別人喝酒。
(7)不要和藥物一起服用。 （安眠藥、鎮靜劑、糖尿病藥等）
(8)烈酒須經稀釋後再飲用。
(9)最晚只能喝到夜間 12 點。
(10)要定期檢查肝臟等。

■第五條　減少吸煙量

吸煙者罹患喉頭癌、肺癌的危險性顯著地提高（戒煙是最好的，但是如果無法戒煙的話，一天只能抽十根以內）。在日本因爲煙的影響而死亡者正在急增中⇩參照一七五頁的圖表）。

■第六條　從食物中攝取適量的維他命以及大量的纖維質

維他命A、C、E以及胡蘿蔔素類、食物纖維都具有防癌的作用，所以要儘量食用含有較多這些成分的蔬菜、水果或海藻類。

煙的銷售量與「煙的相關死亡數」之關係？

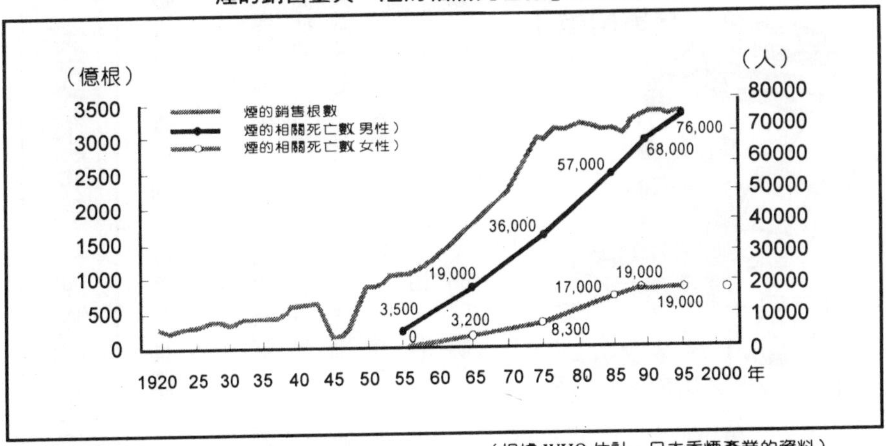

（根據 WHO 估計，日本香煙產業的資料）

■第七條　減少鹹的食物，不要吃太燙的食物

鹽分攝取過多或太燙的食物，容易導致胃癌或食道癌。

■第八條　不要吃烤焦的部分

魚或肉烤焦的部分含有致癌物質，所以要多加注意（如果不是每天大量食用則沒有問題）。

■第九條　不要吃發霉的東西

花生或玉米的霉菌具有強烈的致癌性，一旦發霉就要丟棄（當然也要避免乳酪的霉菌）。

■第十條　不要曬太多的太陽

紫外線曬得太多會提高罹患皮膚癌的危險性，所以要採取紫外線對策。

■第十一條　適度運動

適度運動能消除壓力，提高身體機能。

■第十二條　保持身體清潔

不清潔的身體或性行爲，無論男女，罹患癌症的危險性都會提高。

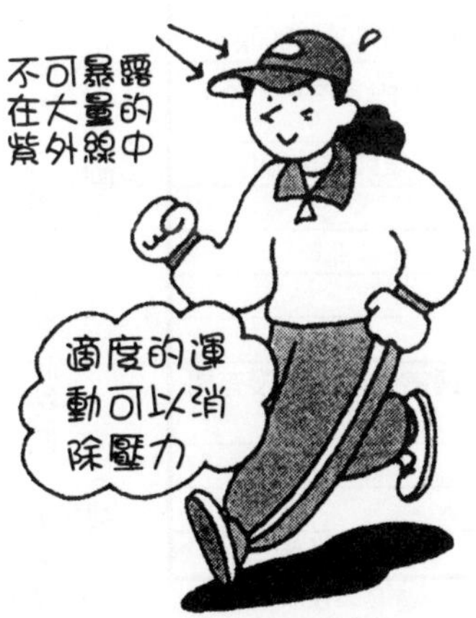
不可暴露在大量的紫外線中
適度的運動可以消除壓力

美國策定的「防癌十五條」

●「十五條」的內容更為具體

「防癌十二條」是在二十年前所推出的，當時在海外尚未出現這一類的條款，不過最近美國的「癌症研究財團」成立了委員會（委員會中也有日本與歐洲的學者參加），在詳細檢討研究食物的營養問題後，發表了「防癌十五條」（下表）。

在這個「十五條」中，有十二項與飲食生活有關，內容基本上與日本的「防癌十二條」非常地相似。

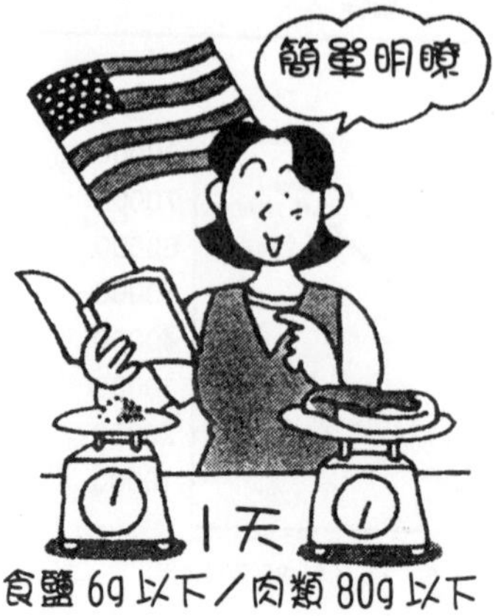

不過「十五條」則更為具體，甚至設定了「食鹽一天攝取六克以下」等的數值目標。

因此，很多人認為『具體指示出每天的目標，所以較為容易接受』。這些人就請按照「十五條」的內容，進行防癌對策吧！

「癌症預防 15 條」（美國癌症研究財團）

(1)以植物性的食品為主，攝取多樣化的食品。
(2)維持正常體重（BMI 保持在 18.5～25 之間，成人後體重不要增加 5 kg以上／註 1 ）。
(3)持續適度的運動（ 1 天散步 1 小時， 1 週最少從事 1 小時的劇烈運動等）。
(4)攝取各種蔬菜、水果， 1 天 400～800g。
(5)攝取各種穀類、豆類、根菜類， 1 天至少 600～800g。
(6)最好不要飲用酒精類飲料（一定要喝的話，男性 1 天 2 杯以下，女性 1 杯以下／註 2 ）。
(7)牛、豬、羊等肉類 1 天攝取 80g 以下（魚或雞肉較佳）。
(8)減少動物性的脂肪食品。
(9)食鹽 1 日攝取 6g 以下。
(10)不要吃長期儲藏的食品。
(11)容易腐爛的食品要加以冷藏保存。
(12)注意食品添加物或農藥殘留（遵守適當的限制就沒有問題）。
(13)不吃烤焦的食品。
(14)不依賴營養輔助劑。
(15)不吸煙。

※註1：BMI適當體重的指數。
※註2：酒1杯的份量啤酒為250ml，葡萄酒100ml，威士忌25ml。

●從自己容易做到的方法先開始

相反的，也有人認為「十五條」似乎「不容易熟悉」，這時則可先從「十二條」開始。

實際的問題是「十五條」中，「減少瘦肉的攝取量」掌握的是歐美飲食生活的問題點，對於部分食品的攝取量，可能與國人本身飲食生活的感覺有所不同。

國人的飲食生活雖然歐美化，但是，國人與歐美人的飲食生活，關於食品內容的營養和攝取量，仍然有很大的差距。

因此要考慮到國人的飲食生活，將「十五條」調整爲適合國人的方法。

另外在「防癌十五條」發表時，還一併公開發表了「未實行十五條，會提高罹患危險性的癌」，以及「一旦實行就會降低其危險性的癌」的種類，供人參考（參考下表）。

迅速掌握癌症的危險信號

●防止「癌症死亡」的二次死亡是什麼？

無論是「十二條」或「十五條」，只要確實實行，致癌的危險性就會大幅度地減少，但是絕對不能過度「相信」，爲了以防萬一，還是要一併進行所謂的「癌症的早期發現對策」。

先前所敘述的能夠改善每天飲食生活及生活習慣，並且防癌的「十二條」或「十五條」等方法，

食物或營養等與各種癌症危險度的關係？
（美國癌症研究財團的報告）

危險的增減		喉頭癌	食道癌	肺癌	胃癌	胰臟癌	肝癌	大腸癌	乳癌	卵巢癌	子宮體癌	子宮頸癌	前列腺癌
危險性增大	酒	●	●	○			●	◎	◎				
	鹽				◎								
	肉類					○		◎	●				○
	脂肪			○				○	○		○		○
	肥胖							○	◎		●		
	吸煙	●	●	●		●		○				●	
危險性減少	水果	◎	●	●	●	◎			◎	○	○	○	
	胡蘿蔔素類		○	●	○			○	○			○	
	維他命C		○	○	◎	○						○	
	食物纖維					○		○	○				
	茶				○								
	運動			○				●	○				

●→必定的、◎→大致確實、○→有可能性
※「大腸」是指（直腸、結腸）。
※「胡蘿蔔素」與「維他命C」包含在食品中。
（「讀賣新聞」西元 1997 年 12 月 1 日的報導，一部份修改、省略後加以引用）

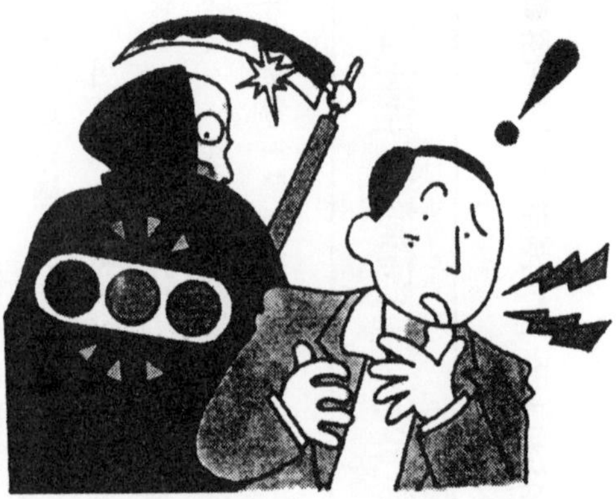

可稱爲是「癌症的一次預防」，而早期發現癌症以防止死亡的方法，則可稱爲「癌症的二次預防」。

癌症的對策應該組合「一次預防」與「二次預防」一起來進行，才是「理想的形態」。

「癌症的二次預防」屬於企業或自治團體等的健康檢查，所以成人病的檢診等一定要定期的接受，不僅如此，平常自己就要注意體調，迅速掌握『癌症的危險性』是最好的。

●發現微妙異常的秘訣

關於『癌症的危險性』是指當癌細胞開始增殖時，所容易出現的「些微的症狀或異常」，但是通常容易被忽略的「微妙的變化」，若是能早期加以掌握的話，癌症就能早期被發現。

要注意「癌症的危險信號」！

(1)食道——吞嚥食物時感到有阻塞感。

(2)胃——體調不好而沒有食慾，食物的喜好改變。

(3)大腸、直腸——糞便中摻雜血或黏液，容易下痢。

(4)喉頭——聲音容易嘶啞。

(5)肺——沒有感冒卻咳個不停，痰中摻雜著血。

(6)舌、皮膚——難以治癒的傷口。

(7)腎臟、膀胱、前列腺——小便不順暢，尿液中摻雜著血。

(8)乳房——出現硬塊（關於硬塊的檢查法請參考一五一頁的敘述）。

(9)子宮——分泌物增加，不正常的出血。

7 攝取均衡營養的秘訣？

將「七大飲食對策」加以搭配組合

●掌握防癌的關鍵

不論是日本的「防癌十二條」或美國的「防癌十五條」，其中與飲食生活有關的注意事項佔了大半，由此可知，飲食生活「掌握了防癌的『關鍵』」。

本書先前已有敘述，包括這些預防法的內容在內，介紹了許多(1)營養不均衡者的對策、(2)肥胖者的對策、(3)脂肪攝取過多者的對策、(4)對於喝酒者的肝臟有效的對策、(5)維他命不足者的對策、(6)食物纖維不足者的對策、(7)鹽分攝取過多者的對策——總共有「七大對策」，以及其「典型菜單」。

這些對策和菜單如果納入生活中，就能巧妙地改善飲食生活，提高防癌的效果。

●參考「飲食測驗」的答案

開始飲食對策時，「七大對策」全都納入每天的飲食生活當中最爲理想，但是覺得實行起來有困難的人，可以優先納入「對自己現在的飲食生活而言，最爲必要的對策」。

要判斷自己的飲食生活到底是處於何種狀態，可以參考一五九頁的「飲食生活的癌危險度測驗」。根據這個測驗的答案，請各位參考在一八〇頁的圖表，研究要如何納入「七大對策」較好。

此外，「七大飲食對策」各自也有一些「關係特別密切的項目」，也可併用於這些項目（例如需要(1)的「營養均衡對策」的人，也有必要併用(5)的「維他命對策」、(6)的「食物纖維對策」、(3)的「脂肪對策」，⇩詳情請參照次頁的圖表）。

改善飲食生活的七大對策	對象（從一五九頁的飲食生活測驗等加以判定）	併用的（其他飲食對策）
①營養不均衡者的對策	⊙問題⑴～⑼中，回答「YES」2～3個以上的人	③脂肪對策 ⑤維他命對策 ⑥食物纖維對策
②肥胖者的對策	⊙問題⑷⑺⑿⒁⒂中，回答「YES」2個以上的人 ⊙超過標準體重10％以上的人（參考一八四頁）	①營養均衡對策 ③脂肪對策
③脂肪攝取過多者的對策	⊙問題⑷⑸中，回答「YES」1個以上的人	①營養均衡對策 ⑤維他命對策 ⑥食物纖維對策
④對於喝酒者的肝臟有效的對策	⊙喝酒機會較多的人 ⊙肝功能較差的人	①營養均衡對策 ③脂肪對策 ⑤維他命對策
⑤維他命不足者的對策	⊙問題⑴⑵⑶⑼中，回答「YES」2個以上的人	①營養均衡對策 ⑥食物纖維對策
⑥食物纖維不足者的對策	⊙問題⑴⑵⑶⑼中，回答「YES」2個以上的人	①營養均衡對策 ⑤維他命對策
⑦鹽分攝取過多者的對策	⊙問題⑽回答「YES」的人 ⊙鹽分攝取量1日10g以上的人	①營養均衡對策 ⑤維他命對策 ⑥食物纖維對策

一五九頁的「飲食生活的癌危險度測驗」6點以上的人，表示飲食生活具有複數以上的問題，所以在「7大對策」當中的「對象與對策」有二項以上。

「五大營養素」互助合作發揮作用

●成為熱量來源的營養素？

要改善『容易發生癌症的飲食生活』，首要的問題就是如何營養均衡。

我們從飲食中所攝取的各種營養素，大致分為「醣類、蛋白質、脂肪、維他命、礦物質（無機質）」五種，稱為「五大營養素」。

其中醣類（碳水化合物）包括「葡萄糖或砂糖（蔗糖）、澱粉」等，是身體和心靈的熱量來源（醣類一克會產生四大卡的熱量）。

蛋白質則具有製造身體組織的重要作用，此外，配合必要的時刻，也會被當成熱量源來使用（蛋白質一克會產生四大卡的熱量）。

脂肪除了是熱量來源之外，也是構成人體的重要成分（脂肪一克會產生九大卡的熱量）。

●必須綜合攝取各種營養素

醣類、蛋白質、脂肪這三種營養素特別重要，因此稱做「三大營養素」（因爲是熱量來源，所以又稱爲「熱量素」）。

另一方面，維他命和礦物質主要是調節身體的生理作用，以及調節在體內處理的三大營養素（參考一九三頁）。

五大營養素不能單獨發揮作用，必須互相影響。例如，要在體內利用處理醣類（醣類的代謝），就需要維他命B_1的幫忙，而維他命A的吸收則需要脂肪，至於鈣質要轉化成骨骼，則需要維他命K的協助。

所以各種營養素在體內緊密地結合，互助合作以支撐生命的活動，所以各種營養素過與不足都是不行的，在每天的飲食生活中都要均衡的攝取。

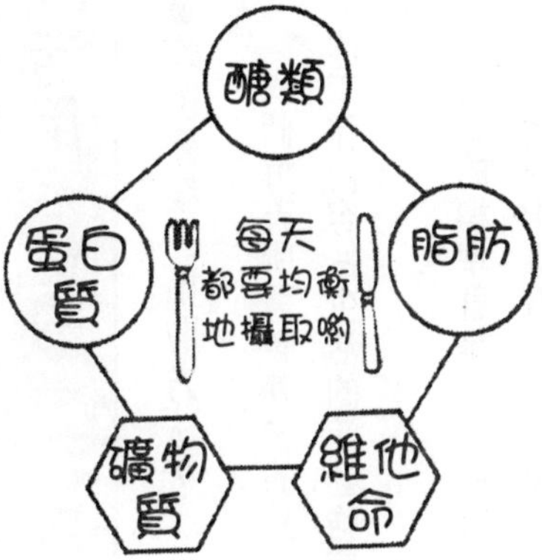

人體的成分

身體的成分	男（%）	女（%）
水　分	61.0	51.0
蛋白質	15.5	14.0
脂　肪	17.0	30.0
醣　類	0.5	0.5
無機質	5.5	4.5

「5大營養素」主要的作用

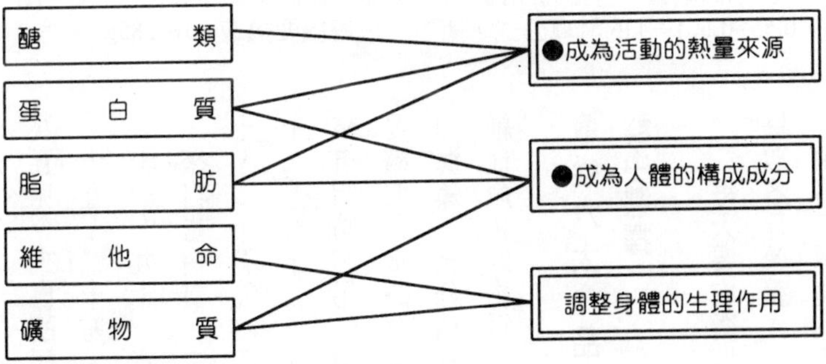

活用方便的「六大基礎食品群」

●均衡營養的攝取方法？

我們每天所需營養素的量，因個人的體格和每天的工作內容（生活的活動強度）等的不同而有所不同。

大致的標準就是一天所需熱量的五十五～六十%是從醣類中攝取，十五～二十%從蛋白質攝取，二十～二十五%從脂肪中攝取，其他則藉由蔬菜或海藻充分補充維他命和礦物質。

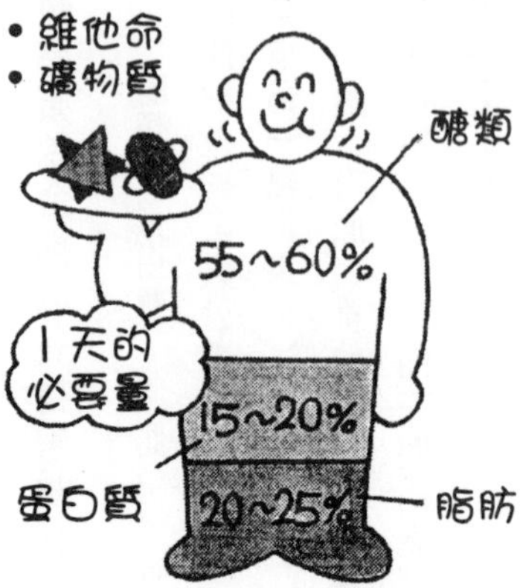

例如一天的活動量爲中度（參考一八五頁），身高一百七十公分的人，按照一八五頁的計算法，一天要攝取一千九百大卡的熱量，五十五～六十%（二六一～二八五克）來自醣類，十五～二十%（七十一～九十一克）來自蛋白質，二十～二十五%（四十二～五十三克）來自脂肪，另外還要攝取大量的蔬菜和海藻，充分補充維他命和礦物質。

營養均衡的基本？

營養素	適當攝取量的計算法
醣類	●1日總熱量的 55—60% →g 數是[總熱量×0.55～0.60]÷4 大卡來計算
蛋白質	●1日總熱量的 15—20% →g 數是[總熱量×0.15～0.20]÷4 大卡來計算
脂肪	●1日總熱量的 20—25% →g 數是[總熱量×0.20～0.25]÷9 大卡來計算

※各營養的「一日應攝取量」(g 數)的計算法，例如一日需 1900 的大卡的人，其醣類是(1900×0.55~0.60)÷4 的計算公式，所以一日應該要攝取 261~285g。

●從六大食品群中選擇

每天要均衡地攝取各種營養素，必須將各種食品巧妙地搭配組合食用，問題是「什麼樣的食品，該如何搭配組合攝取」呢？

爲了「讓任何人都能簡單地實行」，因此想出了「六大基礎食品群」的方法（由日本厚生省參考美國的作法所提出），這些食品是⑴蛋白質較多的食品、⑵鈣質較多的食品、⑶胡蘿蔔素較多的食品、⑷維他命C較多的食品、⑸醣類（碳水化合物）較多的食品、⑹脂肪較多的食品——分爲六群。

從六大食品群當中，每天至少要選擇一項來吃，自然就可求取均衡的營養。

因此，營養均衡出現問題的人，首先就參考這「六大食品群」吧！

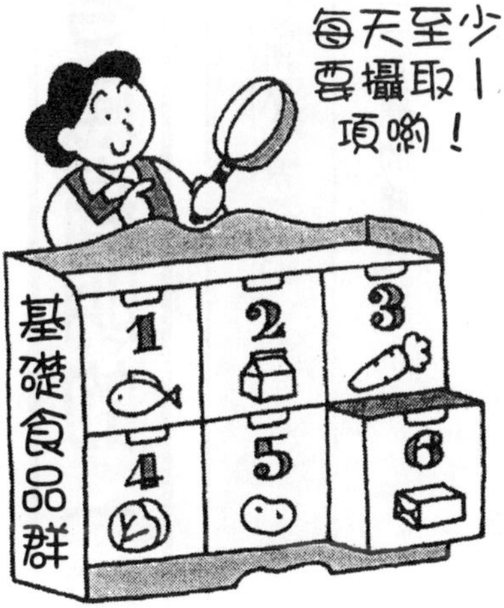
每天至少要攝取1項喲！
基礎食品群
1
2
3
4
5
6

巧妙利用「6大基礎食品群」（每餐從各食品群中選1種來吃即可）

主要成為熱量來源的營養素		主要調整身體機能的營養素		主要製造血液或骨骼、肌肉的營養素	
第6群↓脂肪較多的食品群	第5群↓醣類較多的食品群	第4群↓維他命C較多的食品群	第3群↓胡蘿蔔素較多的食品群	第2群↓鈣質較多的食品群	第1群↓蛋白質較多的食品群
植物油（1～2大匙）、奶油、乳瑪琳、美乃滋等	飯（4小碗）、吐司麵包（1片）、馬鈴薯（中1個）、其他穀類或麵類等	高麗菜（大葉2片）、番茄（中1個）、白蘿蔔（5㎝）、蘋果（1個）、其他的蔬菜或水果	紅蘿蔔（½小根）、青菜（1把↓50g左右）、其他黃綠色蔬菜	牛乳（1瓶）、乳酪（1塊）、其他的乳製品、連骨頭都可一起吃的小魚等	魚（1塊）、肉類（1塊）、蛋（1個）、豆腐（½塊）、其他的大豆製品等

※各食品的數量（1塊、1個、1／2小根、5㎝、1～2大匙等）為1天所攝取的大致標準量

8 考慮高明的「肥胖對策」

一日所需的熱量？

●知道自己「身體的條件」

每天的飲食生活，必須要巧妙地調節攝取的熱量。個人一天所需的熱量（熱量所需量），依年齡、性別、身高、生活或工作的內容（生活活動強度）的不同，而有微妙的差距，但是有可以大致算出的方法。

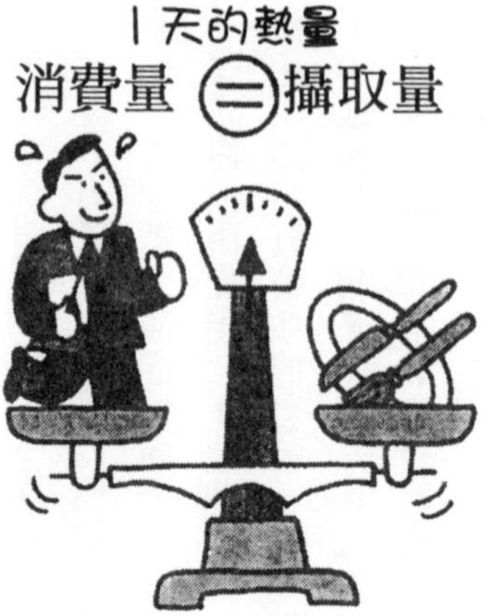

也就是個人的「標準體重」（對於個人身高而言最適合的體重），與每天的活動內容，可以當作大致的標準。關於標準體重，最爲大家所熟知的就是右表的計算方法。

標準體重的計算方法？

身高未滿 150 cm的人	〔(身高）－105
身高 150 cm以上的人	〔(身高－100）×0.9
身高 180 cm以上的人	〔(身高)－110

標準體重的新計算方法（ＢＭＩ）？

ＢＭＩ是〔體重kg÷（身高)^2〕所求得的數值。
- ●ＢＭＩ「未滿 19.8」是屬於「消瘦」，「19.8～未滿 24.2」則是「普通的狀態」。
- ●ＢＭＩ「24.2～未滿 26.4」是屬於「過重」，「26.4以上」則是「肥胖」。
- ●（身高)^2×22＝理想體重（kg）

（日本肥胖學會的判定基準）

此外，最近也廣泛使用「ＢＭＩ」計算法（Ｂ

ＭＩ是美國在「防癌十五條」中同樣使用的適當體重指標）。

●檢查一天的工作量

另外一方面，檢查「每天的工作內容」，則可分爲左上圖表所示(1)～(4)這四種。

例如，以辦公桌爲主體的事務性工作，或專業的家庭主婦，則活動內容（生活活動強度）屬於第(2)級。

1日所消耗的熱量？

（消耗熱量的換算指數）

生活內容	1日所消耗的熱量（相當體重1kg）
(1)臥病在床的人、肥胖度較高的人	20～25大卡
(2)輕度勞動的人、主婦、無職、高齡者	25～30大卡
(3)中度勞動工作的人	30～35大卡
(4)重度勞動工作的人	40～45大卡

因此，如表所示，標準體重一公斤會消耗二十五～三十大卡的熱量，所以標準體重六十公斤的人，則是「六十公斤×（二十五～三十大卡）」，以這樣的方式來計算，一天要消耗掉一千五百～一千八百大卡。

一天攝取的熱量，基本上與一天消耗的熱量是相同的，但是如果認爲一天飲食的熱量，應該和消耗的熱量相等，那麼在每天的飲食量中，可能會攝取較多的食物而導致肥胖。

高明的減肥法

●一個月減輕一～二公斤

「超過標準體重二十%以上的人」、「ＢＭＩ二十六・四以上的人」就算是肥胖。肥胖或「稍微肥胖」的人，必須要減肥至標準體重，或者是ＢＭＩ降到二十四・二以下。

減肥時，一天所攝取的熱量限制與一天所消耗的熱量等量，一個月減輕一～二公斤較好。

MEMO

危險的「蘋果型肥胖」？

肥胖中，內臟有脂肪積存而腰部較粗的「蘋果型肥胖」（內臟脂肪型肥胖），也就是所謂的「中年發福」，是屬於容易誘發血液中脂肪異常多的高脂血症，或者是高血壓、脂肪肝等生活習慣病的危險肥胖。

減肥的速度太快的話會產生副作用，所以要進行調節，慢慢地增加目前所攝取的熱量。

相反地，一個月減不到二公斤，則必須要逐漸減少目前所攝取的熱量，發現自己的適量。

●三百五十cc罐裝清涼飲料的秘密？

配合一天所攝取的熱量，當然就不能吃得太多，尤其是甜點、零嘴、水果、甜的清涼飲料，熱量都非常地高，所以要特別地注意。

甜的三百五十cc罐裝清涼飲料中就含有四十克的砂糖，相當於十三根沖泡咖啡用糖棒（三克）的量。此外，像洋芋片一包（一百克）大約有五百五十大卡的熱量，將近是一餐的分量。

因此，首先就不能吃點心與甜的清涼飲料，同時控制酒和油的量，如此便能減少許多熱量。然後再藉著菜單加以調節，這時需攝取脂肪較少的肉或魚、大豆食品、蔬菜、海藻、蕈類、低脂肪乳品等，仍然能獲得均衡的營養。

此外，「規律的飲食、晚餐吃少一點、晚餐後不再進食、一次不要吃太多、細嚼慢嚥（避免

主要外食菜單的熱量與鹽分

	料理名	熱量(kcal)	鹽分量(g)
麵類	・竹屜麵	310	3.5
	・什錦蕎麵條	312	7.2
	・月見烏龍麵	400	5.8
	・油炸豆腐片蔥花清湯麵	390	5.8
	・鍋燒烏龍麵	504	4.3
	・油炸菜蕎麵條	620	4.9
	・咖哩南蠻蕎麵條	580	5.2
	・中式涼麵	632	4.1
	・叉燒麵	700	6.4
	・拉麵	530	5.2
	・湯麵	580	5.1
	・五目蕎麵條	700	5.7
	・五目炒麵	880	2.8
	・義大利肉醬麵	968	4.3
	・義大利鱈魚子麵	600	5.7
	・焗通心粉	650	1.4
	・焗海鮮麵	700	2.2
飯類	・握壽司（普通）	536	5.9
	・握壽司（上等）	560	6.0
	・什錦壽司飯	600	7.0
	・雞肉雞蛋蓋飯	620	3.4
	・炸排骨蓋飯	832	6.9
	・牛肉蓋飯	592	4.3
	・炸蝦蓋飯	784	3.6
	・鐵火蓋飯	616	2.8
	・鰻魚飯	856	5.6
	・炸牛排飯	800	4.5

	料理名	熱量(kcal)	鹽分量(g)
飯類	・雞排飯	740	3.1
	・焗海鮮飯	880	2.3
	・炒飯	650	4.7
	・中華蓋飯	740	2.5
單品料理	・炸蝦	264	2.2
	・漢堡	512	3.1
	・炸排骨	512	3.4
	・蟹肉丸子	600	2.3
	・燉牛肉	400	1.9
	・沙朗牛排	673	1.5
	・青椒牛肉絲	388	2.4
	・燒賣	272	4.3
	・餃子	408	1.6
	・韮菜炒豬肝	320	2.0
	・八寶菜	464	2.0
	・麻婆豆腐	456	3.9
	・糖醋排骨	680	3.1
	・照燒鰤魚	245	3.8
	・薑燒豬肉	416	2.0
	・油炸菜	512	2.4
速食	・烤牛肉三明治	350	2.3
	・炸雞	661	2.6
	・吉士漢堡	307	1.3
	・麥香堡	563	2.1
	・炸薯條	412	0.5

（根據「治療糖尿病的飲食」／山田信博・谷口雅子）

吃太快而導致過食）」，都是重要的注意事項。

一般而言，外食的油和穀類較多，所以熱量也較高，容易導致營養的偏差，所以應盡量避免外食。如果一定得外食的話，則不要選擇「單品」，最好是選擇「套餐」，較能攝取到均衡的營養。

外食所造成的營養過與不足的部分，則要藉由其他的飲食來調節。

外食時的注意事項	
餐　廳	①選擇魚類的料理，如果一定要吃肉的話，則用里肌肉代替沙朗肉。 ②避免選擇漢堡、炸雞、牛排、披薩或義大利麵等。 ③用清湯代替燉肉湯。 ④加入沙拉。 ⑤咖啡中不要放奶精，用冰糕代替冰淇淋。
速食店	①高脂肪的食品較多，需特別注意（尤其是培根蛋漢堡或魚堡等）。 ②加入沙拉類。 ③避免點冰淇淋或可樂、果汁類、蘋果派等甜食。
中式餐廳	①炒菜（韭菜炒豬肝、蔬菜炒肉）或使用蛋的料理（蟹肉丸子、炒飯、八寶菜等），會有較多的脂肪必須特別注意。 ②炒麵或糖醋排骨的脂肪也很多。 ③麵類的湯要留下來。 ④如果午餐中式料理，晚餐則要吃清爽的食物。
炸肉店、燒肉店	①炸肉類的脂肪很多，要多注意。 ②以小里肌肉代替大里肌肉。 ③高麗菜多吃一些，飯留下一口。 ④點蔬菜類或海藻較多的菜。
壽司店、日本料理店・鰻魚店	①煎蛋、青魚子、海膽、花枝、蝦等的膽固醇較多。 ②油炸食品的脂肪較多。 ③日式牛肉火鍋要多吃蔬菜和豆腐。 ④幕內便當的菜色較多，但是為避免熱量攝取太多，主食和菜餚要各剩一口。 ⑤鰻魚飯要多加注意。
麵　店、定食店	①蕎麵條、烏龍麵類容易造成營養的偏差，因此要藉由低脂乳品或蔬菜汁補充營養，晚餐則要充分攝取各種的營養。 ②吃定食時，不要吃太多油炸食品，以魚類料理為主體。

9 攝取脂肪與體貼肝臟的方法？

要學會「減油料理」的秘訣

●脂肪的「各種同類」

體內的脂肪類（脂質）可分爲「中性脂肪、膽固醇、磷脂質、游離脂肪酸」這四種。

其中，中性脂肪是「儲藏用的脂肪」，會大量存在於皮下脂肪和肝臟中，佔體內脂質的九十%以上。而膽固醇和磷脂質，則是膽汁（一四四頁）或細胞膜（一〇三頁）等的材料。

游離脂肪酸則是由中性脂肪等所取出的脂肪酸（一五六頁），釋出至血液中，可以成爲立刻被使用的高效率熱量來源。

脂肪類具有各種的作用，一定要確保必要的量。但是攝取過剩會導致肥胖，罹患癌症或高脂血症的危險性也很高，因此，如先前所敘述的「脂肪類的攝取量，控制在一日攝取熱量二十～二十五%的範圍之內」非常地重要。

●食材的選擇法及調理的功夫？

脂肪類以各種形態存在於菜單之中（九十三頁例），因此要巧妙減少脂肪的攝取量，必須在食材的選擇以及料理的方法上下工夫，加以逐漸地減少。

脂肪類含有量特別多的就是奶油花生以及其

脂質（脂肪類）含量較多的食品？

食品名／標準量	脂肪量／g
奶油花生、1/2 杯（60g）	30.8g
上牛排、1 塊（100g）	23.3g
爆米花、1 包（100g）	22.8g
奶油巧克力、1 片（50g）	16.7g
培根豬肉、2 片（40g）	15.6g
法國香腸、1 根（50g）	11.5g
美乃滋（1 大匙）	10.6g
調味醬（1 大匙）	5.3g

他種子類，或者是零嘴，而普通食材中的肉類或調味醬如美乃滋等的油脂食品，也要特別注意。

肉類要選擇脂肪較少的肉（雞胸肉、里肌肉、腿肉、小牛肉等），在調理最初時，就要去除多餘的脂肪（皮下的脂肪較多）。一般來說，絞肉的脂肪較多，因此必須要指定「瘦肉的絞肉」。

在調理法方面，如果是肉類的話，可以藉由「煮、用鐵絲網烤、蒸」等的調理方式，脂肪量能減少十五~五十%（例如中式涼麵中的烤火腿，可以用煮過的雞胸肉來代替，脂肪量即可減爲二十分之一）。

炒菜時的油量也要注意

料理名	油量（%）
日式炒煮菜	3～5%
油炸魚	4～5%
炒飯	6～8%
炒蔬菜	8～10%
中式炒菜	10～15%
芙蓉蟹	20%
中式炒蛋	25%

（女子營養大學出版・營養成分表）

●慢慢減少用油量

炒菜因菜單不同，用油量也有所不同（參照圖表），在炒菜時，可以使用由鐵氟龍加工而成的煎鍋，不會吸油，或是只需少量的油即可炒出菜來（煎肉料理是直接將油倒至煎鍋中，所以油量容易用得較多）。

如果是炸菜，因菜單的不同「菜碼吸油的比例

不同種類油炸菜的吸油率？

油炸方式	油的吸收率	材料
直接炸	3%以下	甘薯、馬鈴薯、南瓜等
	10%	青椒、茄子
乾炸	5%	白肉魚、雞肉
	10%	竹筴魚、薄片肉等
裹麵衣炸	10%	茄子、甘薯、蓮藕、花枝、蝦、魚
	20%以上	新鮮香菇、南瓜、炸牡蠣等
西式油炸方式	10%以下	肉丸子、烤豬排、白肉魚
	15%以上	排骨肉、沙丁魚、炸魚等

※例如直接炸 50 g 的青椒，油的吸收率爲 10%的話，50 g× 0.1 會吸收到 5 g 的油。1 g 的油有 9 大卡的熱量，因此 5 g 的油的熱量就有 45 大卡。

」（吸油率⇩參考一八九頁下表）也有所不同，盡可能選擇吸油率較少的菜單。

炸菜可以減少菜碼表面面積，或者將麵衣用得薄些，就可減少吸油量，食材不要切得太小，去除摻雜的水分，不要沾太多的麵衣較好。

如果要油炸食品，可先用微波爐將素材加熱再裹上麵衣，短時間內就可炸好，也可減少吸油量。

此外，「牛乳選用低脂乳或脫脂乳來代替、美乃滋或調味醬以無油型來代替、減少奶油或乳瑪琳的使用量」，各方面都要下工夫。

在外食方面，一般而言脂肪較多，所以最好避免外食（不得不外食時，請參考一八七頁的「注意事項」）。

●注意不飽和脂肪酸的攝取方式

另外，也要考慮飽和脂肪酸與不飽和脂肪酸的平衡。

先前敘述過，飽和脂肪酸在肉類或動物性油脂中含量較多，而不飽和脂肪酸在魚類和植物性油脂中含量較多。脂肪攝取過多的人，大多喜歡動物性食品，因此，會導致飽和脂肪酸過多，失去與不飽和脂肪酸之間的平衡。

所以每天的飲食中，最好如表所示的植物性食品、動物性食品以及魚類的均衡，以「五：四：一的比率」來加

脂肪酸食品

●飽和脂肪酸較多的食品
牛油、豬油、奶油、鮮奶油、巧克力、牛豬雞的肥肉、乳酪、雞蛋、椰子油、椰子
●不飽和脂肪酸較多的食品
大豆油、菜仔油、芝麻油、棉子油、椰油、橄欖油、玉米油、沙拉油、魚的脂肪

COLUMN

國人的脂肪攝取量已達危險水準！

脂肪攝取量佔一天熱量攝取量的二五％較為理想（一八八頁），不過近年來脂肪攝取量急速增加，一九八八年已達二五％，最近則是二六．五％的高比率（根據一九九六年「國民營養調查」的結果）。

特別成為問題的地方，在於喜歡吃漢堡和零嘴的年輕人，脂肪攝取量有明顯增加的趨勢。

因此，以往認為「未滿二十歲一日攝取熱量二五三十％由脂肪中攝取較好」，從一九九五年開始，修訂為「十八歲以上與成人同樣地，脂肪攝取量最好佔一天熱量攝取量的二五％以內」。

以攝取（不考慮均衡的問題，持續攝取過多的飽和脂肪酸，可能會導致動脈硬化等）。

此外，不飽和脂肪酸有很多ＩＰＡ及ＤＨＡ（參考一七二頁）等優良的成分，困難處在於容易發生有害的過氧化脂質。

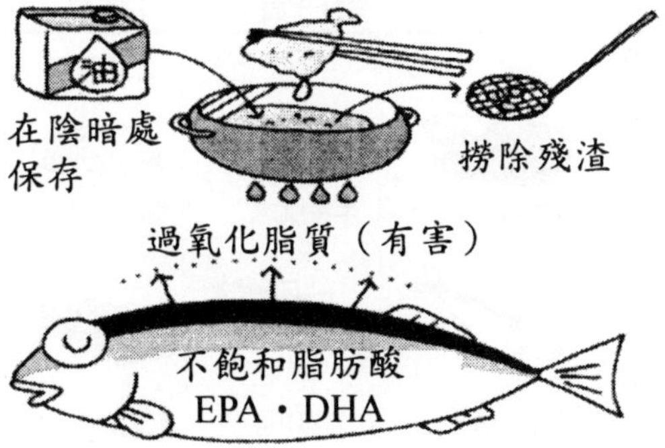

過氧化脂質對身體的不良影響很大，像先前所敘述的與癌症的發生亦有很大的關係，不過因食品的保存方法不同，發生量也有所不同。

炸油或含油較多的食品應避免陽光直接照射，要放在陰暗處密閉保存，在製做油炸食品時，必須將殘渣仔細撈除。

還有魚油特別容易氧化，如果要保存乾貨，儘可能使其不接觸到空氣（即使冷凍亦會慢慢氧化）。

在飲食生活中體貼肝臟的秘訣

●注意體貼肝臟的四大項目

經常喝酒的人、肝功能較差的人，必須過著「體貼肝臟的生活」。

這時，⑴攝取良質蛋白質、⑵充分補充維他命與礦物質、⑶避免加工食品、⑷藉著牛乳保護胃壁免於酒類的侵害，這四點注意事項非常地重要。

⑴的「良質蛋白質」，能促進受損的肝細胞修復，可以巧妙地取得各種的「氨基酸」。

蛋白質是由許多氨基酸結合的成分（高分子化合物）。氨基酸有二十多種，其中有九種是無法在人體內製造出來，也是人體所不可或缺的氨基酸。

因此，一定要從每天的飲食中攝取，稱爲「必須氨基酸」。

「良質蛋白質」均衡地含有豐富的必須氨基酸，所以要攝取脂肪較少的肉、魚、牛乳以及蛋等，此外，豆腐或納豆等大豆食品的蛋白質，也是良質蛋白質。

所以，在每天的飲食上，一定要充分攝取這些食品（動物性蛋白質食品攝取四十％以上，剩下的從植物性蛋白質食品中攝取較爲理想）。

蛋白質較多的食品

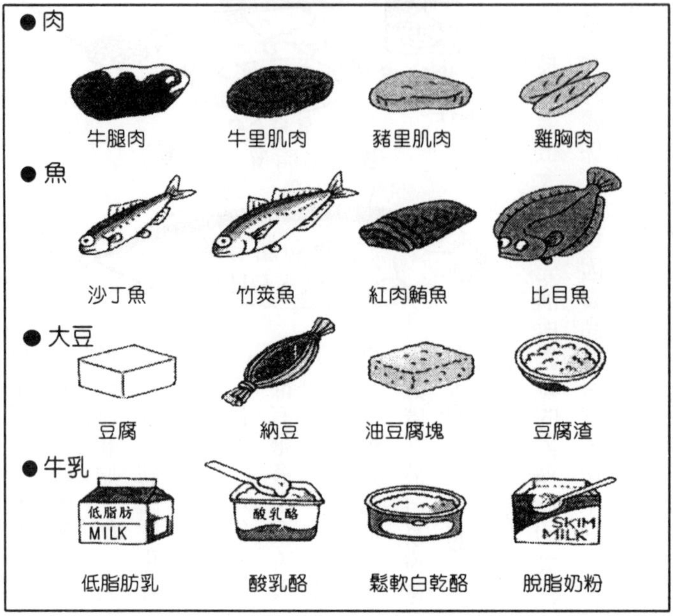

●加工食品容易造成肝臟的負擔

肝臟具有儲存維他命的重要作用稱爲『維他命的寶庫』（肝臟具有使維他命發生化學作用，使其在體內發揮有效作用的功能）。

因此，充分補充維他命類，對肝臟而言非常重要，所以要積極攝取維他命豐富的蔬菜或水果（蔬菜不要只吃生的蔬菜，加熱可攝取到更多的量，參考一九三頁）。

另一方面，加工度較高的食品含有許多食品添加物，對於肝臟的解毒機能會造成負擔，盡量避免較好。

經常喝酒的人，爲了保護胃壁，在喝酒之前最好喝些牛乳。

在喝酒前飲用牛乳是因爲牛乳能保護胃壁，同時也能降低酒精的吸收速度，減輕肝臟的負擔（在吃下酒菜時，攝取適當的乳酪也能得到相同的效果，參考一七四頁）。

平常就要注意這些事項，好好體貼肝臟，就可預防肝癌以及其他的消化器官癌（參考三七頁）。

10 攝取維他命或食物纖維的秘訣？

從食物中高明地攝取維他命

維他命能夠幫助醣類或蛋白質、脂肪在體內被處理利用（代謝），大幅度提高三大營養素的利用效率，稱爲「高性能潤滑油」。

目前所知的維他命有十幾種～二十種左右，如下表所列舉的，具有各種機能。

這些維他命大多無法在體內製造，所以必須攝取每日的「必要量」。

最近食用維他命較少的外食，或者是維他命損失較大的高度精緻食品，以及半加工食品等的機會較多，因此容易出現輕度慢性維他命不足的人增加了。

這種輕度的維他命不足，不會產生明顯的症狀，但是長期的維他命不足，會使得身體的抵抗力降低，提高罹患癌症或其他生活習慣病的危險性。

維他命的各種作用

維他命的種類			主要功能	缺乏症
脂溶性維他命		維他命A	（參照170頁的圖表）	
		維他命D	促進鈣質的吸收及骨骼的形成	骨骼或牙齒的發育不良、骨軟化症等
		維他命E	（參照170頁的圖表）	
		維他命K	與血液的凝固有關，可幫助鈣質的吸收	減緩血液的凝固、肝臟障礙等
水溶性維他命	（維他命B群）	維他命 B_1	促進醣類在體內的處理與利用（代謝）	食慾減退、消化不良、腳氣等
		維他命 B_2	幫助3大營養素的利用、促進發育	發育障礙、口角炎、口唇炎等
		維他命 B_6	促進蛋白質在體內的處理與利用（代謝）	皮膚炎、貧血、痙攣等
		維他命 B_{12}	治療貧血、改善肝功能	惡性貧血等
		煙酸	保持胃腸功能的正常、促進皮膚的健康	皮膚障礙、舌炎、胃腸病、神經炎
		泛酸	幫助醣類或脂肪在體內的處理與利用（代謝）	皮膚炎、發育障礙等
		維他命H	促進蛋白質、脂肪、醣類的利用	皮膚炎等
		葉酸	治療貧血、促進發育、促進蛋白質的利用	貧血、口內炎、下痢等
	維他命C		（參照170頁的圖表）	

●利用維他命A的性質

若要防癌，如一六九頁說明，就必須補給具有防止「氧化」作用（抗氧化作用）的維他命A、C及E。

維他命A的視黃醇，這種存在動物性食品中的成分（參考一六八頁），攝取過多會有過剩症的問題，必須要多加注意（懷孕前後的三個月內，不要攝取過多的肝臟）。

在植物性食品中，維他命A則是以胡蘿蔔素的方式存在，因爲胡蘿蔔素溶於油，所以如果用油來炒蔬菜吃，容易提高其吸收率（主菜如果是油炸食品的話，副菜如果還是用油炒蔬菜，會攝取過多的油，可以改由燙青菜的方式）。

胡蘿蔔含有很多的胡蘿蔔素，要積極地活用。

主要維他命的1日所需量？

維他命名	6歲		12歲		成人（20~29歲）		孕婦		授乳期
	男	女	男	女	男	女	前期	後期	
維他命A(IU)	1,200	1,200	1,500	1,500	2,000	1,800	+0	+200	+1,400
維他命D(IU)	100	100	100	100	100	100	+300	+300	+300
維他命E ※	6	6	7	7	8	7	+2	+2	+3
維他命B_1	0.7	0.6	0.9	0.9	1.0	0.8	+0.1	+0.2	+0.3
維他命B_2	0.9	0.9	1.3	1.2	1.4	1.1	+0.1	+0.2	+0.4
煙酸	11	11	16	15	17	13	+1	+2	+5
維他命C	40	40	50	50	50	50	+10	+10	+40

※目標攝取量

維他命含量較多的食品？

各種維他命	含量較多的食品
維他命 A (胡蘿蔔素)	胡蘿蔔、黃綠色蔬菜、肝臟、乳瑪琳、奶油、蛋黃等
維他命 D	肝臟、鮪魚、鰹魚、鯖魚、鰤魚、沙丁魚等
維他命 E	植物油、胚芽、黃綠色蔬菜、豆類、麵包
維他命 K	植物油、胚芽、黃綠色蔬菜、豆類、納豆
維他命 B_1	糙米、大豆、豬肉、肝臟、魚類、火腿等
維他命 B_2	乳製品、肝臟、豬肉、魚類、蛋等
維他命 B_6	肉類、魚類、肝臟、牛乳、蛋、豆類等
維他命 B_{12}	魚貝類、肝臟、乳酪、肉類、蛋、豆類
煙　酸	肉類、魚類、肝臟、穀類、蕈類、豆類
泛　酸	胚芽、黃綠色蔬菜、肉類、魚類、牛乳
葉　酸	蔬菜（葉）、胚芽、肉類、肝臟、蛋黃、豆類
維他命 C	柑橘類、柿子、草莓、黃綠色蔬菜、番茄

維他命C或E的高明攝取法

●維他命C非常地纖細

維他命C會因爲壓力或抽煙而消耗掉，因此必須藉由蔬菜或水果來充分地補充（維他命C非常地纖細，在保存食品期間含有量也會減少，所以要趁新鮮的時候吃）。

蔬菜和水果的維他命C含有量，因季節的不同而有所不同，所以食用「當令」蔬果非常地重要（像菠菜的含有量冬天爲夏天的三～五倍）。

維他命C具有「易溶於水、不耐熱」的缺點，因此「蔬菜在切之前清洗（如果先切的話，會流失過多的維他命C），葉菜類則用大量的滾水以及短的時間燙過，若是泡在水中也要縮短時間」，都是必要的注意事項。

此外，甘薯據說「維他命含量與溫州橘相匹敵」，加上甘薯的澱粉即使加熱，也不會被破壞，所以可以充分活用。

●蔬菜類可以用加熱方式減少量

維他命E具有強力的防止氧化作用，有「防止老化的維他命」之稱（老化的原因之一是脂肪氧化）。

維他命E含量較多的食品很多（參考一七〇頁），黃綠色蔬菜中也含有許多，因此，重點就是「要巧妙地食用也能同時攝取到其他維他命的黃綠色蔬菜」。

但是，黃綠色蔬菜有些不能生吃，假如又覺得調理很麻煩的話，可以用番茄或蔬菜汁來代替（蔬菜汁因製品的不同，胡蘿蔔素的量也有差距，要根據所標示的營養成分來確認）。

關於各種維他命的必要量，一天要從黃綠色蔬菜和芋類中各攝取一百克，其他蔬菜要吃二百克，所以光靠番茄和蔬菜汁是不夠的。

光吃生的蔬菜可能很難吃到夠多的量，必須加熱減少量來吃（加熱雖然會使維他命C減少，但是攝取大量的蔬菜，即可補充損失的部分）。

很多人認爲「吃了很多」生菜沙拉，其實只吃了七十克而已，而得自美乃滋或調味醬的脂肪卻會增加，也是一大問題。

食物纖維的高明攝取法

在每天的味噌湯中放入大量的蔬菜，以確保一日的分量，在各種菜單中也一定要將蔬菜納入。

食物纖維有各種不同的形態

食物纖維的種類			含量較多的食品	主要的特性
不溶性	植物性	纖維素、半纖維素	穀類、蔬菜、豆類、芋類、水果等	構成植物細胞壁的成分、具有強大的吸水力
		木素	穀類、豆類、根菜類等	構成植物的細胞壁。可可的褐色成分
	動物性	甲殼質	蝦米、蝗蟲	硬殼的主要成分
		膠原	肌腱、軟骨、骨骼、魚翅	接著細胞之明膠的材料
水溶性	植物性	果膠	水果、蔬菜、芋類、豆類等	果醬是果膠用砂糖與熱所製成的膠狀物質
		葡甘露聚糖	蒟蒻、芋頭等	吸水後會變得黏稠
		藻酸	昆布、海帶芽、其他海藻等	昆布泡水後所產生的黏性成分
	動物	軟骨素	肌腱、軟骨、骨骼	

●一日攝取二十～二十五克

食物纖維是「無法被人的消化酵素所消化的食物成分」，分為溶於水型（水溶性）與不溶於水型（不溶性）（參照前頁圖表），還有一部分則是存在於動物性食品的成分中。

近年來發現當食物纖維減少時，大腸癌及動脈硬化、高血壓等生活習慣病會增加。

食物纖維的目標攝取量是「一日二十～二十五克」，不過因種類的不同，機能也有所不同，所以從各種食品中攝取到不同的種類，非常的重要（食物纖維充足，每天就能排便，糞便的軟硬適中，量也顯得較多，大都會浮在馬桶的水中）。

食物纖維在蔬菜和水果中較多，如何攝取到二十～二十五克的食物纖維，可參考右圖表，需要吃大量的食品。

日本人食物纖維攝取量的演變

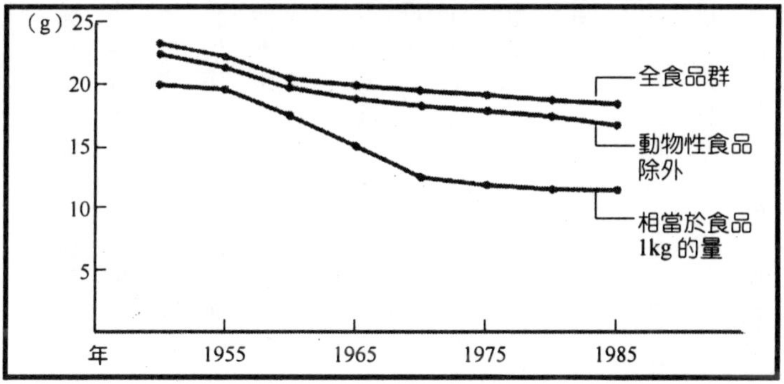

（日本人的營養所需量／第一出版）

攝取20g植物纖維所需要的食品（參考例）

食品名（g）	食物纖維的含有量／g
白蘿蔔……………100 g	1.2g
胡蘿蔔……………50 g	1.2g
納豆………………50 g	3.4g
香菇………………30 g	1.2g
牛蒡………………50 g	4.3g
甘薯………………80 g	1.4g
小油菜……………70 g	1.8g
花椰菜……………50 g	2.4g
蘿蔔乾……………5 g	1.0g
羊栖菜……………5 g	2.1g
合　計	20.0g

●秘訣就是在主食上下工夫

要巧妙地攝取到食物纖維，首先每次吃的主食，可以納入植物纖維豐富的食品。

例如，在精白米中混入一～二成的麥，比起光吃精白米，能夠攝取到二倍的食物纖維，而且嚐起來並不難吃（麥含有許多礦物質，也可考慮使用胚芽米）。

此外，麵包中的黑麥麵包或胚芽麵包，麵類中的蕎麵條，則含有比烏龍麵多的食物纖維。

在副食方面，要多吃蔬菜、芋類、豆類、蕈類、海藻類。蔬菜可巧妙地使用蘿蔔乾或葫蘆乾等，這些食品曬乾之後，雖然水分減少，但是卻含有豐富的食物纖維。

不要吃生菜沙拉，換成燙青菜或煮的青菜，可攝取到更多的植物纖維。

關於芋類，一次可以大量的食用，能夠做爲食物纖維的補給源，也要將其巧妙地納入菜單之中。

●也要吃納豆和豆腐渣

豆類最好是吃納豆，一次的量（五十克）就可以攝取到一日食物纖維必要量的十七％。

納豆中還有穀類所缺乏的氨基酸（賴氨酸），如果和飯一起吃的話，可以提高蛋白質的效率，另外還含有最近被認爲對骨質疏鬆症有效的維他命K，因此備受矚目，是非常好的食品。

同樣是大豆食品的豆腐渣，也含有豐富的食物纖維，可以巧妙地加以利用（夏天時容易腐爛，必須要特別注意）。

此外，蕈類和海藻類的熱量值較低，不僅是食物纖維，也含有豐富的維他命及礦物質類。

雖然不是可以一次大量食用的食品，但是，要養成在日常生活中經常食用的習慣。

而杏仁、花生和芝麻等種子，也含有五～十％的食物纖維，但是這些食品的脂肪較多，所以吃的時候只能少量地攝取。

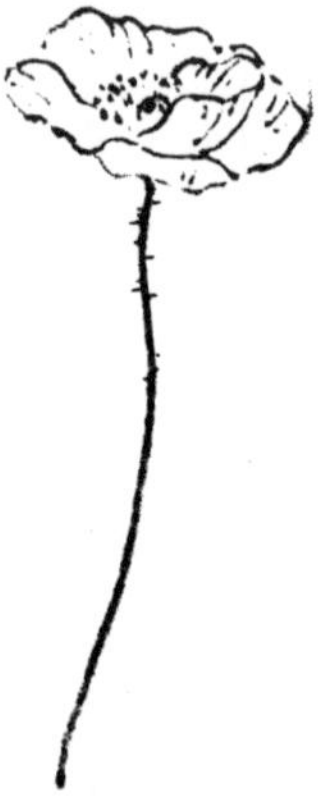

11 美味減鹽料理的秘密？

瞭解食鹽的適當攝取量

●鹽分會增加心臟和腎臟的負擔

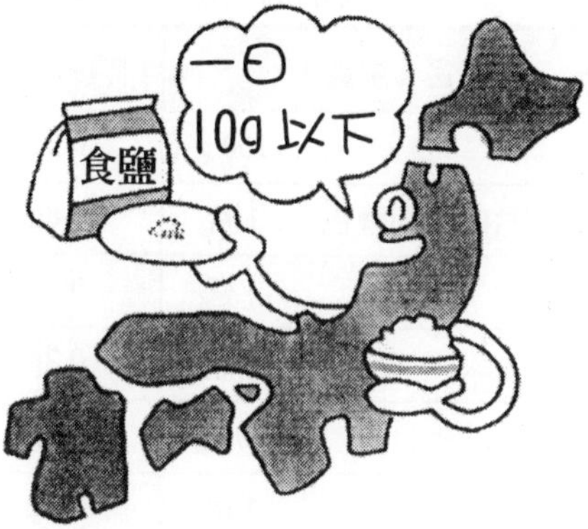

昔日的國人喜歡吃鹹的食物，結果導致食鹽的攝取過剩。

食鹽是一種礦物質成分，具有維持體液保持弱鹼性的重要作用。

但是，食鹽攝取過多時，水分會移到血管壁面的細胞（滲透壓的關係），造成血管壁膨脹（肥大），血管內部變得狹窄，於是血液循環惡化，結果導致血壓的上升。以往在國內就因爲鹽分攝取過多，出現許多的高血壓與腦中風患者。

此外，對胃壁也會造成不良的影響，容易誘發慢性胃炎或胃癌（參考一五七頁）。

爲了防止這些不良影響，制訂了「食鹽攝取量一日十克以下」的目標。

●天然食品中的鹽分也要注意！

在美國的『防癌十五條』中，規定食鹽的攝取量「一日六克以下」，與日本有很大的差距。

國人的食鹽攝取量，一日平均十三克（一九九六年），最近一直維持在穩定的狀態，沒有大幅度的變化。

國人的主食是飯，副食則喜歡吃鹽分較重的食品，使用濃縮鹽分以提高保存性的「調理包食品」

天然食品的食鹽量

食品名（數量）	食鹽量／g
肉……………………………100 g	0.2g
切成6片的土司麵包…… 1片	0.8g
蛋……………………………1個	0.2g
牛乳…………………………1瓶	0.2g
青江菜………………………100 g	0.1g
竹筴魚………………………1尾	0.4g

的家庭，正逐漸地增加，可見喜歡鹽分的飲食習慣，已然根深蒂固（參考九五頁照片例）。

食鹽的最低必要量一日一·三克以下，所以美國的目標值還算差強人意，以日本來說，「一日十克以下」則是在現實考量下的目標。

但是要達成這個目標，也必須注意天然食品中的鹽分（例如切成六片的土司麵包，一片中含有〇·八克的食鹽⇩參照右上表）。

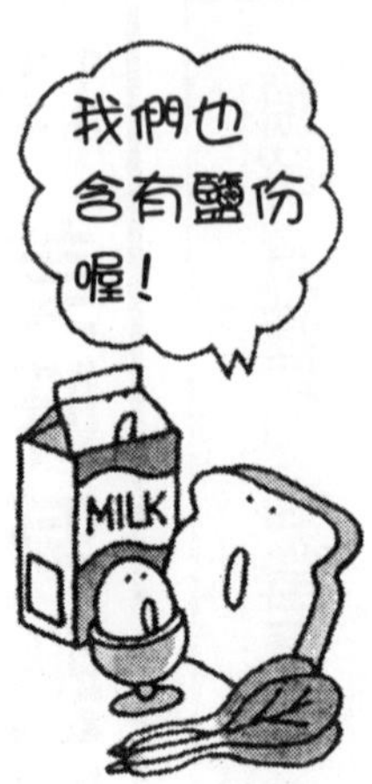

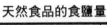

考慮到這些食鹽含量，應該將實際的食鹽使用量抑制在「一日八克以下」的程度。

「減鹽對策」的秘訣

●美味減鹽料理的方法？

進行減鹽對策時，如果減鹽料理吃起來感到索然無味，當然就無法持續下去。

要使減鹽對策成功，必須瞭解享受減鹽料理的工夫。

減鹽對策的重點

■選擇新鮮的材料

魚或蔬菜等如果選擇新鮮的素材，只需較淡的味道，吃起來就會非常的好吃。此外，好的高湯也會引出好的料理風味。

■巧妙地使用香味蔬菜

巧妙地使用香味蔬菜（西洋芹、荷蘭芹、鴨兒芹、紫蘇等）、藥味（蘘荷、薑等）以及香辛料（咖哩粉、辣椒粉、辣椒等），及海苔等等。

調味料中的食鹽量

調味料名（標準量）	食鹽量／g
食鹽……………………1小匙	5.0g
固體調味料……………1個	3.0g
高湯素…………………1小匙	1.2g
味噌……………………1小匙	0.8g
醬油……………………1大匙	2.7g
英國辣醬油………1大匙	1.5g

各種食品的食鹽量？

食品名（標準量）	食鹽量／g
鹹鮭魚…………1塊（60g）	4.9g
鱈魚子…………½包（30g）	2.0g
醃黃蘿蔔………3片（20g）	1.4g
梅乾……………1個（10g）	2.0g
佃煮海苔….1大匙（25g）	2.5g
鹹花枝……….1大匙（25g）	2.9g

■利用酸味

可以用醋漬菜代替鹽漬菜，炸排骨不要淋上調味醬，利用檸檬的酸味來提味，各種料理都可使用柑橘類或橙醋來搭配。

■使用減鹽醬油或稀釋醬油

減鹽醬油的鹽分是普通醬油的一半。用昆布或柴魚所調煮出的醬油高湯，則要稀釋成二倍使用（稀釋醬油→可搭配納豆、湯豆腐、燙青菜）。

■紅燒菜要減少砂糖的攝取量

砂糖一旦放太多時，醬油的用量也要增多，因此要減少砂糖的用量。

■菜單要注意味道的強弱

湯類的味道淡一些，但是可以搭配「較多的菜色」，並減少湯的份量（菜色較少時，如果「菜量較多」，鹽的分量可能會增加二倍）。

即使湯的味道較淡，一天也只能喝一～二碗。

■注意加工食品

魚糕、竹輪、魚肉山芋片、火腿、培根、乳酪、調理罐頭、乾貨等加工食品，鹽分的含量較多，必須要多加注意（使用這些食品時，要控制調味料的鹽分）。

■改變鹹的菜餚

「沒有梅乾或醃漬菜就吃不下飯」，這種飲食習慣會導致鹽分的攝取過多，一定要改善。

●孩提時代就要持續減鹽對策

此外，「醃漬菜醃漬一夜、使用牛乳做湯來減少鹽分」等菜單的工夫，或者是「鹽燒魚在烤前不要撒鹽，在食用前才撒少量的鹽、涼拌菜充分瀝乾水分，就能減少鹽分」，都是一些調理上的工夫。

此外，外食都是一些鹽分過多的菜單，最好避免外食（不得已一定要外食時，湯汁一定要剩下來⇩其他注事項請參考一八七頁）。

包括兒童在內，全家人都要持續減鹽對策，這一點最為重要（從孩提時代就要養成對健康有益的飲食習慣）。

MEMO

要注意「去除鹽分的標示」！

最近一些標示有「低鹽」、「減少鹽分」、「去除鹽分」的食品增加了。這些食品指的是「食品一〇〇g當中，鈉含量為一二〇㎎（相當於〇・三g的食鹽）以下」。

此外，標示為「無鹽」的食品，則是指「鈉含量未滿五㎎」的食品。

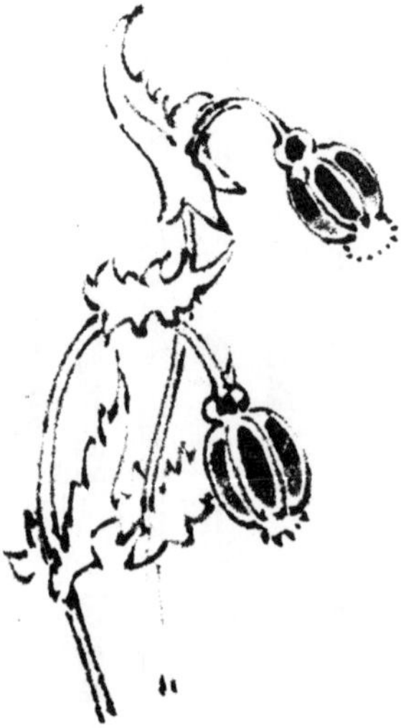

附錄・維他命A的高明攝取法與建議菜單

食品名與熱量	維他命A含有量	食材的特徵、其他的營養素、調理的秘訣等	調理法、菜單等
紫蘇葉 (35kcal)	4,800 IU	維他命B_1、B_2及C、鐵質的含量豐富／含有不飽和脂肪酸	油炸魚卷、肉卷、油炸菜、酒蒸雞、藥味
紅蘿蔔 (32kcal)	4,100 IU	在接近皮的部分有很多胡蘿蔔素→不要削皮或僅削掉薄薄的一層即可	用油調理→高吸收／油炒菜、炒煮菜、金平菜、油炸菜
菠菜 (25kcal)	2,900 IU	維他命C為65mg非常的多／需要用油調理→高吸收／必須去除澀液	炒豬肝、炒煮菜、炒菜、焗菜、燙青菜、涼拌菜
明日葉 (33kcal)	2,100 IU	含有豐富的鉀及維他命B群、C／煮過浸入冷水中再撈起來調理	油炸菜(裹麵粉炸等)、燙青菜、涼拌菜、做湯
落葵 (15kcal)	2,000 IU	含有豐富的鈣質／也是夏天礦物質與維他命的補給源	燙青菜、涼拌菜、炒煮菜、炸菜、果菜汁
春菊 (21kcal)	1,900 IU	具有特殊的香氣，含有豐富的維他命類及鈣質	煮湯、燙青菜、拌芝麻菜、火鍋料理、搭配炸牡蠣
小油菜 (21kcal)	1,800 IU	也稱為冬菜、雪菜／維他命C含量為75mg／含有豐富的鈣質	拌芝麻醋、炒菜、炒煮菜、煮菜、湯類、火鍋料理
韮　菜 (19kcal)	1,800 IU	改善血液循環、消除疲勞、具有整腸作用／含有豐富的維他命B_2及C	豬肝炒韭菜等炒菜、餃子、韮菜納豆、綴蛋、燙青菜
白蘿蔔葉 (20kcal)	1,400 IU	與根部相比營養價值較高／維他命C為70mg非常豐富／含有豐富的鈣質	油炒菜、炒煮菜、煮菜、拌芝麻、味噌湯、醃漬菜
絲鴨兒芹 (17kcal)	1,800 IU	切鴨兒芹的維他命A含有440IU，根鴨兒芹為1,000IU	燙青菜、茶碗蒸、湯、火鍋菜、涼拌菜、油炸菜
青江菜 (12kcal)	830 IU	含有豐富的維他命C／根部劃十字較易煮熟	炒菜、蒸菜、煮菜、涼拌菜、燙青菜、煮湯
雞肝 (111kcal)	47,000 IU	大部分是動物性維他命A(視黃醇)／豬和牛的肝臟含有量較多	炒菜、直接炸、油炸菜、煎、醃漬醋醬油、佃煮菜
鰻魚 (270kcal)	4,700 IU	含有豐富的脂肪和維他命D／法國料理切成圓筒狀,然後用紅葡萄角烹煮	蒲燒鰻、鰻魚蛋、白燒鰻、酒蒸鰻、煮湯
乳瑪琳 (759kcal)	6,000 IU	軟的形態維他命E為12.3mg，硬的形態為8.3mg	三明治／在加熱調理方面的利用，是要趁熱吃的料理

※各食品的熱量、維他命A量是指生的可食部分100g的數值(根據4訂食品成分表)

附錄・維他命C的高明攝取法與建議菜單

食品名與熱量	維他命C含有量	食材的特徵、其他的營養素、調理的秘訣等	調理法、菜單等
荷蘭芹 (37kcal)	200 mg	維他命A為4,200IU非常的多，食物纖維為5.8g	油炒菜、直接炸、當配菜、湯、沙拉
紅椒 (30kcal)	170 mg	維他命E為4.3mg／比青椒(維他命C80mg)更有甜味	炒煮菜、炸菜、醋拌菜、煮菜、鑲肉、沙拉
花椰菜 (43kcal)	160 mg	維他命B群和維他命A很多／食物纖維為4.8g	燙青菜、拌花生、炒、燉、焗、沙拉
高麗菜芯 (47kcal)	150 mg	食物纖維5.2g／維他命A220IU	拌芝麻芥末、炒奶油、煮奶油、湯
苦瓜 (17kcal)	120 mg	具有獨特的苦味／不用去皮，只要去籽即可調理	與肉及豆腐一起用油炒、拌醋味噌、煮過之後用鹽揉搓、燙來吃
花菜 (27kcal)	65 mg	煮過之後再使用／用檸檬一起煮出美麗的白色	燉、焗、做湯、用奶油炒、做沙拉
豌豆片 (31kcal)	55 mg	含有很多的維他命A／不要煮太久，以免失去鮮豔的綠色	炒奶油、油炸、燙青菜、綴蛋、沙拉
蓮藕 (66kcal)	55 mg	食物纖維2.5g／泡在醋水中，可防止變色	油炸、夾東西再炸、用醋拌、紅燒、沙拉
高麗菜 (24kcal)	44 mg	外葉含有很多的維他命A／含有對消化器官潰瘍有效的成分	高麗菜卷、燉煮、湯、沙拉
甘薯 (123kcal)	30 mg	黃色種含有豐富的胡蘿蔔素／用水去除澀液／想煮出美麗的顏色，必須削去厚厚的一層皮	甜甘薯、炸甘薯、檸檬煮甘薯、田舍煮甘薯、金平甘薯、烤蕃薯
奇異果 (56kcal)	80 mg	食物纖維為2.9g／具有預防便秘、增進食慾的效果	生吃、做水果酒、果醬、沙拉／搗碎之後混入調味醬中
草莓 (35kcal)	80 mg	4～5個就可補充1天所需的維他命C	生吃、草莓奶、水果沙拉、調味醬、果汁
甜柿 (60kcal)	70 mg	中1個為150～200g／乾柿含有16.2g的食物纖維	生吃、做沙拉、和白蘿蔔一起拌醋、涼拌菜
臍橙 (46kcal)	60 mg	1個約200g／維他命C為40mg	生吃、做果凍、做果汁、橘子煮豬肉、料理調味醬

※各食品的熱量、維他命C量是指生的可食部分100g的數值(根據4訂食品成分表)

附錄・維他命E的高明攝取法與建議菜單

食品名與熱量	維他命E含有量	食材的特徵、其他的營養素、調理的秘訣等	調理法、菜單等
杏仁 (609kcal)	29.3 mg	炒過後調味／脂肪佔50%以上／食物纖維為11.8g／含有豐富的礦物質	粉末與油漬製品可以利用、生吃、做餅乾、做麵衣、調味醬、沙拉
紅花油 (921kcal)	27.4 mg	◎紅花油與大豆油都是調和沙拉油的原料 ◎兩者的亞油酸都很多，紅花油約76%，大豆油約53%是亞油酸 ◎油容易氧化，保存時一定要密封	油炒菜、油炸食品、生菜沙拉、調味醬
大豆油 (921kcal)	14.9 mg		
花生 (561kcal)	12.2 mg	含有很多的維他命B_1、B_6、煙酸／脂肪47g／蛋白質25g	花生醬、奶油製品／生吃、涼拌、炒菜、做麵衣
鱈魚子 (114kcal)	10.4 mg	鹽分與膽固醇很高，不能吃得太多	義大利麵、煮物、拌花枝、秋葵等、沙拉、綴蛋
養殖香魚 (175kcal)	5.0 mg	養殖香魚的維他命E為天然香魚的4倍以上	鹽燒魚、生魚片、甘露煮／有魚子的香魚可以燉煮
西洋南瓜 (73kcal)	4.6 mg	醣類和維他命A、C都很多／皮較硬，選擇缺口、龜裂者較好	煮、炸、烤奶油、溫蔬菜沙拉、南瓜丸子、燉南瓜
甜蝦 (76kcal)	3.4 mg	龍蝦的維他命E為3.8mg／煮過的櫻蝦維他命E為2.8mg	焗蝦、炸蝦、醋漬蝦、新鮮蝦片、蝦壽司
鱷梨 (191kcal)	3.3 mg	含有豐富的鉀／脂肪以不飽和脂肪酸為主／有「森林奶油」之稱	淋山葵醬油或檸檬汁生吃、炸來吃、焗菜、炒菜
養殖幼鰤 (242kcal)	2.8 mg	幼鰤是鰤魚的幼魚，全長40cm／IPA和DHA都很多	生魚片、照燒魚、鹽燒魚、煮番茄、奶油燒魚
星鰻 (169kcal)	2.3 mg	1尾50～100g左右／維他命A為1,700IU／維他命D也很豐富	浦燒鰻、八幡卷鰻、白燒鰻、炸鰻、鰻魚湯、鰻魚壽司
芥菜 (19kcal)	2.3 mg	維他命A為1,300IU，維他命C為70mg／不適合加熱調理	鹽醃漬／醃漬之前用滾水澆淋以去除辣味
油豆腐皮 (388kcal)	2.1 mg	1片20～35g左右／調理前用滾水去除油分	袋煮、信田煮、煮調味醬、豆皮壽司、烤豆腐皮、醋漬菜等
維他命E較多的蔬菜	●紅椒:4.3mg　●紫蘇：63.7mg　●白蘿蔔葉:3.1mg　●荷蘭芹:2.8mg ●菠菜:2.6mg　●韮菜:2.2mg (蔬菜類參考202、203、206頁)		

※各食品的熱量、維他命E量是指生的可食部分100g的數值(根據4訂食品成分表)

附錄・食物纖維的高明攝取法與建議菜單

食品名與熱量	食物纖維量	食材的特徵、其他的營養素、調理的秘訣等	調理法、菜單等
乾羊栖菜 (139kcal)	43.3 g	鈣、鐵、碘、鉀等礦物質的含量豐富	與油豆腐皮或胡蘿蔔一起炒煮、醋漬菜、涼拌菜、沙拉、什錦菜飯的用料
乾香菇 (180kcal)	42.5 g	富含礦物質和維他命D／能有效地預防生活習慣病或癌症	煮香菇、香菇湯、香菇炒肉、壽司的菜碼、佃煮
真昆布 (145kcal)	27.1 g	直接曬乾／鉀、鎂、鈣、碘等含量豐富	關東煮、佃煮、昆布卷、醋漬菜、涼拌菜、湯
蘿蔔乾 (283kcal)	20.3 g	鉀以及其他的礦物質含量豐富／維他命C為24mg	炒煮油豆腐皮等、煮菜、醋漬菜、醃漬菜、湯的用料等
四季豆 (333kcal)	19.3 g	礦物質和維他命B_1、B_2的含量豐富	煮豆、煮湯、沙拉、煮豬肉、燉菜
小紅豆 (339kcal)	17.8 g	含有醣類及礦物質／煮熟的小紅豆食物纖維為11.8g	紅豆飯、紅豆粥、煮紅豆、年糕、小紅豆湯、紅豆餡等
大豆 (417kcal)	17.1 g	煮大豆的食物纖維為7.0g／蛋白質和維他命、礦物質豐富	煮豆、五目豆、番茄煮豆、煮培根等、醋漬菜、炸大豆
毛豆(生的) (144kcal)	10.1 g	毛豆和大豆的未熟果／用鹽先揉搓過再烹煮，具有鮮豔的顏色	鹽煮豆、煮豆、煮物、毛豆飯、毛豆炸牡蠣、炒毛豆、涼拌毛豆
豆腐渣 (89kcal)	9.8 g	營養價值極高／容易受損／也可以做成漢堡，混入肉丸子或餅乾中	五目豆腐渣等炒煮菜、拌豆腐渣、豆腐渣湯、豆腐渣壽司
牛蒡 (76kcal)	8.5 g	防癌效果／用刀峰斜切即可	切好後立刻泡在水中／金平牛蒡、煮牛蒡、炒牛蒡、涼拌牛蒡、炸牛蒡、牛蒡沙拉
蒜 (138kcal)	8.4 g	蒜素和維他命B_1結合的成分有消除疲勞的效果／防癌	醃漬味噌、醃漬醬油、做餃子等其他的中華料理、紅燒料理
青豆 (93kcal)	7.6g	乾燥的果實／含有豐富的蛋白質、維他命、礦物質	炒、燉、炒蝦子、紅燒、青豆飯
拉絲納豆 (200kcal)	6.7g	含有煮大豆6倍的維他命B_2／具有整腸健胃的作用	納豆飯、手卷壽司、煎蛋卷、涼拌菜、油炸菜、納豆湯
海帶芽 (120kcal)	5.6g	直接乾燥的海帶芽，用水浸泡還原／維他命A和礦物質豐富	醋漬菜、拌芝麻醋、生菜沙拉、味噌湯、煮嫩筍、搭配生魚片

※各食品的熱量、食物纖維量是指生的可食部分100g的數值(根據四訂食品成分表)

〈作者介紹〉

●河內卓

1995 年修完九州大學醫學部研究博士過程後，曾任國立癌症中心研究所副所長，當時透過長年的研究，提出「防止癌症 12 條」。從 1983 年開始，為了完成「保護地區眾人的健康」的學生時代的志願，因此轉調到地區的保健所。曾任埼玉縣所澤、熊谷、行田、戶田、蕨等各保健所長，在地區推行防癌的啟發活動。保健所長退任之後，在自宅開設「成人病預防實踐研究所」，持續地區活動。

著有許多論文及專門書籍，同時有許多著書，包括「不得癌症的飲食學」、「得癌症的飲食，不得癌症的飲食」、「防癌的飲食與生活」等適合一般大眾的書籍。

●片桐初江

1969 年畢業於女子營養短期大學食物營養科。曾在埼玉縣衛生部預防科工作，後來到埼玉縣草加保健所工作。修完國立公眾衛生院營養指導課程，為管理營養師。現任埼玉縣春日部高等技術專校的講師，展開地區的營養諮商及關於飲食生活的演講活動。在許多的專業雜誌上刊載論文，同時也在適合一般大眾的雜誌上執筆連載。

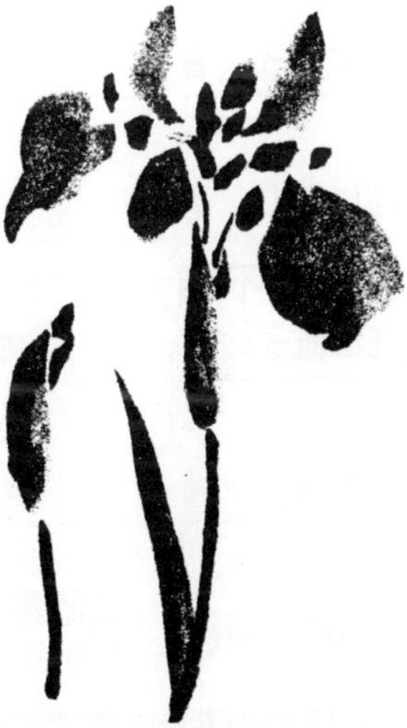

大展出版社有限公司
品冠文化出版社

圖書目錄

地址：台北市北投區(石牌)
致遠一路二段12巷1號
電話：(02)28236031
28236033
郵撥：0166955～1
傳真：(02)28272069

·法律專欄連載·電腦編號58

台大法學院 法律學系／策劃
法律服務社／編著

1. 別讓您的權利睡著了 1		200元
2. 別讓您的權利睡著了 2		200元

·武術特輯·電腦編號10

1. 陳式太極拳入門	馮志強編著	180元
2. 武式太極拳	郝少如編著	200元
3. 練功十八法入門	蕭京凌編著	120元
4. 教門長拳	蕭京凌編著	150元
5. 跆拳道	蕭京凌編譯	180元
6. 正傳合氣道	程曉鈴譯	200元
7. 圖解雙節棍	陳銘遠著	150元
8. 格鬥空手道	鄭旭旭編著	200元
9. 實用跆拳道	陳國榮編著	200元
10. 武術初學指南	李文英、解守德編著	250元
11. 泰國拳	陳國榮著	180元
12. 中國式摔跤	黃 斌編著	180元
13. 太極劍入門	李德印編著	180元
14. 太極拳運動	運動司編	250元
15. 太極拳譜	清·王宗岳等著	280元
16. 散手初學	冷 峰編著	200元
17. 南拳	朱瑞琪編著	180元
18. 吳式太極劍	王培生著	200元
19. 太極拳健身和技擊	王培生著	250元
20. 秘傳武當八卦掌	狄兆龍著	250元
21. 太極拳論譚	沈 壽著	250元
22. 陳式太極拳技擊法	馬 虹著	250元
23. 二十四式太極拳 三十二式太極劍	闞桂香著	180元
24. 楊式秘傳129式太極長拳	張楚全著	280元
25. 楊式太極拳架詳解	林炳堯著	280元

26. 華佗五禽劍　劉時榮著　180 元
27. 太極拳基礎講座:基本功與簡化 24 式　李德印著　250 元
28. 武式太極拳精華　薛乃印著　200 元
29. 陳式太極拳拳理闡微　馬　虹著　350 元
30. 陳式太極拳體用全書　馬　虹著　400 元
31. 張三豐太極拳　陳占奎著　200 元
32. 中國太極推手　張　山主編　300 元
33. 48 式太極拳入門　門惠豐編著　220 元

・原地太極拳系列・電腦編號 11

1. 原地綜合太極拳 24 式　胡啓賢創編　220 元
2. 原地活步太極拳 42 式　胡啓賢創編　200 元
3. 原地簡化太極拳 24 式　胡啓賢創編　200 元
4. 原地太極拳 12 式　胡啓賢創編　200 元

・道 學 文 化・電腦編號 12

1. 道在養生：道教長壽術　郝　勤等著　250 元
2. 龍虎丹道：道教內丹術　郝　勤著　300 元
3. 天上人間：道教神仙譜系　黃德海著　250 元
4. 步罡踏斗：道教祭禮儀典　張澤洪著　250 元
5. 道醫窺秘：道教醫學康復術　王慶餘等著　250 元
6. 勸善成仙：道教生命倫理　李　剛著　250 元
7. 洞天福地：道教宮觀勝境　沙銘壽著　250 元
8. 青詞碧簫：道教文學藝術　楊光文等著　250 元
9. 沈博絕麗：道教格言精粹　朱耕發等著　250 元

・秘傳占卜系列・電腦編號 14

1. 手相術　淺野八郎著　180 元
2. 人相術　淺野八郎著　180 元
3. 西洋占星術　淺野八郎著　180 元
4. 中國神奇占卜　淺野八郎著　150 元
5. 夢判斷　淺野八郎著　150 元
6. 前世、來世占卜　淺野八郎著　150 元
7. 法國式血型學　淺野八郎著　150 元
8. 靈感、符咒學　淺野八郎著　150 元
9. 紙牌占卜學　淺野八郎著　150 元
10. ESP 超能力占卜　淺野八郎著　150 元
11. 猶太數的秘術　淺野八郎著　150 元
12. 新心理測驗　淺野八郎著　160 元
13. 塔羅牌預言秘法　淺野八郎著　200 元

・趣味心理講座・電腦編號 15

1. 性格測驗	探索男與女	淺野八郎著	140 元
2. 性格測驗	透視人心奧秘	淺野八郎著	140 元
3. 性格測驗	發現陌生的自己	淺野八郎著	140 元
4. 性格測驗	發現你的真面目	淺野八郎著	140 元
5. 性格測驗	讓你們吃驚	淺野八郎著	140 元
6. 性格測驗	洞穿心理盲點	淺野八郎著	140 元
7. 性格測驗	探索對方心理	淺野八郎著	140 元
8. 性格測驗	由吃認識自己	淺野八郎著	160 元
9. 性格測驗	戀愛知多少	淺野八郎著	160 元
10. 性格測驗	由裝扮瞭解人心	淺野八郎著	160 元
11. 性格測驗	敲開內心玄機	淺野八郎著	140 元
12. 性格測驗	透視你的未來	淺野八郎著	160 元
13. 血型與你的一生		淺野八郎著	160 元
14. 趣味推理遊戲		淺野八郎著	160 元
15. 行爲語言解析		淺野八郎著	160 元

・婦 幼 天 地・電腦編號 16

1. 八萬人減肥成果	黃靜香譯	180 元
2. 三分鐘減肥體操	楊鴻儒譯	150 元
3. 窈窕淑女美髮秘訣	柯素娥譯	130 元
4. 使妳更迷人	成　玉譯	130 元
5. 女性的更年期	官舒妍編譯	160 元
6. 胎內育兒法	李玉瓊編譯	150 元
7. 早產兒袋鼠式護理	唐岱蘭譯	200 元
8. 初次懷孕與生產	婦幼天地編譯組	180 元
9. 初次育兒 12 個月	婦幼天地編譯組	180 元
10. 斷乳食與幼兒食	婦幼天地編譯組	180 元
11. 培養幼兒能力與性向	婦幼天地編譯組	180 元
12. 培養幼兒創造力的玩具與遊戲	婦幼天地編譯組	180 元
13. 幼兒的症狀與疾病	婦幼天地編譯組	180 元
14. 腿部苗條健美法	婦幼天地編譯組	180 元
15. 女性腰痛別忽視	婦幼天地編譯組	150 元
16. 舒展身心體操術	李玉瓊編譯	130 元
17. 三分鐘臉部體操	趙薇妮著	160 元
18. 生動的笑容表情術	趙薇妮著	160 元
19. 心曠神怡減肥法	川津祐介著	130 元
20. 內衣使妳更美麗	陳玄茹譯	130 元
21. 瑜伽美姿美容	黃靜香編著	180 元
22. 高雅女性裝扮學	陳珮玲譯	180 元
23. 蠶糞肌膚美顏法	梨秀子著	160 元

24. 認識妳的身體	李玉瓊譯	160 元
25. 產後恢復苗條體態	居理安・芙萊喬著	200 元
26. 正確護髮美容法	山崎伊久江著	180 元
27. 安琪拉美姿養生學	安琪拉蘭斯博瑞著	180 元
28. 女體性醫學剖析	增田豐著	220 元
29. 懷孕與生產剖析	岡部綾子著	180 元
30. 斷奶後的健康育兒	東城百合子著	220 元
31. 引出孩子幹勁的責罵藝術	多湖輝著	170 元
32. 培養孩子獨立的藝術	多湖輝著	170 元
33. 子宮肌瘤與卵巢囊腫	陳秀琳編著	180 元
34. 下半身減肥法	納他夏・史達賓著	180 元
35. 女性自然美容法	吳雅菁編著	180 元
36. 再也不發胖	池園悅太郎著	170 元
37. 生男生女控制術	中垣勝裕著	220 元
38. 使妳的肌膚更亮麗	楊 皓編著	170 元
39. 臉部輪廓變美	芝崎義夫著	180 元
40. 斑點、皺紋自己治療	高須克彌著	180 元
41. 面皰自己治療	伊藤雄康著	180 元
42. 隨心所欲瘦身冥想法	原久子著	180 元
43. 胎兒革命	鈴木丈織著	180 元
44. NS 磁氣平衡法塑造窈窕奇蹟	古屋和江著	180 元
45. 享瘦從腳開始	山田陽子著	180 元
46. 小改變瘦 4 公斤	宮本裕子著	180 元
47. 軟管減肥瘦身	高橋輝男著	180 元
48. 海藻精神秘美容法	劉名揚編著	180 元
49. 肌膚保養與脫毛	鈴木真理著	180 元
50. 10 天減肥 3 公斤	彤雲編輯組	180 元
51. 穿出自己的品味	西村玲子著	280 元
52. 小孩髮型設計	李芳黛譯	250 元

・青 春 天 地・電腦編號 17

1. A 血型與星座	柯素娥編譯	160 元
2. B 血型與星座	柯素娥編譯	160 元
3. O 血型與星座	柯素娥編譯	160 元
4. AB 血型與星座	柯素娥編譯	120 元
5. 青春期性教室	呂貴嵐編譯	130 元
7. 難解數學破題	宋釗宜編譯	130 元
9. 小論文寫作秘訣	林顯茂編譯	120 元
11.中學生野外遊戲	熊谷康編著	120 元
12.恐怖極短篇	柯素娥編譯	130 元
13.恐怖夜話	小毛驢編譯	130 元
14.恐怖幽默短篇	小毛驢編譯	120 元
15.黑色幽默短篇	小毛驢編譯	120 元

16.靈異怪談	小毛驢編譯	130元
17.錯覺遊戲	小毛驢編著	130元
18.整人遊戲	小毛驢編著	150元
19.有趣的超常識	柯素娥編譯	130元
20.哦！原來如此	林慶旺編譯	130元
21.趣味競賽100種	劉名揚編譯	120元
22.數學謎題入門	宋釗宜編譯	150元
23.數學謎題解析	宋釗宜編譯	150元
24.透視男女心理	林慶旺編譯	120元
25.少女情懷的自白	李桂蘭編譯	120元
26.由兄弟姊妹看命運	李玉瓊編譯	130元
27.趣味的科學魔術	林慶旺編譯	150元
28.趣味的心理實驗室	李燕玲編譯	150元
29.愛與性心理測驗	小毛驢編譯	130元
30.刑案推理解謎	小毛驢編譯	180元
31.偵探常識推理	小毛驢編譯	180元
32.偵探常識解謎	小毛驢編譯	130元
33.偵探推理遊戲	小毛驢編譯	180元
34.趣味的超魔術	廖玉山編著	150元
35.趣味的珍奇發明	柯素娥編著	150元
36.登山用具與技巧	陳瑞菊編著	150元
37.性的漫談	蘇燕謀編著	180元
38.無的漫談	蘇燕謀編著	180元
39.黑色漫談	蘇燕謀編著	180元
40.白色漫談	蘇燕謀編著	180元

・健康天地・電腦編號18

1. 壓力的預防與治療	柯素娥編譯	130元
2. 超科學氣的魔力	柯素娥編譯	130元
3. 尿療法治病的神奇	中尾良一著	130元
4. 鐵證如山的尿療法奇蹟	廖玉山譯	120元
5. 一日斷食健康法	葉慈容編譯	150元
6. 胃部強健法	陳炳崑譯	120元
7. 癌症早期檢查法	廖松濤譯	160元
8. 老人痴呆症防止法	柯素娥編譯	130元
9. 松葉汁健康飲料	陳麗芬編譯	130元
10. 揉肚臍健康法	永井秋夫著	150元
11. 過勞死、猝死的預防	卓秀貞編譯	130元
12. 高血壓治療與飲食	藤山順豐著	180元
13. 老人看護指南	柯素娥編譯	150元
14. 美容外科淺談	楊啓宏著	150元
15. 美容外科新境界	楊啓宏著	150元
16. 鹽是天然的醫生	西英司郎著	140元

17. 年輕十歲不是夢	梁瑞麟譯	200 元
18. 茶料理治百病	桑野和民著	180 元
19. 綠茶治病寶典	桑野和民著	150 元
20. 杜仲茶養顏減肥法	西田博著	170 元
21. 蜂膠驚人療效	瀨長良三郎著	180 元
22. 蜂膠治百病	瀨長良三郎著	180 元
23. 醫藥與生活	鄭炳全著	180 元
24. 鈣長生寶典	落合敏著	180 元
25. 大蒜長生寶典	木下繁太郎著	160 元
26. 居家自我健康檢查	石川恭三著	160 元
27. 永恆的健康人生	李秀鈴譯	200 元
28. 大豆卵磷脂長生寶典	劉雪卿譯	150 元
29. 芳香療法	梁艾琳譯	160 元
30. 醋長生寶典	柯素娥譯	180 元
31. 從星座透視健康	席拉・吉蒂斯著	180 元
32. 愉悅自在保健學	野本二士夫著	160 元
33. 裸睡健康法	丸山淳士等著	160 元
34. 糖尿病預防與治療	藤田順豐著	180 元
35. 維他命長生寶典	菅原明子著	180 元
36. 維他命 C 新效果	鐘文訓編	150 元
37. 手、腳病理按摩	堤芳朗著	160 元
38. AIDS 瞭解與預防	彼得塔歇爾著	180 元
39. 甲殼質殼聚糖健康法	沈永嘉譯	160 元
40. 神經痛預防與治療	木下真男著	160 元
41. 室內身體鍛鍊法	陳炳崑編著	160 元
42. 吃出健康藥膳	劉大器編著	180 元
43. 自我指壓術	蘇燕謀編著	160 元
44. 紅蘿蔔汁斷食療法	李玉瓊編著	150 元
45. 洗心術健康秘法	竺翠萍編譯	170 元
46. 枇杷葉健康療法	柯素娥編譯	180 元
47. 抗衰血癒	楊啓宏著	180 元
48. 與癌搏鬥記	逸見政孝著	180 元
49. 冬蟲夏草長生寶典	高橋義博著	170 元
50. 痔瘡・大腸疾病先端療法	宮島伸宜著	180 元
51. 膠布治癒頑固慢性病	加瀨建造著	180 元
52. 芝麻神奇健康法	小林貞作著	170 元
53. 香煙能防止癡呆？	高田明和著	180 元
54. 穀菜食治癌療法	佐藤成志著	180 元
55. 貼藥健康法	松原英多著	180 元
56. 克服癌症調和道呼吸法	帶津良一著	180 元
57. B 型肝炎預防與治療	野村喜重郎著	180 元
58. 青春永駐養生導引術	早島正雄著	180 元
59. 改變呼吸法創造健康	原久子著	180 元
60. 荷爾蒙平衡養生秘訣	出村博著	180 元

61. 水美肌健康法　井戶勝富著　170 元
62. 認識食物掌握健康　廖梅珠編著　170 元
63. 痛風劇痛消除法　鈴木吉彥著　180 元
64. 酸莖菌驚人療效　上田明彥著　180 元
65. 大豆卵磷脂治現代病　神津健一著　200 元
66. 時辰療法—危險時刻凌晨 4 時　呂建強等著　180 元
67. 自然治癒力提升法　帶津良一著　180 元
68. 巧妙的氣保健法　藤平墨子著　180 元
69. 治癒 C 型肝炎　熊田博光著　180 元
70. 肝臟病預防與治療　劉名揚編著　180 元
71. 腰痛平衡療法　荒井政信著　180 元
72. 根治多汗症、狐臭　稻葉益巳著　220 元
73. 40 歲以後的骨質疏鬆症　沈永嘉譯　180 元
74. 認識中藥　松下一成著　180 元
75. 認識氣的科學　佐佐木茂美著　180 元
76. 我戰勝了癌症　安田伸著　180 元
77. 斑點是身心的危險信號　中野進著　180 元
78. 艾波拉病毒大震撼　玉川重德著　180 元
79. 重新還我黑髮　桑名隆一郎著　180 元
80. 身體節律與健康　林博史著　180 元
81. 生薑治萬病　石原結實著　180 元
82. 靈芝治百病　陳瑞東著　180 元
83. 木炭驚人的威力　大槻彰著　200 元
84. 認識活性氧　井土貴司著　180 元
85. 深海鮫治百病　廖玉山編著　180 元
86. 神奇的蜂王乳　井上丹治著　180 元
87. 卡拉 OK 健腦法　東潔著　180 元
88. 卡拉 OK 健康法　福田伴男著　180 元
89. 醫藥與生活　鄭炳全著　200 元
90. 洋蔥治百病　宮尾興平著　180 元
91. 年輕 10 歲快步健康法　石塚忠雄著　180 元
92. 石榴的驚人神效　岡本順子著　180 元
93. 飲料健康法　白鳥早奈英著　180 元
94. 健康棒體操　劉名揚編譯　180 元
95. 催眠健康法　蕭京凌編著　180 元
96. 鬱金（美王）治百病　水野修一著　180 元
97. 醫藥與生活　鄭炳全著　200 元

・實用女性學講座・電腦編號 19

1. 解讀女性內心世界　島田一男著　150 元
2. 塑造成熟的女性　島田一男著　150 元
3. 女性整體裝扮學　黃靜香編著　180 元
4. 女性應對禮儀　黃靜香編著　180 元

5.	女性婚前必修	小野十傳著	200 元
6.	徹底瞭解女人	田口二州著	180 元
7.	拆穿女性謊言 88 招	島田一男著	200 元
8.	解讀女人心	島田一男著	200 元
9.	俘獲女性絕招	志賀貢著	200 元
10.	愛情的壓力解套	中村理英子著	200 元
11.	妳是人見人愛的女孩	廖松濤編著	200 元

・校園系列・電腦編號 20

1.	讀書集中術	多湖輝著	180 元
2.	應考的訣竅	多湖輝著	150 元
3.	輕鬆讀書贏得聯考	多湖輝著	150 元
4.	讀書記憶秘訣	多湖輝著	180 元
5.	視力恢復！超速讀術	江錦雲譯	180 元
6.	讀書 36 計	黃柏松編著	180 元
7.	驚人的速讀術	鐘文訓編著	170 元
8.	學生課業輔導良方	多湖輝著	180 元
9.	超速讀超記憶法	廖松濤編著	180 元
10.	速算解題技巧	宋釗宜編著	200 元
11.	看圖學英文	陳炳崑編著	200 元
12.	讓孩子最喜歡數學	沈永嘉譯	180 元
13.	催眠記憶術	林碧清譯	180 元
14.	催眠速讀術	林碧清譯	180 元
15.	數學式思考學習法	劉淑錦譯	200 元
16.	考試憑要領	劉孝暉著	180 元
17.	事半功倍讀書法	王毅希著	200 元
18.	超金榜題名術	陳蒼杰譯	200 元
19.	靈活記憶術	林耀慶編著	180 元

・實用心理學講座・電腦編號 21

1.	拆穿欺騙伎倆	多湖輝著	140 元
2.	創造好構想	多湖輝著	140 元
3.	面對面心理術	多湖輝著	160 元
4.	偽裝心理術	多湖輝著	140 元
5.	透視人性弱點	多湖輝著	140 元
6.	自我表現術	多湖輝著	180 元
7.	不可思議的人性心理	多湖輝著	180 元
8.	催眠術入門	多湖輝著	150 元
9.	責罵部屬的藝術	多湖輝著	150 元
10.	精神力	多湖輝著	150 元
11.	厚黑說服術	多湖輝著	150 元

12. 集中力	多湖輝著	150 元
13. 構想力	多湖輝著	150 元
14. 深層心理術	多湖輝著	160 元
15. 深層語言術	多湖輝著	160 元
16. 深層說服術	多湖輝著	180 元
17. 掌握潛在心理	多湖輝著	160 元
18. 洞悉心理陷阱	多湖輝著	180 元
19. 解讀金錢心理	多湖輝著	180 元
20. 拆穿語言圈套	多湖輝著	180 元
21. 語言的內心玄機	多湖輝著	180 元
22. 積極力	多湖輝著	180 元

・超現實心理講座・電腦編號 22

1. 超意識覺醒法	詹蔚芬編譯	130 元
2. 護摩秘法與人生	劉名揚編譯	130 元
3. 秘法！超級仙術入門	陸明譯	150 元
4. 給地球人的訊息	柯素娥編著	150 元
5. 密教的神通力	劉名揚編著	130 元
6. 神秘奇妙的世界	平川陽一著	200 元
7. 地球文明的超革命	吳秋嬌譯	200 元
8. 力量石的秘密	吳秋嬌譯	180 元
9. 超能力的靈異世界	馬小莉譯	200 元
10. 逃離地球毀滅的命運	吳秋嬌譯	200 元
11. 宇宙與地球終結之謎	南山宏著	200 元
12. 驚世奇功揭秘	傅起鳳著	200 元
13. 啟發身心潛力心象訓練法	栗田昌裕著	180 元
14. 仙道術遁甲法	高藤聰一郎著	220 元
15. 神通力的秘密	中岡俊哉著	180 元
16. 仙人成仙術	高藤聰一郎著	200 元
17. 仙道符咒氣功法	高藤聰一郎著	220 元
18. 仙道風水術尋龍法	高藤聰一郎著	200 元
19. 仙道奇蹟超幻像	高藤聰一郎著	200 元
20. 仙道鍊金術房中法	高藤聰一郎著	200 元
21. 奇蹟超醫療治癒難病	深野一幸著	220 元
22. 揭開月球的神秘力量	超科學研究會	180 元
23. 西藏密教奧義	高藤聰一郎著	250 元
24. 改變你的夢術入門	高藤聰一郎著	250 元
25. 21 世紀拯救地球超技術	深野一幸著	250 元

・養 生 保 健・電腦編號 23

1. 醫療養生氣功	黃孝寬著	250 元

2.	中國氣功圖譜	余功保著	250 元
3.	少林醫療氣功精粹	井玉蘭著	250 元
4.	龍形實用氣功	吳大才等著	220 元
5.	魚戲增視強身氣功	宮　嬰著	220 元
6.	嚴新氣功	前新培金著	250 元
7.	道家玄牝氣功	張　章著	200 元
8.	仙家秘傳袪病功	李遠國著	160 元
9.	少林十大健身功	秦慶豐著	180 元
10.	中國自控氣功	張明武著	250 元
11.	醫療防癌氣功	黃孝寬著	250 元
12.	醫療強身氣功	黃孝寬著	250 元
13.	醫療點穴氣功	黃孝寬著	250 元
14.	中國八卦如意功	趙維漢著	180 元
15.	正宗馬禮堂養氣功	馬禮堂著	420 元
16.	秘傳道家筋經內丹功	王慶餘著	280 元
17.	三元開慧功	辛桂林著	250 元
18.	防癌治癌新氣功	郭　林著	180 元
19.	禪定與佛家氣功修煉	劉天君著	200 元
20.	顛倒之術	梅自強著	360 元
21.	簡明氣功辭典	吳家駿編	360 元
22.	八卦三合功	張全亮著	230 元
23.	朱砂掌健身養生功	楊永著	250 元
24.	抗老功	陳九鶴著	230 元
25.	意氣按穴排濁自療法	黃啓運編著	250 元
26.	陳式太極拳養生功	陳正雷著	200 元
27.	健身祛病小功法	王培生著	200 元
28.	張式太極混元功	張春銘著	250 元
29.	中國璇密功	羅琴編著	250 元
30.	中國少林禪密功	齊飛龍著	200 元
31.	郭林新氣功	郭林新氣功研究所	400 元

・社會人智囊・電腦編號 24

1.	糾紛談判術	清水增三著	160 元
2.	創造關鍵術	淺野八郎著	150 元
3.	觀人術	淺野八郎著	200 元
4.	應急詭辯術	廖英迪編著	160 元
5.	天才家學習術	木原武一著	160 元
6.	貓型狗式鑑人術	淺野八郎著	180 元
7.	逆轉運掌握術	淺野八郎著	180 元
8.	人際圓融術	澀谷昌三著	160 元
9.	解讀人心術	淺野八郎著	180 元
10.	與上司水乳交融術	秋元隆司著	180 元
11.	男女心態定律	小田晉著	180 元

12. 幽默說話術	林振輝編著	200 元
13. 人能信賴幾分	淺野八郎著	180 元
14. 我一定能成功	李玉瓊譯	180 元
15. 獻給青年的嘉言	陳蒼杰譯	180 元
16. 知人、知面、知其心	林振輝編著	180 元
17. 塑造堅強的個性	坂上肇著	180 元
18. 爲自己而活	佐藤綾子著	180 元
19. 未來十年與愉快生活有約	船井幸雄著	180 元
20. 超級銷售話術	杜秀卿譯	180 元
21. 感性培育術	黃靜香編著	180 元
22. 公司新鮮人的禮儀規範	蔡媛惠譯	180 元
23. 傑出職員鍛鍊術	佐佐木正著	180 元
24. 面談獲勝戰略	李芳黛譯	180 元
25. 金玉良言撼人心	森純大著	180 元
26. 男女幽默趣典	劉華亭編著	180 元
27. 機智說話術	劉華亭編著	180 元
28. 心理諮商室	柯素娥譯	180 元
29. 如何在公司崢嶸頭角	佐佐木正著	180 元
30. 機智應對術	李玉瓊編著	200 元
31. 克服低潮良方	坂野雄二著	180 元
32. 智慧型說話技巧	沈永嘉編著	180 元
33. 記憶力、集中力增進術	廖松濤編著	180 元
34. 女職員培育術	林慶旺編著	180 元
35. 自我介紹與社交禮儀	柯素娥編著	180 元
36. 積極生活創幸福	田中真澄著	180 元
37. 妙點子超構想	多湖輝著	180 元
38. 說 NO 的技巧	廖玉山編著	180 元
39. 一流說服力	李玉瓊編著	180 元
40. 般若心經成功哲學	陳鴻蘭編著	180 元
41. 訪問推銷術	黃靜香編著	180 元
42. 男性成功秘訣	陳蒼杰編著	180 元
43. 笑容、人際智商	宮川澄子著	180 元
44. 多湖輝的構想工作室	多湖輝著	200 元
45. 名人名語啓示錄	喬家楓著	180 元
46. 口才必勝術	黃柏松編著	220 元
47. 能言善道的說話術	章智冠編著	180 元
48. 改變人心成爲贏家	多湖輝著	200 元
49. 說服的ＩＱ	沈永嘉譯	200 元
50. 提升腦力超速讀術	齊藤英治著	200 元
51. 操控對手百戰百勝	多湖輝著	200 元
52. 面試成功戰略	柯素娥編著	200 元
53. 摸透男人心	劉華亭編著	180 元
54. 撼動人心優勢口才	龔伯牧編著	180 元
55. 如何使對方說 yes	程　羲編著	200 元

56. 小道理・美好人生	林政峰編著	180 元
57. 拿破崙智慧箴言	柯素娥編著	200 元

・精 選 系 列・電腦編號 25

1. 毛澤東與鄧小平	渡邊利夫等著	280 元
2. 中國大崩裂	江戶介雄著	180 元
3. 台灣・亞洲奇蹟	上村幸治著	220 元
4. 7-ELEVEN 高盈收策略	國友隆一著	180 元
5. 台灣獨立（新・中國日本戰爭一）	森詠著	200 元
6. 迷失中國的末路	江戶雄介著	220 元
7. 2000 年 5 月全世界毀滅	紫藤甲子男著	180 元
8. 失去鄧小平的中國	小島朋之著	220 元
9. 世界史爭議性異人傳	桐生操著	200 元
10. 淨化心靈享人生	松濤弘道著	220 元
11. 人生心情診斷	賴藤和寬著	220 元
12. 中美大決戰	檜山良昭著	220 元
13. 黃昏帝國美國	莊雯琳譯	220 元
14. 兩岸衝突（新・中國日本戰爭二）	森詠著	220 元
15. 封鎖台灣（新・中國日本戰爭三）	森詠著	220 元
16. 中國分裂（新・中國日本戰爭四）	森詠著	220 元
17. 由女變男的我	虎井正衛著	200 元
18. 佛學的安心立命	松濤弘道著	220 元
19. 世界喪禮大觀	松濤弘道著	280 元
20. 中國內戰（新・中國日本戰爭五）	森詠著	220 元
21. 台灣內亂（新・中國日本戰爭六）	森詠著	220 元
22. 琉球戰爭①（新・中國日本戰爭七）	森詠著	220 元
23. 琉球戰爭②（新・中國日本戰爭八）	森詠著	220 元

・運 動 遊 戲・電腦編號 26

1. 雙人運動	李玉瓊譯	160 元
2. 愉快的跳繩運動	廖玉山譯	180 元
3. 運動會項目精選	王佑京譯	150 元
4. 肋木運動	廖玉山譯	150 元
5. 測力運動	王佑宗譯	150 元
6. 游泳入門	唐桂萍編著	200 元
7. 帆板衝浪	王勝利譯	300 元

・休 閒 娛 樂・電腦編號 27

1. 海水魚飼養法	田中智浩著	300 元
2. 金魚飼養法	曾雪玫譯	250 元

3.	熱門海水魚	毛利匡明著	480 元
4.	愛犬的教養與訓練	池田好雄著	250 元
5.	狗教養與疾病	杉浦哲著	220 元
6.	小動物養育技巧	三上昇著	300 元
7.	水草選擇、培育、消遣	安齊裕司著	300 元
8.	四季釣魚法	釣朋會著	200 元
9.	簡易釣魚入門	張果馨譯	200 元
10.	防波堤釣入門	張果馨譯	220 元
11.	透析愛犬習性	沈永嘉譯	200 元
20.	園藝植物管理	船越亮二著	220 元
21.	實用家庭菜園ＤＩＹ	孔翔儀著	200 元
30.	汽車急救ＤＩＹ	陳瑞雄編著	200 元
31.	巴士旅行遊戲	陳羲編著	180 元
32.	測驗你的ＩＱ	蕭京凌編著	180 元
33.	益智數字遊戲	廖玉山編著	180 元
40.	撲克牌遊戲與贏牌秘訣	林振輝編著	180 元
41.	撲克牌魔術、算命、遊戲	林振輝編著	180 元
42.	撲克占卜入門	王家成編著	180 元
50.	兩性幽默	幽默選集編輯組	180 元
51.	異色幽默	幽默選集編輯組	180 元

・銀髮族智慧學・電腦編號 28

1.	銀髮六十樂逍遙	多湖輝著	170 元
2.	人生六十反年輕	多湖輝著	170 元
3.	六十歲的決斷	多湖輝著	170 元
4.	銀髮族健身指南	孫瑞台編著	250 元
5.	退休後的夫妻健康生活	施聖茹譯	200 元

・飲 食 保 健・電腦編號 29

1.	自己製作健康茶	大海淳著	220 元
2.	好吃、具藥效茶料理	德永睦子著	220 元
3.	改善慢性病健康藥草茶	吳秋嬌譯	200 元
4.	藥酒與健康果菜汁	成玉編著	250 元
5.	家庭保健養生湯	馬汴梁編著	220 元
6.	降低膽固醇的飲食	早川和志著	200 元
7.	女性癌症的飲食	女子營養大學	280 元
8.	痛風者的飲食	女子營養大學	280 元
9.	貧血者的飲食	女子營養大學	280 元
10.	高脂血症者的飲食	女子營養大學	280 元
11.	男性癌症的飲食	女子營養大學	280 元
12.	過敏者的飲食	女子營養大學	280 元

13.	心臟病的飲食	女子營養大學	280 元
14.	滋陰壯陽的飲食	王增著	220 元
15.	胃、十二指腸潰瘍的飲食	勝健一等著	280 元
16.	肥胖者的飲食	雨宮禎子等著	280 元
17.	癌症有效的飲食	河內卓等著	280 元
18.	糖尿病有效的飲食	山田信博等著	280 元

・家庭醫學保健・電腦編號 30

1.	女性醫學大全	雨森良彥著	380 元
2.	初為人父育兒寶典	小瀧周曹著	220 元
3.	性活力強健法	相建華著	220 元
4.	30 歲以上的懷孕與生產	李芳黛編著	220 元
5.	舒適的女性更年期	野末悅子著	200 元
6.	夫妻前戲的技巧	笠井寬司著	200 元
7.	病理足穴按摩	金慧明著	220 元
8.	爸爸的更年期	河野孝旺著	200 元
9.	橡皮帶健康法	山田晶著	180 元
10.	三十三天健美減肥	相建華等著	180 元
11.	男性健美入門	孫玉祿編著	180 元
12.	強化肝臟秘訣	主婦　友社編	200 元
13.	了解藥物副作用	張果馨譯	200 元
14.	女性醫學小百科	松山榮吉著	200 元
15.	左轉健康法	龜田修等著	200 元
16.	實用天然藥物	鄭炳全編著	260 元
17.	神秘無痛平衡療法	林宗駛著	180 元
18.	膝蓋健康法	張果馨譯	180 元
19.	針灸治百病	葛書翰著	250 元
20.	異位性皮膚炎治癒法	吳秋嬌譯	220 元
21.	禿髮白髮預防與治療	陳炳崑編著	180 元
22.	埃及皇宮菜健康法	飯森薰著	200 元
23.	肝臟病安心治療	上野幸久著	220 元
24.	耳穴治百病	陳抗美等著	250 元
25.	高效果指壓法	五十嵐康彥著	200 元
26.	瘦水、胖水	鈴木園子著	200 元
27.	手針新療法	朱振華著	200 元
28.	香港腳預防與治療	劉小惠譯	250 元
29.	智慧飲食吃出健康	柯富陽編著	200 元
30.	牙齒保健法	廖玉山編著	200 元
31.	恢復元氣養生食	張果馨譯	200 元
32.	特效推拿按摩術	李玉田著	200 元
33.	一週一次健康法	若狹真著	200 元
34.	家常科學膳食	大塚滋著	220 元
35.	夫妻們閱讀的男性不孕	原利夫著	220 元

國家圖書館出版品預行編目資料

癌症有效的飲食／河內　卓・片桐初江著，林雅倩譯
－初版－臺北市，大展，民 89
面；21 公分－（飲食保健；17）
譯自：がんに效く食事と献立
ISBN 957-468-039-8（平裝）
1.癌　2.食譜　3.飲食
415.271　　　　　　　　　89014953

癌症有效的飲食　ISBN 957-468-039-8

著　　者／河內　卓、片桐初江
編 譯 者／林　雅　倩
發 行 人／蔡　森　明
出 版 者／大展出版社有限公司
社　　址／台北市北投區（石牌）致遠一路 2 段 12 巷 1 號
電　　話／(02) 28236031・28236033・28233123
傳　　真／(02) 28272069
郵政劃撥／01669551
登 記 證／局版臺業字第 2171 號
E-mail／dah-jaan@ms9.tisnet.net.tw
承 印 者／國順圖書印刷公司
裝　　訂／嶸興裝訂有限公司
排 版 者／千兵企業有限公司
初版1刷／2000 年（民 89 年）12 月
初版發行／2001 年（民 90 年）3 月

定　價／300 元

●本書若有破損、缺頁敬請寄回本社更換●

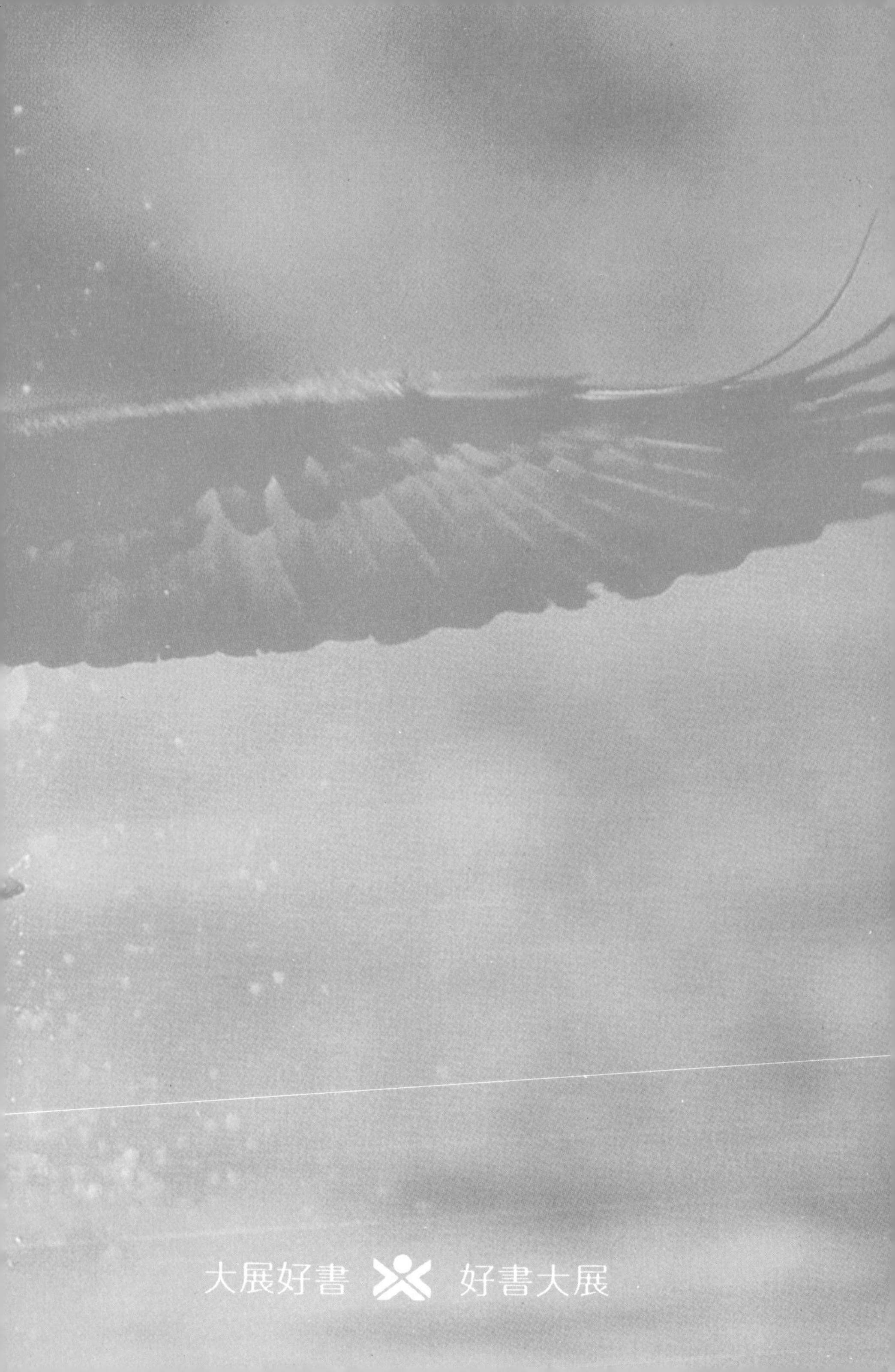
大展好書 好書大展

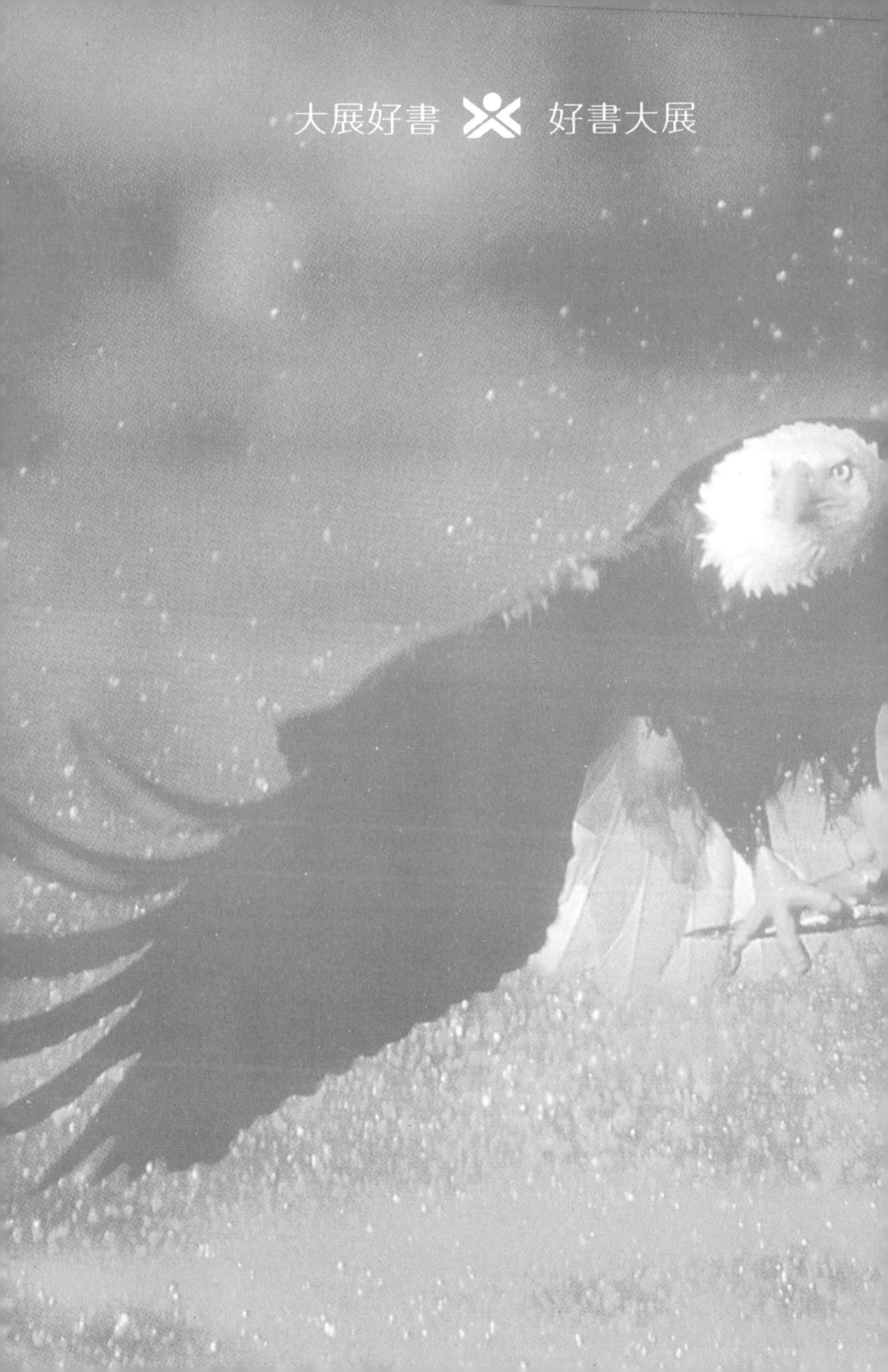
大展好書 好書大展